IntraConectados

Eu + Nós = Eós

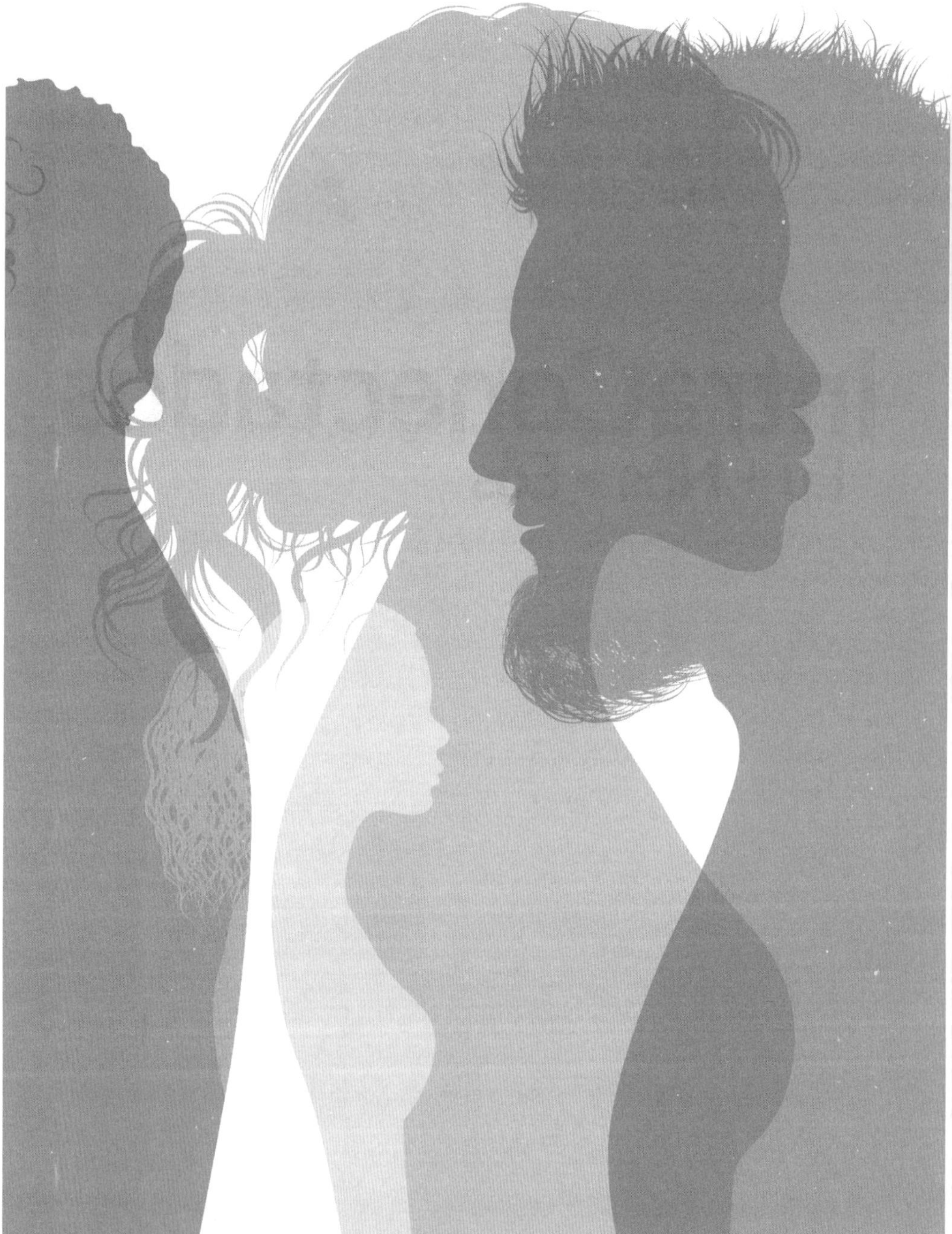

DANIEL J. SIEGEL

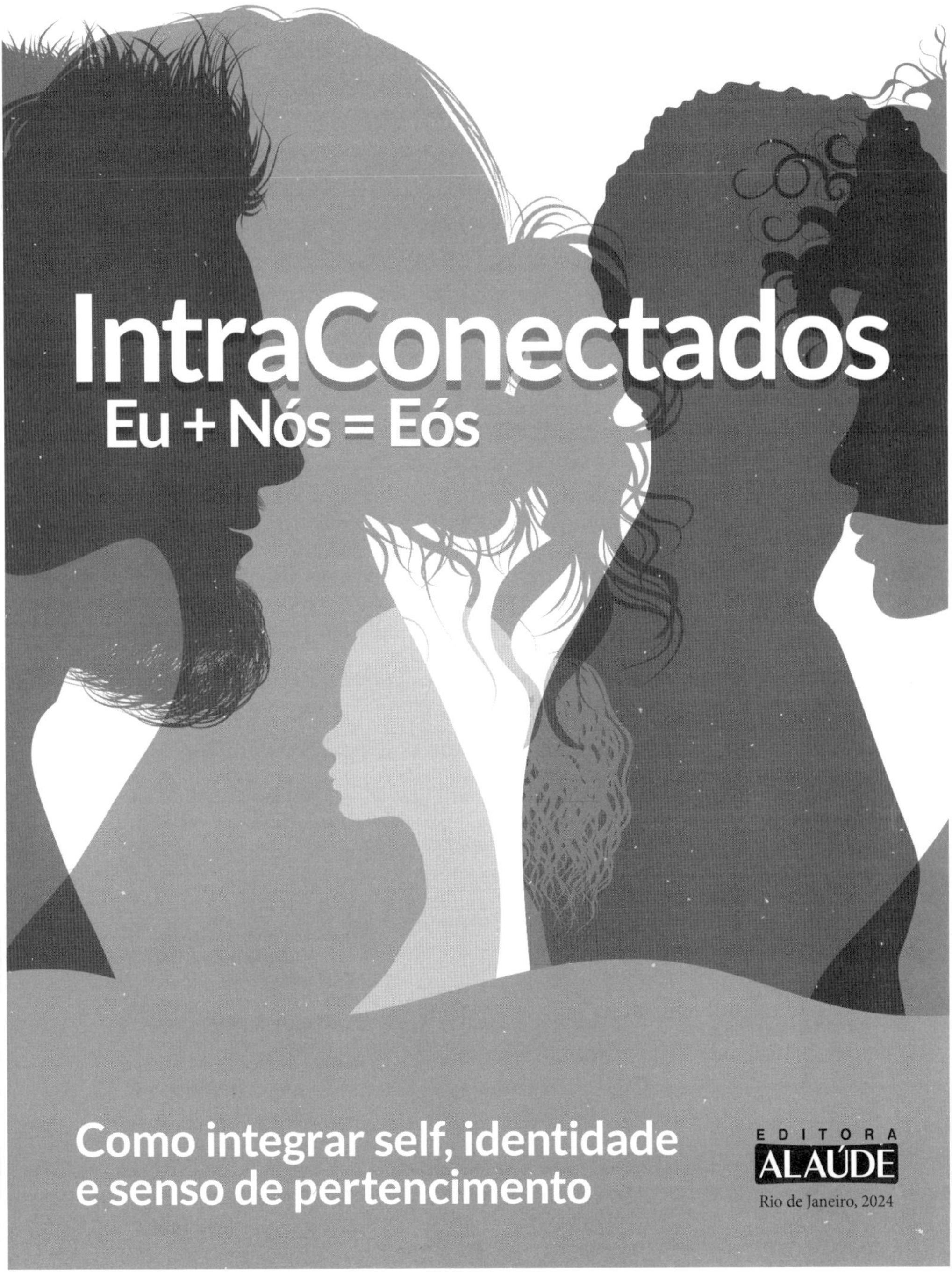

IntraConectados

Eu + Nós = Eós

Como integrar self, identidade e senso de pertencimento

EDITORA ALAÚDE
Rio de Janeiro, 2024

Intraconectados

ISBN: 978-85-7881-679-7

Impresso no Brasil — 1ª Edição, 2024 — Edição revisada conforme o Acordo Ortográfico da Língua Portuguesa de 2009.

Dados Internacionais de Catalogação na Publicação (CIP) de acordo com ISBD

S571i Siegel, Daniel J.

Intraconectados: eu + nós = eós como integrar self, identidade e senso de pertencimento / Daniel J. Siegel ; traduzido por João Costa. - Rio de Janeiro : Alta Books, 2024.
304 p. ; 15,7cm x 23cm.

Tradução de: Intraconnected
Inclui índice apêndice.
ISBN: 978-85-7881-679-7

1. Psicologia. 2. Meditação. 3. Identidade. 4. Pertencimento. I. Costa, João. II. Título.

2023-757 CDD 150
CDU 159.9

Elaborado por Vagner Rodolfo da Silva - CRB-8/9410

Índice para catálogo sistemático:
1. Psicologia 150
2. Psicologia 159.9

Produção Editorial: Grupo Editorial Alta Books
Diretor Editorial: Anderson Vieira
Editor da Obra: Ibraíma Tavares
Vendas Governamentais: Cristiane Mutüs
Gerência Comercial: Claudio Lima
Gerência Marketing: Andréa Guatiello

Produção Editorial: Gabriela Paiva
Tradução: João Costa
Copidesque: Rafael de Oliveira
Revisão: Catia Soderi, Vinicius Barreto
Diagramação: Rita Motta
Capa: Rodrigo Frazão
Revisão Técnica: Daniela Sopezki, doutora em saúde coletiva

ALTA BOOKS
GRUPO EDITORIAL

Rua Viúva Cláudio, 291 — Bairro Industrial do Jacaré
CEP: 20.970-031 — Rio de Janeiro (RJ)
Tels.: (21) 3278-8069 / 3278-8419
www.altabooks.com.br — altabooks@altabooks.com.br
Ouvidoria: ouvidoria@altabooks.com.br

Editora **afiliada à:**

A cada um de nós, irmãos na
família intraconectada da natureza

Sumário

Agradecimentos

A GRATIDÃO ME INUNDA NESTE MOMENTO ENQUANTO ESCREVO ESTAS palavras. Sou grato a você, querido leitor, por considerar a aventura de dedicar seu tempo, bem como sua energia para ler este livro, juntando-se a mim nesta conversa sobre quem somos em nosso mundo contemporâneo. As razões pelas quais este livro existe é se conectar com você, como leitor, e convidá-lo a mergulhar profundamente em uma jornada de reflexão sobre onde chegamos como família humana em nosso lugar atual neste precioso e frágil lar que habitamos chamado Terra.

Se você já leu *Intraconectados* e agora está abrindo esta seção de agradecimentos, espero que o livro tenha sido uma jornada importante para você e tenha lhe fornecido ideias e práticas para melhorar seu bem-estar pessoal, profissional e o bem maior os que o cercam e daqueles que caminham pelo nosso mundo. Se você está apenas começando a ler por esta seção, espero que explore este livro, que se propõe a narrar a maneira como contamos a história de quem nós somos nos tempos modernos — do que são feitos nosso self, nosso senso de pertencimento e nossa identidade —, o que podemos fazer, de maneira individual e coletiva, e como isso pode ser significativo e útil para encontrarmos uma maneira de viver mais livre, satisfatória e saudável no mundo.

Também sou grato à terra em que vivo e trabalho e aos povos indígenas que foram administradores deste território, tirado deles sem permissão, aqui em Los Angeles, os Chumash e os Tongva, do que conhecemos atualmente como América do Norte. O conhecimento indígena desses grupos, junto a tantos outros de todo o mundo, deu forma às explorações abordadas neste livro de como podemos recuperar uma maneira de viver com respeito e reciprocidade em nosso mundo compartilhado.

Ao redor da existência deste corpo físico humano chamado Dan, existem numerosos ancestrais que formam um longo fio ascendente desde os milhões de anos do início da vida na Terra. Como exploraremos nesta conversa, abrir-se para nossas realidades profundamente intraconectadas é tornar-se cheio de gratidão, compaixão e admiração — os estados emocionais que nos ajudam a transcender o conceito do pequeno, separado e isolado senso de identidade que tantas vezes domina nossa construção moderna daquilo que somos. Os ensinamentos contemplativos, não científicos, de uma variedade de tradições e conhecimentos indígenas de todo o mundo chegaram de forma independente a conclusões semelhantes sobre um aspecto comparativo bem próximo da realidade e a um reino de conexão universal e atemporal. Sou grato por essas antigas tradições de sabedoria e aprecio que a ciência ocidental na qual sou treinado esteja alcançando esses insights em nossos estudos contemporâneos.

Nas etapas de criação deste livro, decidi convidar alguns indivíduos de uma ampla variedade de origens em nossa cultura para se juntarem a mim em um clube de leitura "pré-livro", uma espécie de grupo de reflexão sobre o que um livro sobre self, identidade e senso de pertencimento pode incluir. Eu estabeleci sete capítulos que soletravam a palavra *SIBLING*: (IRMÃO, em tradução livre): Self, Identity, Belonging, Love, Intraconnection (Self, Identidade, Pertencimento, Amor, Intraconexão, em tradução livre), Noesis e Gnosis, sendo estes dois últimos o conhecimento factual e a sabedoria proveniente do aprendizado experimentado. A cada mês, discutíamos o tópico daquele capítulo como se o livro já tivesse escrito. Nessas reuniões maravilhosas estavam os seguintes indivíduos, muitos dos quais continuaram além do clube de leitura inicial para se tornar parte do que veio a ser chamado de nosso Conselho Eós. Alguns também se tornaram bolsistas do Garrison Institute. Aqui está uma lista dos membros do nosso clube de leitura a quem agradeço imensamente: Alex Vesely, Andrew Villamil, Angel Acosta, Ashley Kim, Barnaby Willett, Elizabeth Folie, Gia Naranjo-Rivera, Jackie Ivy, Jennifer Bloom, Justin Michael Williams, Kasey Crown, Luthern Williams, Matt Khoury, Masi Ngidi-Brown, Mindia Gabichvadze, Mona Rich, Nichol Chase, Nico Cary, Orlando Villarraga, Rian Doris, Sará King, Selma Augusta Quist Moeller, Shane O'Donohue, Shelby Alsup, Shelly Tygielski e Trevor Cobb.

Ficamos honrados com a presença de inúmeros escritores e estudiosos em vários momentos para discutir o livro, incluindo Joanna Macy, Mary Pipher, john a. powell, e June e Alan Sroufe, cujas ideias inestimáveis e o trabalho de uma vida foram profundamente inspiradores para todos nós.

Ao longo dos anos, as contribuições de meus colegas membros do Conselho do Garrison Institute foram imensamente úteis, e agradeço a todos eles, especialmente Paul Hawken, Diana e Jonathan Rose, Sharon Salzburg e Jonathan Weisner. Juntos, tentamos trazer "sabedoria atemporal" para "ação oportuna".

Ao longo dos vinte anos desde o início da série de livros profissionais da editora W.W. Norton sobre Neurobiologia Interpessoal ("IPNB"), meu relacionamento com a vice-presidente, Deborah Malmud, me deu o desafio, a oportunidade e o apoio de supervisionar a criação e produção de uma vasta gama de livros práticos nesta área interdisciplinar do IPNB. Para *Intraconectados*, agradeço especialmente a Deborah não apenas por nossa comunicação franca e direta que ajudou a ideia deste livro a passar de um extenso relato ficcional rimado do desenvolvimento da vida na Terra para uma discussão científica abrangente, mas muito longa, para a versão atual deste livro mais curto, um trabalho mais focado em self, identidade e senso de pertencimento. Para ajudar nessa transição, tive a grande sorte de contar com duas editoras magníficas. Uma delas é Trish Watson, cujo excelente trabalho para encontrar as ideias centrais dentro de um longo manuscrito inicial ajudou a criar uma apresentação básica mais compacta e acessível do material. A segunda é Julie HawkOwl, que atuou como redatora extraordinária, encontrando as maneiras mais sutis pelas quais a linguagem pode ser inadvertidamente enganosa e ajudar, de forma divertida e inspiradora, a encontrar exatidão nas mudanças sugeridas. Estou emocionado com a forma como essas duas editoras serviram para tornar o livro mais compacto e menos ambíguo e sou grato por nossa colaboração profissional. Na Norton, também gostaria de agradecer a Mariah Eppes e Jamie Vincent pela atenção tão cuidadosa à produção final do livro, e a Kevin Olsen e Emma Paolini por apoiarem seu lançamento ao mundo. Por quaisquer erros que permaneçam na redação dessas ideias complexas no manuscrito final, assumo total responsabilidade.

Também sou profundamente grato por como esses conceitos puderam encontrar um modo de expressão visual nos excelentes gráficos e diagramas de Madeleine Welch Siegel, estudante de pós-graduação em ciências ambientais e engenharia, minha antiga parceira de patinação no quarteirão e filha maravilhosa. Obrigado, Maddi, por essas imagens visuais fabulosas e nossas profundas discussões sobre ciência, self e a vida! O irmão de Maddi, Alex Siegel, compôs uma biblioteca musical que foi minha fonte auditiva de inspiração e criatividade durante a escrita deste livro ao longo desses vários anos. No decorrer das décadas desde o nascimento deles, nossas conversas familiares com Maddi e Alex, e a avó deles, Sue, preencheram nossas vidas com explorações evidenciadoras dessas ideias sobre o que e quem realmente somos e para onde nossa família humana mais abrangente pode ir nesses tempos desafiadores.

Meus familiares, Jason Siegel e Alice Davis, Jamie Davis-Siegel e Erin Siegel, Katherine, Sean, Phoebe, Lexi e Dylan Eskovitz, e a família por escolha, Jenny Lorant e Ken, Lily e Leo Grouf, são uma infinita fonte de diversão familiar e conexão nesta jornada da vida. Minha irmã por escolha, Diane Ackerman, por anos é uma alma gêmea escritora e agradeço a ela por sempre me lembrar do desafio de colocar um livro no mundo. Também sou grato pela amizade e pelo apoio profissional no cultivo dessas ideias *intraconectadas* a partir de um maravilhoso grupo de colegas: Doug e Rachel Abrams, Lou Cozolino, Elissa Epel, Dacher Keltner, Jack Kornfield e Trudy Goodman Kornfield, Joanna Macy, Sally Maslansky, e meus membros da família do Conselho Eós.

Minha parceira de vida e trabalho, Caroline Welch, tem sido uma apoiadora constante ao longo das quatro décadas de nossa vida juntos. Profissionalmente, somos apoiados no Mindsight Institute por uma equipe fabulosa, incluindo Kristi Morelli, Ashish Soni, Andrew Schulman e Jane Daily. Juntos, nossa missão é tornar o trabalho de neurobiologia interpessoal acessível nas modalidades on-line e presencial para um público diversificado em todo o mundo. Nosso lema, "integração tornada visível é bondade e compaixão", me lembra todos os dias do trabalho que precisamos fazer no mundo para sintetizar a ciência e encontrar aplicações práticas para ajudar o mundo a se tornar mais integrado enquanto nos conectamos com a antiga sabedoria de nossos povos indígenas e nossas tradições contemplativas.

Em casa, assim como no trabalho, Caroline é um lembrete constante pelo exemplo de como viver plenamente o momento presente e considerar cada dia, como diria nosso querido amigo da família, poeta e filósofo John O'Donohue, como um presente místico — honrar os limiares do nascer e pôr do sol como os suportes de uma vida preciosa pela qual podemos ser profundamente gratos. Todos nós sentimos muito a falta dele. Agradeço a John por nossa amizade e espero que ele tenha gostado da jornada deste livro como uma forma de tornar o "invisível visível", como espero que você também tenha feito, ou que logo o fará.

SINOPSE

COMBINANDO O INTERNO E O EXTERNO, O SUBJETIVO E O OBJETIVO, *Intraconectados* revela como as conexões em nosso cérebro, bem como as mensagens da cultura moderna, podem reforçar um modo de vida e sistema de crenças baseados na visão de que nossa natureza fundamental é formada de independência e de separação — uma vida a ser vivida como um self isolado. No entanto, uma perspectiva mais ampla, revelada em novos estudos científicos contemporâneos e ecoada pela sabedoria de tradições contemplativas indígenas, descortina que quem somos, nossa realidade mais profunda, pode realmente estar além de indivíduos isolados interagindo uns com os outros — a nossa mente e a experiência de self que criamos são mais amplas que nosso cérebro e maiores que nosso corpo, e ambos são fundamentais para os sistemas sociais e naturais em que vivemos. Investigamos a construção daquilo que chamamos de self e das experiências relacionadas à construção da identidade e do senso de pertencimento, e como estes emergem ao longo da vida, do nascimento a morte. Essa exploração combina reflexões pessoais, lições de contemplação e conhecimento indígena e descobertas que vão de práticas meditativas imersivas a discussões científicas sobre como a mente, o cérebro e os relacionamentos moldam quem somos e quem podemos nos tornar. Nosso self baseado no corpo — a origem de um *Eu* — não está apenas conectado a outros seres, mas também a outros mundos relacionais: um *Nós*, formando a essência do que é o senso de pertencimento. Quem somos está dentro e entre: Eu mais Nós é igual Eós, a realidade de uma totalidade integradora de nossas vidas intraconectadas.

SEJA BEM-VINDO

O SENSO DE PERTENCIMENTO NO MUNDO — SENTIR-SE PARTE, UMA experiência de união em nossas conexões com as pessoas ao nosso redor e com a natureza — é moldado por nossa identidade, as características definidoras de nosso centro da experiência de estar vivo, nosso senso de identidade. Convido você a se juntar a mim na jornada dialogal deste livro, uma maneira de convergirmos ou "direcionarmos juntos" nossa atenção ao explorar a experiência de nos tornarmos quem somos — como desenvolvemos uma percepção do self, da identidade e do senso de pertencimento.

Mas do que exatamente esse self é realmente feito?

Uma série de abordagens científicas para essa questão leva a uma sugestão de que o termo "self" geralmente se refere a como experimentamos as sensações subjetivas de estar vivo, a perspectiva que temos do mundo e a ação que afirmamos ao moldar nosso comportamento, bem como nossas interações. Quando usamos o termo "self", nos referimos amplamente à nossa sensação, perspectiva e ação.

No entanto, existem muitas abordagens além da ciência para explorar a realidade. Ciência é um termo que usamos para geralmente denotar uma maneira rigorosa como os humanos observam padrões no mundo e criam hipóteses sobre como ele é. Na ciência ocidental, testamos essas ideias com paradigmas experimentais para desafiar nossos pontos de vista e confirmar, ou refutar, nossas propostas sobre a natureza da natureza; no modo como a realidade funciona. Fui treinado no sistema educacional ocidental, tanto como cientista quanto como médico, e tal "método científico" de teste e refutação de hipóteses tem sido a base para o que aprendi como pesquisador e clínico. Algumas dessas explorações científicas ocidentais sobre o que é o self envolvem debates acalorados, discussões animadas que continuarão naturalmente, sobre a natureza de quem somos — sobre o que é o "self". Não resolveremos essas divergências aqui, mas, com sorte, encontraremos uma maneira de aproveitar as percepções díspares de maneiras úteis.

Na extensão de sua variedade de disciplinas, desde Neurociência e Psicologia até Antropologia e Filosofia, essas perspectivas ocidentais contêm uma variedade de abordagens empíricas e teóricas para identidade e pertencimento, exemplificado por acadêmicos como Baumeister (1998), Breger (1974), Clark (2016), Damasio (2010, 2018), Godrey-Smith (2016), Kegan (1982, 1994), Kelly (1995), Markus e Sentis (1982), Marsella, DeVos e Hsu (1985) e Stern (1985). Embora construamos sobre esses fundamentos científicos, esta não será uma revisão acadêmica discursiva; no entanto, é um convite para construir campos de conhecimento para encontrar seu terreno comum, iluminar implicações relevantes e, em seguida, sugerir aplicações práticas de como podemos viver de maneiras mais produtivas e promotoras de saúde nos tempos contemporâneos. Embora nos fundamentemos nos insights gerais dessas várias explorações científicas em nossa conversa aqui, construiremos uma estrutura que também incorpora muitas outras perspectivas, com a intenção de nos engajarmos em uma discussão sobre quem somos, individualmente e como família humana, e para onde podemos escolher ir no futuro imediato. Com a consciência aberta a essas ideias, a escolha pode se tornar possível. É minha esperança que a união nesta exploração imersiva nos dê uma base para moldar intencionalmente nossa experiência de self, identidade e senso de pertencimento de maneiras que nos permitam prosperar neste mundo maravilhoso que todos compartilhamos.

Esse viés ocidental de meu treinamento também moldou naturalmente como tenho praticado psicoterapia por mais de 35 anos. Embora procurar respostas a partir da ciência e da medicina fosse um ponto de partida, minha busca precisava ser expandida, voltando-se para tradições de sabedoria e experiências imersivas de ajudar os outros como "formas de conhecimento" distintas, mas igualmente importantes, sobre a natureza de nossa vida. Dentro do esforço humano para dar sentido ao mundo, abordagens não-ocidentais para uma forma disciplinada de compreender a realidade — incluindo formas de ciência indígena na observação cuidadosa da natureza, bem como percepções contemplativas de extensas práticas meditativas na natureza da mente — oferecem perspectivas importantes sobre o mundo e como a vida se desenrola. Essas formas disciplinadas de estudar a realidade podem não usar a abordagem ocidental de teste de hipóteses e o processo de revisão por pares, mas oferecem maneiras cruciais e distintas de observar e explorar rigorosamente a natureza de nosso mundo — e de nosso "self".

Nessa busca pela compreensão desse self, conhecido como Dan, percebi que nosso senso de identidade, às vezes, se torna distorcido, enganando, restringindo e limitando nosso bem-estar na vida. Nossas sensações subjetivas podem ficar repletas de sofrimento experimentado como caos e rigidez; nossa perspectiva limitada ou distorcida por filtros além de nossa consciência; nossas ações prejudicadas pela paralisia ou dominadas pela impulsividade.

Nos tempos modernos, uma experiência do self — o que às vezes é chamado de "consciência do self" —, que é definida apenas por nosso corpo individual como um centro de identidade e senso de pertencimento, pode levar à experiência lamentavelmente comum de desconexão, desilusão e desespero. A ansiedade, depressão e até mesmo os pensamentos e comportamentos suicidas resultantes são consequências dolorosas que estão aumentando constantemente em nossas sociedades modernas. Mas se você, como eu, vive dentro de uma cultura que concorda com essa perspectiva de "identidade igual a corpo", o "self" não é verdadeiramente baseado apenas nesse centro corporal? Semelhante à afirmação de que a mente é apenas a atividade do cérebro, questionar o self como corpo isolado, muitas vezes, nem faz parte de nossas investigações sobre a natureza da vida. É uma construção moderna, raramente questionada, baseada na premissa de que o indivíduo é o centro da experiência do self. Pode até parecer inevitável, por meio dessa lente específica da identidade, dizer que nossas sensações, perspectivas e ações vêm apenas de uma fonte corporal individual.

Se você vive em uma cultura moderna, quando se pergunta quem, onde ou o que você é, provavelmente, aponta para seu corpo, ou talvez para sua cabeça, e diz: "Aqui estou. Este sou eu." Você pode perguntar, a partir desse ponto de vista comum da vida contemporânea, de que outra forma poderíamos ver o que o self é além do indivíduo? No entanto, ao compreender a verdadeira natureza de nós mesmos e como nossas identidades e nosso pertencimento podem realmente ser expandidos para além do corpo como um centro de sensação, perspectiva e ação, chegamos a uma visão mais ampla de como estamos de fato conectados uns aos outros como seres humanos e, dentro da natureza, como membros de um pertencer mais amplo, uma identidade que está integrada com mais do mundo do que apenas o corpo, um self que faz parte de uma sinergia de sistemas muito maiores do que o indivíduo. É a esperança desta jornada,

Intraconectados, que juntos possamos transformar nossas experiências de desconexão em conexão e viver de maneira mais saudável, plena e livre, com maior prosperidade pessoal, saúde pública e, até mesmo, bem-estar planetário compartilhado.

Você pode pensar que é uma tarefa difícil — passar da experiência da identidade de um indivíduo para a saúde da vida na Terra. Mas considere o seguinte: quando examinamos como as ações de nossa família humana estão influenciando tantos aspectos dos sistemas vivos neste precário e precioso planeta em que vivemos, desde o impacto dos esforços humanos no ar, na água e terra compartilhados até as injustiças sociais e o racismo desenfreado em nossa civilização e a perda de outras espécies com quem compartilhamos nossa biosfera, podemos ver que essas consequências são impulsionadas pela mente humana. E é essa mente — tão raramente definida, mas tão profundamente influente — que está no cerne de como o bem-estar, ou o sofrimento, surge em nossa vida. Passei as últimas quatro décadas obcecado com questões sobre o que é a mente e o que contribui para que ela seja saudável. Esse foco no self, na identidade e no senso de pertencimento é uma extensão e aplicação natural dessa exploração a alguns dos desafios mais prementes que enfrentamos hoje: a saúde e o florescimento da vida na Terra.

Essas explorações, que envolvem a combinação de várias formas de conhecimento em uma estrutura comum chamada neurobiologia interpessoal, levaram à ideia de que o bem-estar surge quando aspectos distintos de nossa vida corporal, nossos relacionamentos e sistemas planetários se unem como um sistema integrador e adaptativo. Definimos claramente a integração como a ligação de componentes diferenciados de um sistema. Quando os componentes desse sistema estão interagindo e interdependentes em seu fluxo, o sistema é chamado de complexo e possui características de auto-organização que incluem ser adaptável e ensinável. Esses sistemas complexos, conforme exploraremos ao longo de nossa jornada, estão dentro do seu corpo e cérebro, dentro de famílias e comunidades, e dentro de todos os ecossistemas que formam os intrincados ambientes pessoais, sociais e naturais em que vivemos — esses sistemas e fontes internas de nossa experiência de identidade e nosso senso de pertencimento, nossa experiência do self, moldam nossa vida e são, por sua vez, moldados por nós.

Estamos todos ocupados em nossa vida, portanto, neste livro, tentarei ser o mais sucinto possível; colocarei uma sugestão ou ideia sobre a qual podemos refletir juntos desde o início e, em seguida, darei suporte ou base para essa noção. Aqui está uma para começarmos: Um sistema complexo é composto de partes que interagem, muitas vezes chamadas de nós, cada nó interage com outros nós por meio de suas ligações. É assim que o sistema funciona. Se um nó funcionar como se fosse a totalidade de sua identidade, pertencendo apenas à sua parte nodal no sistema, ele se comportará de maneira desconectada, a interdependência será encerrada e todo o sistema complexo perderá sua capacidade de adaptação e aprendizagem. Sua auto-organização em direção à harmonia ficará comprometida e, em vez disso, o sistema se moverá em direção ao caos ou à rigidez. Se a mente humana elaborou uma visão do self como separado, pode ser que o corpo (um nó) venha a se identificar como o self total — em vez de o self também incluir o conjunto dos sistemas nos quais esse nó (o corpo) existe. Na medicina, quando isso acontece com células renegadas no corpo que crescem sem levar em conta o complexo sistema somático vivo, chamamos de câncer.

Na jornada que estamos realizando juntos, enquanto você, no corpo com sua identidade interior, lê este livro e eu, neste corpo, o escrevo, exploraremos como esses sistemas moldam nossa identidade e nosso senso de pertencimento ao longo da vida humana. Convidarei você a refletir sobre sua própria experiência, para diferenciá-la e defini-la e, em seguida, vinculá-la ao que compartilharei a partir de minhas próprias reflexões pessoais. Também estaremos diferenciando e depois ligando várias ideias e formas de conhecimento à medida que as distinguimos e depois as conectamos umas às outras — à medida que as integramos. Estaremos recorrendo a uma variedade de formas de conhecimento, buscando a concordância ou a sobreposição, entre essas abordagens, muitas vezes distintas, para dar sentido à realidade ao revelar os modos de vida que suportam não confusão ou constrição, mas uma geração, saúde — e outros resultados promotores de conexão —, maneiras pelas quais podemos honrar a complexidade do que experimentamos como self, identidade e senso de pertencimento e permitir que eles se desenvolvam em uma direção positiva e integradora.

Desafio e Oportunidade

Vivemos tempos notáveis e enfrentamos muitos desafios para o nosso bem-estar que, muitas vezes, podem parecer opressores e intransponíveis. Não é incomum, hoje em dia, ouvir pessoas descreverem uma sensação de desespero e desesperança ao enfrentar as injustiças sociais e a destruição ambiental que nos cercam. No entanto, este momento desafiador na história da vida na Terra, da humanidade e de toda a natureza, também oferece uma oportunidade, uma motivação para reimaginar como podemos viver, individualmente e como uma família humana e natural na Terra, de maneiras que realmente possam servir como inspiração coletiva para o crescimento. Neste livro, convido você a se juntar a mim nas perguntas fundamentais sobre o que são verdadeiramente o self, a identidade e o senso de pertencimento. Então estaremos em posição de perguntar: "O que deu errado e como isso pode ser mudado?" para que possamos iluminar como o caminho moderno se desviou do que nós — individualmente, enquanto coletivo humano e o mundo natural — precisamos ser e fazer para viver como sistemas generativos sustentáveis na Terra. Convido você a explorar, expressar e, em seguida, considerar maneiras de envolver seu self, sua identidade e seu senso de pertencimento em transformações fundamentais que promoverão a saúde em nosso planeta.

Se a mente humana é responsável pelas dificuldades que enfrentamos agora, então ela pode ser responsável pela consciência dessas condições e pelas ações possíveis para transformar um caminho destrutivo em construtivo. É assim que podemos transformar o desafio em oportunidade. Embora neste momento possamos sentir desolação e desesperança, culpa e confusão, podemos trabalhar juntos, com conhecimento e habilidades, para ir além desses estados de paralisia e medo para outros de escolha e transformação. Podemos aprender a dançar com o desafio em vez de temê-lo.

A mente humana está aberta ao crescimento ao longo da vida. E é a mente que cria a cultura humana. Se a cultura moderna criou uma noção distorcida, restritiva e inútil de si mesmo, essa pode ser a construção mental que nossa mente, agora despertada para esse erro, precisa mudar. A evolução cultural ocorre muito mais rapidamente do que a evolução genética; temos o potencial para fazer as mudanças urgentes que precisamos se pudermos identificar com precisão os problemas em jogo e as práticas úteis que podemos adotar para transformar a forma como vivemos no mundo. Se a maneira como construímos o que é o self, em que se baseiam nossa identidade e nosso senso de pertencimento, é a fonte de muitos dos problemas que enfrentamos neste momento, então agora podemos mudar esse padrão e avançar em um caminho mais integrativo.

A mente molda o senso de pertencimento, a identidade e o self. Se esclarecermos as lentes mentais pelas quais vemos o self e aprofundarmos nossa compreensão de identidade e pertencimento, poderemos mudar a forma como vivemos e criar um caminho que cultive mais saúde pessoal, pública e planetária para todos nós. Propomos que muitos dos desafios para a saúde global que agora experimentamos de várias maneiras em toda a humanidade — o que pode ser chamado de pandemia, um termo que significa envolver todas as pessoas, algo que afeta a humanidade — são causados por uma visão limitada e limitante do "self".

Uma forma de pandemia que enfrentamos atualmente é a doença infecciosa — Covid-19, causada pelo novo coronavírus SARS-CoV-2. Mas muitas pandemias nos afetam agora. Um exemplo de uma delas que enfrentamos hoje é a injustiça social: a desumanização e a marginalização que emergem da dominação interna sobre grupos externos subordinados na hierarquia social. Uma terceira pandemia é a destruição ambiental: agora vivemos na era do Antropoceno, quando a atividade humana sofre consequências devastadoras para a vida na Terra e para os ambientes que nos sustentam. Uma quarta pandemia é a desinformação e a polarização, intensificadas com a capacidade da Internet de criar bolhas autossustentáveis de compartilhamento isolado de informações. Uma quinta pandemia é a da obsessão por atenção, a atração de nosso foco vigilante para estados convincentes de comparação e competição sem fim e o consequente sentimento de inadequação, inferioridade e incompletude.

E há uma sexta pandemia, abordada com grande profundidade nas páginas a seguir: a visão cultural moderna — ou o que alguns podem chamar de ocidental — de uma identidade isolada e separada — o self-solo. Embora essa perspectiva possa ter se originado no Ocidente — em nações colonialistas de origem europeia —, ela agora se espalhou pelo mundo de forma tão extensa que um indicador geográfico pode não mais se aplicar a essa construção cultural amplamente difundida do self. Esse self-solo não é apenas o aspecto interno e privado de quem somos, mas sim o conceito e a crença de que a totalidade de nossa identidade é separada dos outros, especialmente de outras pessoas, não "como eu", bem como separada de outras espécies não humanas — separadas da natureza. As consequências dessa identidade excessivamente diferenciada e a desconexão do senso de pertencimento que ela cria são responsáveis por muito sofrimento, tanto como o caos e a rigidez que podemos vivenciar internamente quanto como turbulência em nossa vida relacional — estados que surgem de um modo não integrado de estar no mundo. Por "relacional", me refiro à maneira como o self corporal e interior está conectado a outras pessoas e ao planeta, a toda a natureza. Essas conexões, envolvendo padrões na troca de energia e informações, podem não ser tão visíveis a olho nu quanto o corpo, mas são igualmente verdadeiras. Quando vivemos como um self-solo e ignoramos essas conexões importantes, mas invisíveis, experimentamos nossa identidade centrada predominantemente no corpo e nos sentimos conectados de maneira relacional apenas àqueles que são como eu.

Essa pandemia individual, um dos principais tópicos de nossa jornada, claramente tem um impacto negativo em cada uma das outras cinco pandemias — e pode ser uma fonte fundamental delas. Neste livro, exploraremos a natureza de nossa experiência moderna de separação, do self-solo e, em seguida, consideraremos caminhos que oferecem o potencial para grandes e duradouros impactos positivos sobre como construímos nosso senso de self, identidade e pertencimento que pode nos ajudar em nossa vida individual, interpessoal e planetária como cidadãos na Terra.

Essa é a missão da nossa jornada. Se isso é algo que o intriga, se é algo que parece atraente e relevante para sua vida e seu trabalho, espero que ache a expedição adiante significativa, interessante e útil.

O self-solo é a construção da nossa mente; ele se desenvolve por meio de marcos importantes de desenvolvimento, ao nosso lado e dentro de nós, à medida que amadurecemos e nos movemos para o mundo. Por essa razão, neste livro, faremos uma abordagem proveitosa para esses aspectos fundamentais de nossa vida e como eles emergem enquanto examinamos como podemos transformar esses desafios em oportunidades de crescimento para aproveitar maneiras de desenvolver uma experiência mais útil de si mesmo no mundo. Janelas de transformação no desenvolvimento humano não são apenas momentos de vulnerabilidade, mas convites potenciais para a transformação da vida. Isso é verdade tanto para nossa vida individual quanto para este momento coletivo de turbulência em como nossas sociedades modernas estão evoluindo. A sigla VUCA[1] tem sido utilizada para se referir, inicialmente por militares e posteriormente por jornalistas, à natureza volátil, incerta, complexa e ambígua dos tempos em que vivemos. É compreensível que ansiedade, desespero e depressão possam surgir dos desafios que as condições da VUCA apresentam. Mas podemos encontrar um caminho para transformar esses estados reativos cada vez mais presentes

[1] VUCA é um acrônimo formado pelas palavras em inglês *volatility*, *uncertainty*, *complexity* e *ambiguity* — qualidades que tornam uma situação ou condição difícil de analisar, responder ou planejar. (N. do T.)

em modos de ser mais receptivos à medida que avançamos, juntos, em direção a um modo de vida mais saudável. De muitas maneiras, é assim que podemos "reunir nossas ações" em ambos os significados dessa frase — despertar nossa mente individualmente para a importância de liberar um senso de identidade mais integrador e colaborar para enfrentar os desafios compartilhados à frente, abordando os processos mentais fundamentais em sua raiz.

O ativista social e autor Bryan Stevenson afirmou em seu filme, *Luta Por Justiça*, que "a desesperança é inimiga da justiça". E podemos afirmar o corolário dessa sabedoria: a esperança é a guardiã da justiça. Quando almejamos moldar nossa evolução individual e cultural, refletir sobre a natureza do self, ter ação, trabalhar juntos e seguir um caminho com um propósito, geramos esperança e cultivamos transformações positivas no mundo. O desafio torna-se uma oportunidade de aprender e crescer juntos.

Se a perspectiva do self-solo — o conceito e a crença de que a totalidade da identidade de alguém é separada dos outros, ou de outros que não são como nós — está de fato na raiz de muitas das dificuldades que enfrentamos agora, aproveitamos o potencial de nossa mente individual e coletiva para construir nossa experiência do self de uma maneira mais ampla e integradora para cultivar mudanças positivas duradouras.

A Linguagem Pode Libertar

Pode ser útil refletir brevemente sobre a terminologia referente ao que foi chamado de visão social "moderna" de um self-solo. No estudo de culturas, dinâmica de grupo, processamento de informações, funcionamento do cérebro e até física, descobrimos que, falando de maneira geral, podemos ver a realidade focando em suas partes componentes e, também, podemos ver a realidade como composta pelas relações entre essas partes. Embora possa parecer simplista dividir nossas perspectivas humanas dessa maneira, é coerente com muito do que os pesquisadores veem, e é um lugar proveitoso para começar a identificar diferenças em como construímos não apenas nossas percepções do mundo, mas também o sistema de crenças e os modos de vida que seguem essas visões da realidade.

Se nosso objetivo é evidenciar como tendemos a perceber o mundo, seremos capazes de ver as oportunidades com clareza e fazer escolhas conscientes para agir e seguir em frente na vida como membros de uma família verdadeiramente global, se tivermos um senso de self, de identidade e de pertencimento intraconectado. Usar palavras em um livro é um desafio porque esses símbolos linguísticos — como nos comunicamos nesse formato literário — são limitantes; por outro lado, as palavras podem ser libertadoras. Eles são limitantes, porque se tornam termos estáticos, impressos em um formato que, às vezes, não é envolvente, aberto ou receptivo a transformações. No entanto, as palavras podem nos libertar para nomear algo e depois vê-las, juntas, em um quadro de percepção que nos dá o poder de transformar a forma como vivemos, caso decidamos fazer essas mudanças intencionais, individualmente ou mesmo coletivamente como uma cultura humana moderna. A evolução cultural é impulsionada por tais transformações na percepção, crença e nos modos de vida.

Ao colocar a linguagem na percepção, crença e no comportamento, podemos dizer que, quando estreitamos nosso foco de atenção para as partes de um sistema, estamos "reduzindo" a realidade a partes em vez de ver o todo. Desta forma, estamos "analisando" — literalmente desfazendo (analisando); ou quebrando — o todo para estudar seus componentes. Essa visão reducionista, ou o que alguns podem chamar de perspectiva linear, tem grande utilidade, embora, se tomada como a totalidade da realidade, possa ser bastante limitante. Adotando uma perspectiva linear, podemos perder o contexto de um momento e, em vez disso, ver apenas a parte ou as partes separadas. Em contraste, também podemos ter uma perspectiva ampla, ter uma visão mais contextual e ver os relacionamentos entre as partes e até mesmo focar os padrões de como esses relacionamentos revelam uma interdependência em suas interações. Perceber padrões de interações faz parte do que pode ser chamado de visão de sistemas — em contraste com uma perspectiva não sistêmica ou linear. Alguns diriam que uma visão de sistemas não lineares e contextuais revela como algo emerge das interações que é maior do que a soma das partes — surge uma sinergia, como a umidade da água que não é experimentada com moléculas individuais de água. O estudo matemático de sistemas complexos revela que a emergência é uma parte fundamental de sistemas abertos não lineares e caóticos. Esses sistemas complexos têm diversas partes, conexões entre esses componentes e interdependência das partes umas com as outras, e dessas características surgem os processos emergentes auto-organizados de adaptação e aprendizado.

Com o processamento do fluxo de energia do cérebro humano em informações, vemos essas percepções holísticas, contextuais, de reconhecimento de padrões e de sistemas focados em relacionamentos se desdobrando em diferentes cálculos de rede neural e de perspectiva individualista, não contextual e detalhista da separação. Essas distinções no processamento neural podem nos ajudar a entender como essas diferentes visões de mundo — uma de sistemas ou de separação — podem ser mantidas em mente com uma pureza e convicção que fazem com que o sistema de crenças tenha uma sensação de conclusão; de ser verdade e toda a história. Essa distinção pode oferecer uma visão sobre o contraste da perspectiva de partes separadas da medicina e das ciências ocidentais modernas em comparação com uma visão mais ampla da consciência e da mente como aspectos emergentes de sistemas complexos. Uma cosmovisão vê a identidade da parte como fundamentalmente completa, um sistema fechado; o outro percebe uma parte como um aspecto de um conjunto de conexões relacionais profundamente entrelaçadas, um sistema aberto. Alguns pesquisadores se encolheriam com a sugestão de que essas estruturas perceptivas distintas ocorrem em áreas completamente separadas, em um lado do cérebro ou no outro; outros concordariam que realmente existem "modos" distintos de percepção, onde quer que ocorra seu processamento neural. Com mecanismos perceptivos que parecem dominantes no lado direito do córtex humano, podemos sugerir que um "modo certo" de processamento de informações vê o contexto e as conexões relacionais, enquanto um "modo esquerdo" se concentra estreitamente nos detalhes das partes. Ambos os modos têm um papel importante a desempenhar no estar no mundo e cada um contribui para uma forma de viver com totalidade. A chave é diferenciá-los e conectá-los — integrá-los — para que surja sinergia e capacidade de auto-organização para ver tanto as partes quanto o todo. Dessa forma, podemos destacar a importância de integrar essas duas formas distintas de conhecer como uma visão restrita, fechada, desconectada, independente e individualista em comparação com uma perspectiva ampla, aberta, conectada, interdependente e coletivista. Eles são modos distintos de percepção, porém podem ser elaborados dentro do cérebro e, provavelmente, subjacentes aos diferentes modos de construção da experiência do self.

Você pode escolher os termos que mais ressoam com sua maneira de entender as coisas neste momento de nossa jornada, e isso pode mudar à medida que avançamos em nossa conversa. Alguns podem ver a perspectiva fechada e desconectada como dominando a visão "ocidental" do que é historicamente denominado postura colonialista e colonizadora; isso contrasta com o conhecimento dos povos indígenas e das suas práticas, junto às descobertas independentes das perspectivas contemplativas do que alguns podem chamar de ponto de vista "oriental". Certa vez, apresentei uma questão usando essa terminologia Oriente versus Ocidente em uma reunião com Sua Santidade, o Dalai Lama, que então de forma veemente — mas conscientemente — recuou e me instou a não usar o que, em sua opinião, era uma distinção geográfica desatualizada e não mais apropriada, em virtude da influência desse pensamento "moderno" tanto no oeste quanto no leste do planeta. Por essa razão, usarei o termo "moderno" para indicar esse foco estreito de atenção nas partes individuais em contraste com as perspectivas contemplativas ou indígenas que focam amplamente as relações entre as partes: contrastando a construção mental de uma perspectiva fechada, separada e desconectada da realidade com uma percepção de mundo aberta, sistêmica e conectada.

Separação e sistemas; desconexão e conexão; fechado e aberto: Cada um é importante em nossa vida. O mergulho profundo nos detalhes possibilitado por um foco estreito de nossa atenção pode revelar muito sobre o mundo, permitindo-nos analisar um vírus, por exemplo, e decifrar sua composição de ácidos nucleicos para desenvolver uma vacina que proteja bilhões de vidas. O foco restrito do modo esquerdo é vital para viver em nosso mundo. A ampla perspectiva de nosso modo direito oferece uma maneira distinta, mas igualmente importante, de perceber aspectos da realidade. Uma visão sistêmica abrangente, por mais que seja processada neurologicamente, nos permite perceber padrões nos sistemas e revela, por exemplo, como indivíduos marginalizados são injustamente impactados não apenas pelos efeitos de uma pandemia viral, mas também pelo impacto da degradação ambiental. Essas perspectivas sistêmicas podem nos capacitar a ver o todo interdependente e como nós, de forma individual e coletiva, podemos agir para criar um mundo próspero e justo para todos.

Falarei diretamente com você nas próximas páginas, convidando-o a refletir sobre como você sente, percebe e age em questões relacionadas à sua própria experiência do self, da identidade e do senso de pertencimento à medida que avançamos. Esperamos que compartilhar essas ideias nos ajude a atrair um foco restrito e abrangente de nossa atenção e que a linguagem que usamos nos liberte para criar a vida que podemos escolher conscientemente. Para que eu também esteja totalmente presente nesta experiência, tentarei oferecer minhas próprias reflexões sobre essas experiências à medida que avançamos, com a intenção de convidá-lo a estar totalmente presente também nesta exploração. Certa vez, a linguagem me abandonou e minha própria experiência do self foi abalada no verão pouco antes de meu vigésimo aniversário.

Perder para Desprender: Identidade Pessoal

As experiências do eu, essa pessoa chamada Dan — a pessoa que está digitando estas palavras como seu companheiro ao longo da jornada deste livro — começaram no cenário cultural dos Estados Unidos na segunda metade do século XX. Estou lutando agora entre escrever "eu" na primeira pessoa, para falar da "minha" experiência, ou como "Dan", na perspectiva da terceira pessoa, como se você e eu pudéssemos nos referir a ele e "sua" experiência. Começaremos com a perspectiva de terceira pessoa aqui e depois voltaremos para a primeira pessoa após esta exploração inicial. Dan nasceu em um corpo com uma constituição cromossômica XY, um homem genético, e passou a se identificar mentalmente como homem, então pode-se chamá-lo de "cisgênero"; Dan tinha uma orientação heterossexual — ele era sexualmente atraído por mulheres — e tinha pele clara, e dessa forma foi identificado com a construção mental e social da raça frequentemente conhecida como branca. Dan nasceu em um contexto social que tinha as características do grupo dominante, uma posição privilegiada nos Estados Unidos em que sentia que sua identidade — um homem branco, heterossexual, cisgênero, nascido em uma família de classe média — era aceita. A família e o corpo em que Dan nasceu — o contexto, a "posicionalidade" dessa pessoa chamada Dan — e o fato de sua identidade estar alinhada com o local onde ele estava situado significava que ele não precisava pensar sobre sua posição na sociedade, nem se isso poderia limitar qualquer coisa que ele pudesse desejar fazer. Isso é privilégio.

Neste exato momento, dentro deste corpo, há um grande esforço para evitar o uso de palavras como eu, mim ou meu. Parece que essas palavras contradizem uma das premissas de nossa jornada: a importância de um sentido mais amplo e intraconectado de Eós. No entanto, para abraçar os componentes integrados de mim e de nós, a diferenciação de cada um é necessária — e agora começa a parecer certo oferecer uma perspectiva de primeira pessoa sobre o self, a identidade e o senso de pertencimento e ver onde Eós estabelece uma concordância. Voltando agora para uma perspectiva em primeira pessoa, agradeço por estarem juntos nesta exploração e os convido a refletir sobre sua posição na vida e nos mundos sociais em que cresceram e agora vivem.

Eu era uma criança cheia de curiosidade e espanto sobre o nosso mundo, tão entusiasmada por estar com pessoas quanto com os vários animais e diversas plantas que povoavam nosso quintal. Após a escola primária e secundária pública — em que minha propensão para a dança e aversão a esportes competitivos podem ter feito com que eu não me encaixasse nas expectativas de um jovem americano, meu poder de agir de acordo com essas preferências demonstrou meu privilégio: fui aceito quando me inscrevi para entrar na aula de dança moderna para meninas no ensino médio. Frequentei uma universidade particular (onde meu pai era professor universitário e minha mãe fez mestrado em educação antes de se tornar vice-diretora da minha escola — depois que saí). Então, você pode ver que éramos e somos um clã instruído, cheio de ideias e treinado na modernidade pelas lentes da educação ocidental. Esta é a posicionalidade e a perspectiva da realidade em que cresci. Minha experiência do self, minha sensação, perspectiva e ação (que gosto de chamar de meu "spa do eu" para lembrar prontamente esses componentes centrais), foi moldada pelo contexto da cultura em que nasci e cresci. Em uma posição privilegiada, nunca senti que minha identidade limitaria como eu poderia buscar o que tinha significado em minha vida.

Assim como na minha formação anterior, na faculdade me saí bem academicamente, aprendendo de uma maneira linear e reducionista como analisar, do ponto de vista da ciência ocidental, os componentes de qualquer tópico que estivéssemos focando em detalhes restritos. Tenho certeza de que o exercício mental ativou muito meu modo esquerdo. Eu me formei em bioquímica e fiz minha pesquisa com honras sobre reações químicas em peixes que lhes permitiram se mudar para seu novo ambiente de água salgada após eclodir em água doce. Enquanto a questão maior era "como essa espécie de peixe sobrevive no novo mundo oceânico?", o trabalho se concentrou em como uma molécula de oxigênio foi adicionada a uma molécula de trimetilamina por uma enzima, que estávamos desesperados para encontrar nos rins e fígado... e encontramos. Mas, mesmo na empolgação daquela expedição linear em que os detalhes sobre as moléculas importavam, tive a sensação incômoda de que havia algo mais, uma visão mais abrangente. Com aquela curiosidade ardente enchendo meu estômago, fiz uma aula *de tai chi chuan*, estudando como o movimento simbólico dessa antiga prática dinâmica de *mindfulness* poderia incorporar os princípios filosóficos do pensamento taoísta; ao mesmo tempo, trabalhei em uma linha direta noturna de prevenção ao suicídio e entrei para a equipe de dança de salão. Mas, mesmo com todas essas tentativas de ampliar minha experiência na faculdade, provavelmente tentando acessar e exercer meu modo direito para equilibrar minha vida, tive a dolorosa sensação de não pertencer à universidade ou aos meus colegas. O pensamento predominante parecia ser: encontre um emprego que pague bem e siga em frente. Algo não parecia muito certo; e talvez esse também fosse meu privilégio, até mesmo questionar essa linha de pensamento comumente aceita. Eu duvidava muito do que me diziam e tendia a questionar tudo, o que incomodava um pouco os professores, imaginei, o que também parecia me afastar de muitos de meus colegas.

Onde eu pertenço na vida? Desde que me tornei adolescente, senti que pertencia ao lado do riacho, lá no alto dos desfiladeiros esculpidos nas colinas de West Hollywood, a quilômetros de minha pequena casa em estilo espanhol nos apartamentos de Los Angeles, onde morava com meus pais e irmão, que era três anos mais velho do que eu. Mesmo antes de ser adolescente, quando estava na natureza, sentia-me profundamente relaxado e em casa. Identifiquei-me como um ser vivo e senti que os animais e as plantas eram meus irmãos. Embora eu soubesse que era uma pessoa, não um cogumelo, uma amoreira ou um rato, simplesmente me sentia mais em casa com os tritões e pássaros ao longo daquele riacho do que com os adolescentes no ensino fundamental ou com meus colegas de escola ou da faculdade mais tarde. Eu amava todas as coisas vivas, incluindo as pessoas; apenas me sentia desconectado de meus colegas e não entendia muito bem como me envolver nas configurações sociais que pareciam dominar a vida adolescente. Fiquei tão fascinado com o mundo e os seres vivos que escolhi estudar bioquímica depois do ensino médio. Meu amor por peixes me rendeu uma bolsa de pesquisa em busca da enzima que permite que eles sobrevivam ao seu desenvolvimento do rio para o mar. Suponho que, em algum nível, eu estava procurando respostas para perguntas que nem conseguia articular na época: como vivemos em um estado e, em seguida, como sobrevivemos à transição desse estado para onde estamos crescendo — a questão fundamental do desenvolvimento. Meu filho, Alex Siegel, compôs uma música chamada "Good Leg" que expressa exatamente esse sentimento: "Eu tinha muitas perguntas para todas as respostas que me davam." De muitas maneiras, é sobre isso que trata nossa conversa — como crescemos e mudamos em tempos de transformação?

Na faculdade, como estudante de biologia, fiz um curso de etnografia em vídeo — estudando outras culturas através das lentes do documentário. Fiquei fascinado ao mergulhar, mesmo à distância, nas várias cosmovisões e formas de viver que a mente humana pode construir nos diferentes contextos sociais que chamamos de sociedade e cultura. Fiquei tão inspirado pelo professor de antropologia daquele curso que decidi me inscrever em um projeto de verão com ele para estudar o impacto da modernização nas culturas indígenas na zona rural do México. A barragem Miguel Alemán deveria ser expandida, e a perda de terras e meios de subsistência para a população local nas aldeias vizinhas preocupava as Nações Unidas e sua Organização Mundial da Saúde. Fiquei intrigado com o convite do meu professor para deixar a segurança da sala de aula e viver em outra cultura. Sob a liderança do meu professor, um grupo de nós foi estudar vários aspectos da vida comunitária no México. Minha equipe se concentrou nos cuidados de saúde — deveríamos investigar os curandeiros e como eles interagiam no sistema de atendimento médico da região. Chegamos e nos encontramos em Tuxtepec, uma grande cidade a centenas de quilômetros ao sul da enorme metrópole da Cidade do México e, então, dois de nós da equipe de "curandeiros populares" — um colega da ONU e eu — fomos transportados para um pequeno vilarejo, a dezenas de quilômetros de distância, no sopé das montanhas que dividem o país ao meio, com o Oceano Pacífico a oeste e o Golfo do México a leste.

As colinas brilhavam de tão verde, o verão acabava de chegar nesta antiga comunidade em que conviviam pacificamente pessoas das culturas zapoteca e chinanteca. Encontrei o centro de saúde da vila local, administrado por um médico ocidental da Cidade do México. Entrevistei esse médico e vários dos médicos do pé, como eles os chamavam: membros locais da comunidade que serviam como paramédicos e enfermeiros. Minha próxima tarefa foi investigar como as influências da barragem haviam interagido com a abordagem mais tradicional de assistência médica, os *curanderos* ou curandeiros populares, desde que a represa foi construída.

Uma curandeira, *La Reina de los Hongos*, a rainha dos cogumelos, era amplamente conhecida e vivia a algumas montanhas de distância, no estado vizinho de Oaxaca; combinamos de pegar alguns cavalos locais emprestados para irmos entrevistá-la no dia seguinte. Por volta das cinco da manhã, uma banda começou a tocar do lado de fora da nossa janela — um grupo de músicos divertindo os fazendeiros que vinham semanalmente para um mercado local. Às seis da manhã, era hora de sair da cama, comer alguns ovos e chouriço no café da manhã e depois ir para o rancho de cavalos na estrada para nos prepararmos para nossa viagem para ver a rainha dos cogumelos.

Lembro-me de ter visto os três cavalos que trouxeram do curral. Meu colega da ONU e o garoto de 15 anos de idade de nossa casa levaram os dois primeiros cavalos, mais velhos e maiores; subi no cavalo menor e mais jovem e lá fomos nós. Quando saímos da estrada principal e subimos as colinas, vi uma trilha larga, a princípio plana, margeada de um lado pela vegetação exuberante e do outro, uma ravina. Lembro-me da emoção da aventura, adorando estar cavalgando, em uma jornada de descoberta. Nosso jovem companheiro gritou: "*Vamonos!*" E lá fomos nós.

A próxima coisa de que me lembro é a imagem de uma grande seringa, que o médico estava segurando na minha cara, e estando na clínica que eu estava estudando. O médico riu e disse, em espanhol, que eu poderia conseguir alguns dentes de ouro para preencher onde meus dentes foram quebrados, e eles tentariam consertar meu nariz e consertar meu braço.

Mais tarde, eu descobriria, pelo que o médico e depois pelo que meu colega me disse, que enquanto meu cavalo estava a todo galope, a sela se soltou e todo o meu corpo virou para a barriga do cavalo — ele aparentemente correu ainda mais rápido então — com os pés presos nos estribos e arrastando a cabeça pelas pedras que ladeavam a estrada, por mais de 100 metros. Eles pensaram que eu deveria estar morto — ou, quando ouviram meus gemidos, que eu havia pelo menos quebrado o pescoço com todas as batidas ao longo do caminho pedregoso.

Quebrei alguns ossos e perdi alguns dentes, que acabaram sendo consertados. Mas também perdi algo que desencadeou uma transformação para toda a minha vida: quebrei meu senso de identidade pessoal — não tinha ideia de quem eu era! E eu não tinha ideia do que era! Nas 24 horas seguintes, embora estivesse bem acordado e pudesse comer e beber (mesmo com os dentes quebrados e o rosto inchado), fiquei imerso em um mundo sem palavras.

Lembro-me de ter servido uma refeição naquele dia na sala dos fundos da clínica que eles haviam montado para recuperação. O objeto redondo que agora chamo de prato brilhava nas bordas. As cores do que eu chamaria agora de vegetais estavam explodindo de suas origens — vermelhos eram vermelhos enlouquecidos, verdes derretidos em tons de roxo. Seus sabores eram divertidos, intensos, quase gritando com uma música de sabor, textura e aromas. A água estava molhada, enchendo a boca, descendo suavemente pelo corpo. Descansando ali, sentindo uma plenitude, recostando-se apenas observando as cores que fluem pela janela — pontos, depois linhas, que por algum motivo desconhecido fizeram um sorriso surgir. E você pode pensar que, com todos esses ferimentos, eu sentiria dor, mas de alguma forma senti alegria. É difícil descrever isso agora, mas durante aquelas 24 horas as coisas apenas... aconteceram — as coisas eram apenas coisas sendo coisas, acontecimentos acontecendo.

Lembro-me de, depois de cerca de uma dúzia de horas, perguntar ao meu colega na ONU quem eu era. Agora é estranho escrever isso, mas como poderia saber que havia alguém a ser conhecido se não tivesse mais um "eu" que tivesse um nome como conhecedor? O que quer que permitisse que esse estado existisse, eu repetia a pergunta: "Quem sou eu?" Lembro que meus companheiros não acharam nada divertido, isso apenas era confuso para eles — e tiveram a paciência de me dizer: "Você é o Dan, sofreu um acidente e ficará bem." E então, momentos, minutos ou horas depois, eu fazia a mesma pergunta novamente e recebia a mesma resposta paciente, mas simplesmente a ficha não parecia cair.

Isto é, até a manhã seguinte. Acordei no quarto onde estava hospedado, com a luz entrando pelas mesmas janelas onde, na madrugada anterior, os músicos locais haviam me acordado antes daquela malfadada cavalgada. "Malfadada ou abençoada?" Eu me pergunto agora. Mais uma vez, tive a experiência de saber meu nome: Dan. E pude me lembrar da história de quem fui, como cheguei ao México e um pouco do que me contaram que aconteceu sob a barriga do cavalo.

Mas quando voltei para casa, eu não era o mesmo. Mais tarde, os pesquisadores descobririam o papel de um circuito localizado principalmente na linha média do cérebro: a rede de modo padrão, ou RMP. É possível que as repetidas batidas de minha cabeça contra as pedras ao longo do caminho tenham desligado temporariamente essa rede integradora, impedindo qualquer esforço construtivo e a possibilidade de dar sentido à minha narrativa de vida. Estudos revelariam mais tarde que há uma inibição mútua entre esses circuitos do "eu" da linha média e os canais sensoriais laterais do cérebro: quanto mais abandonamos as preocupações com a identidade pessoal, mais estamos abertos ao livre fluxo de sensações. Também aprendemos mais tarde que tanto as práticas de *mindfulness* quanto certas intervenções médicas, como o uso cuidadoso e controlado de psicodélicos, podem promover uma sensação de conexão e admiração e também reduzir acentuadamente a atividade da RMP, mesmo quando ela estiver excessivamente ativa, como nos estados de depressão e ansiedade. Tendo um membro da família que sofria de dependência química, eu tinha uma "alergia" psicológica ao uso de qualquer substância que alterasse a mente. Mas por causa desse acidente de ser arrastado sobre as rochas, acho que você poderia dizer que caí acidentalmente na minha própria versão do que é ficar "chapado".

Intraconectado

Depois daquele traumatismo craniano, de alguma forma tive um senso mais aberto de quem "eu" era — um senso de identidade que parecia mais fluido, mais flexível e receptivo às coisas que surgiam em minha vida, e que estranhamente parecia mais livre, mais presente, mais conectado com o que estava acontecendo. Talvez seja mais correto dizer que eu tinha uma noção diferente de quem não era: o nome, Dan, quase parecia uma piada se fosse como os outros, ou como o meu agora aberto senso de identidade, tentariam indicar a totalidade da minha identidade — de quem eu era. Depois que meus ossos e dentes foram reparados, posso ter parecido o mesmo por fora, mas por dentro havia um tipo de liberdade que por décadas eu atribuiria a alguma peculiaridade de uma batida na cabeça, ou talvez a algum "despertamento" existencial para viver a vida com menos inquietações e preocupações depois de quase escapar de ferimentos mais graves ou da morte.

Terminei a faculdade e depois frequentei outra instituição particular de ensino superior, a Harvard Medical School. Lá, eu continuei a vida de privilégio que vem de ter um corpo com as características de um homem branco, cisgênero e heterossexual, tocando a vida sem me preocupar com minhas identidades de gênero, orientação sexual ou raça. Mesmo na posição de minha educação, tive oportunidades de privilégio — sendo treinado, agora, para me tornar um médico em uma instituição de pesquisa conceituada. Quaisquer que fossem os pontos cegos que inevitavelmente tive de tal posição de privilégio, não conseguia enxergá-los; eu tinha, e ainda tenho, pontos cegos para meus pontos cegos — o maior desafio de não ser desafiado porque se identifica com a maioria.

No entanto, mesmo nessa situação, eu ainda não tinha senso de pertencimento. Talvez, a falta de foco em nossa vida mental interior daquela cultura médica tenha me deixado ainda mais alienado. Como eu descreveria mais tarde em vários livros, incluindo *O Poder da Visão Mental* e *Mente Saudável*, após meu segundo ano, abandonei a faculdade de medicina por causa dessa sensação de que algo simplesmente não estava certo. Não pensei muito sobre aquele acidente de cavalo no México, mas, conforme compartilho com vocês agora, essa mudança no senso de identidade pessoal provavelmente era pavimentada ao sentimento inquieto que tive de que algo não parecia real, não combinava muito com a realidade mais profunda sob a superfície de como as pessoas pareciam viver suas vidas. Depois de considerar uma série de caminhos profissionais alternativos, da pesca de salmão à dança, e voltar a Los Angeles para refletir sobre onde a vida me trouxe, decidi retornar ao meu treinamento médico. Inventei o termo "visão mental" para me ajudar a lembrar que a vida subjetiva de nossa mente é bastante real e muito importante. Talvez com essa palavra no lugar, eu teria o poder de não ceder à pressão de me conformar com o que parecia ser um mundo da medicina sem visão mental na época.

Após a escola de medicina, treinei-me inicialmente em pediatria — perseguindo meus interesses no desenvolvimento humano — e depois migrei para psiquiatria a fim de aprofundar minha compreensão do ser humano, como a mente molda nosso senso de identidade e como nos tornamos quem somos. Anos depois, eu me juntaria a uma equipe que estudava como desenvolver uma "consciência sistêmica" e ir além da maneira linear, restrita e desconectada que fui treinado para pensar na faculdade e na escola de medicina. Uma excursão desse grupo foi uma viagem de campo de uma semana na natureza.

No alto das Montanhas Rochosas do Colorado, o programa "Caminho da Natureza" de John P. Milton ofereceu uma exploração dos ensinamentos da sabedoria indígena de todo o mundo, combinados com discussões sobre a natureza e nossa relação com o meio ambiente. Como parte dessa experiência, passamos vários dias em silêncio, cada um em seu lugar isolado ao longo da trilha na montanha. Durante esse tempo, experimentei a sensação de que minha identidade pessoal isolada havia desaparecido — o fluxo sensorial da água do riacho, o vento através das folhas, o sol, as nuvens, a virada do dia para a noite, experimentei tudo isso fluindo como um todo, e esse self corporal chamado Dan era apenas um aspecto da totalidade da identidade que era de alguma forma muito maior que o corpo e que englobava as árvores, o riacho, as nuvens e todo o fluxo de realidade.

Em total contraste, em algum momento da manhã seguinte, enquanto estava naquele estado de felicidade, um colega passou trotando e exclamou:

"Olá, Dan!" Em um instante, minha identidade pessoal voltou, junto com uma mudança na sensação de que meu corpo era agora um recipiente isolado da "minha" experiência. Embora eu apreciasse o silêncio anterior, quando o imaginei perturbando nossos outros colegas mais adiante na trilha, decidi usar minha voz e gritei, acenando para que ele voltasse. Eu o lembrei das regras — sem contato com outras pessoas, comunicação e sem deixar nossas áreas de acampamento separadas e designadas.

Durante a maior parte do resto daquele dia, minha sensação de estar isolado da floresta, da natureza, permaneceu — até que o sol atingiu o topo das árvores distantes. Os raios derramavam-se através de suas folhas ondulantes e o glorioso arco-íris de cores filtrava-se em danças com o vento; o borbulhar da pequena cachoeira na beira do riacho se misturava com os sons da brisa; a luz diminuiu lentamente quando o sol se pôs e as estrelas apareceram — expandindo a sensação de estar no espaço e no tempo. E a sensação de apenas estar ali, apenas existir, permaneceu pelo resto do tempo. Foi, verdadeiramente, um momento de descanso da exaustiva ilusão de separação que viver como um self-solo pode ser muitas vezes em nossa vida cotidiana moderna.

Quando aqueles dias encantadores e cheios de fascinação chegaram ao fim, voltei pela trilha para me juntar ao nosso grupo enquanto nos reunimos para compartilhar nossas experiências. Em vez de nos sentirmos sozinhos, para cada um de nós, a experiência independente de todos parecia mais "uma só". As árvores, o céu, a água do riacho que flui não estavam separados da identidade — eram quem éramos naqueles dias em harmonia com o mundo. Embora termos como "interdependente", "interconectado", "inter-relacionado", "interser", "interativo", "entremeado" e "entrelaçado" sejam às vezes usados para descrever esse modo de ser uma parte fundamental da natureza, foi uma luta encontrar palavras para descrevê-lo que realmente parecessem corretas.

Poucos dias antes daquele retiro no Colorado, eu estava com um grupo na Floresta Nacional de Fishlake, em Utah, onde ficamos imersos em um bosque com 47 mil troncos de álamo tremedor (*Populus tremuloides*). Esses troncos — que na superfície pareciam ser árvores distintas e separadas — na verdade brotavam de uma raiz comum, de um organismo singular massivo. O teste de DNA revelou que esses troncos são uma única árvore, comumente conhecida como Pando, e está entre os maiores e mais antigos seres vivos da Terra.

E assim, enquanto tentava encontrar palavras para expressar essa experiência de identidade que tive sozinho no deserto do Colorado, após a imersão em Pando, em Utah, o termo que parecia adequado não era "inter", como intermediário, mas "intra" — a interioridade da identidade e do pertencimento, era o sentimento de estar intraconectado, ligado dentro de um tecido de vida — não um senso de um "eu" separado que está conectado às árvores, mas sim um senso de conexão dentro de um todo.

Eu não descobriria, até que digitasse a palavra "intraconectado" em um documento do Word e o processador de texto mudasse continuamente para "interconectado", que não era, de fato, uma palavra no idioma inglês. É melhor evitar criar novas palavras, a menos que precisemos delas; e aqui parecia que precisávamos de algum termo para capturar a conectividade interna do todo — e assim nasceu o termo "intraconectado".

Ao longo dos muitos anos desde o meu acidente, me comprometi profundamente em compreender a natureza de nossa mente e como um senso de identidade emerge em nossa vida para moldar a experiência que temos da identidade e do senso de pertencimento. A conversa que convido você a participar comigo nas páginas deste livro é uma exploração de como podemos descobrir, ou talvez recuperar, como recobrar nosso senso de totalidade, como viver com uma identidade mais integrada e um pertencimento mais abrangente do que o senso contemporâneo e desconectado do self-solo, como recuperar nosso lugar intraconectado no mundo — como nosso senso de identidade pode se tornar intraconectado, ligado no interior de um tecido de vida.

A Certeza na Identidade como Entidade

Meus pais me deram o nome de Daniel quando nasci. Eles me chamavam de Danny, e na escola meus amigos usavam esse nome, assim como meus professores; mas minha carteira de motorista tinha o nome da certidão de nascimento: Daniel e, mais tarde, também meu diploma universitário e meus formulários de imposto de renda. Fui recompensado por ter certeza: do meu nome, de como soletrar palavras e como somar números, ou repetir fatos, gramática, ciência e história. A certeza deve ter se alinhado com os circuitos de recompensa do meu cérebro, porque se tornou um lugar inquestionável de familiaridade e conforto.

Certeza também significava previsibilidade e segurança, então meus profundos circuitos de sobrevivência também podem ter se sentido bastante aliviados por ter um nome firme designando esse certo pertencimento e essa identidade, a certeza de um self em que eu podia confiar. Esse centro de percepção, esse algo que passamos a chamar de "self", passa a ter um nome, uma forma específica de se identificar como identidade e assim, na pulsão de sentir o pertencimento, tornar-se membro de algum grupo em nosso ambiente.

Nosso cérebro é uma máquina de antecipação, sentindo-se seguro em sua capacidade de prever o que provavelmente acontecerá a seguir. Este cérebro procura padrões, extraindo características fundamentais do que vemos. Esse processamento "de cima para baixo" (*top-down*) nos permite aprender com o passado para moldar o que prevemos que acontecerá a seguir, no futuro, com base nesses padrões que detectamos no passado, enquanto nosso processamento "de baixo para cima" (*bottom-up*) detecta as coisas de forma mais direta como são para nós neste momento. A partir dessas sensações de baixo para cima, construímos inúmeras formas de percepção e cognição — nossos pensamentos, nossas memórias e crenças sobre o mundo. Essas construções, por sua vez, exercem influência de cima para baixo. Desta forma, passamos a perceber o que acreditamos, o resultado da camada de cima para baixo de nossas construções mentais afetando a forma como experimentamos a realidade.

O self pode se tornar uma dessas construções de cima para baixo: acreditamos que se trata do que aprendemos que é, então, molda nossa percepção do self — nosso senso de identidade é baseado no que acreditamos que seja. Isso é chamado de autorreforço.

Se aprendermos a perceber o mundo com um foco restrito apenas nos detalhes do indivíduo, nosso self será construído a partir dessa visão restrita e será então experimentado como uma entidade — uma coisa separada, um substantivo. Não apenas experimentaremos nosso self como emanando apenas do corpo, mas o "ambiente" em que nosso corpo existe pode não ser sentido como uma fonte viva, respiratória e mais ampla de pertencimento na qual o self está intraconectado; em vez disso, vamos percebê-lo como um recipiente fora de nosso self, e a ação não estará a serviço do bem-estar desse ente externo. A natureza não seria incluída em como definimos ou experimentamos nosso self. Se, em vez disso, aprendermos a perceber o mundo a partir de um amplo foco de atenção nas relações entre as partes e nos padrões que emergem dessas conexões relacionais, experimentaremos um self que emerge dos sistemas em que vivemos: o corpo, as relações interpessoais e toda a natureza. Teremos uma sensação subjetiva, uma perspectiva e uma ação — nosso spa do self — centrado nessas camadas de sistemas interativos, como desdobramentos, eventos semelhantes a verbos conectados, não como uma entidade separada semelhante a um substantivo, isolada em um mundo desconectado. Eós é pessoal, público e planetário.

Dessa forma, nossa percepção do mundo e a construção do self são moldadas pelo que aprendemos a antecipar e prever com base em como passamos a focar nossa atenção, de forma restrita ou abrangente. O self que é reforçado e repetidamente moldado por essa atenção seletiva é vivenciado como separado ou conectado. Do ponto de vista do indivíduo, eu — minha identidade e o ponto de referência do meu senso de pertencimento — sou eu, este corpo, este centro de sensações, percepções e ações que na cultura moderna costumamos chamar de "self". No entanto, do ponto de vista do sistema, sou o todo do qual este corpo é apenas uma parte: todo o sistema é meu self, o corpo é apenas um nó nesse todo maior. Se sensação, percepção e ação são os elementos definidores do que estamos nomeando como self, então como eles se formam em nossa vida? Isso exploraremos através da lente do desenvolvimento humano. Aqui podemos começar com a noção de que o processo construtivo, aprendido e de cima para baixo é uma forma de autoformação e autorrealização na qual minha experiência de mim mesmo é construída, criada e talvez, às vezes, restringida pelos próprios processos antecipatórios que reforçam suas próprias previsões — eles são entidades auto-organizadas. O modo como construímos esse self reforçará continuamente suas próprias características, como isolado e desconectado, como um aspecto de sistemas interdependentes e interconectados, ou talvez como o self sendo o sistema inteiro intraconectado da realidade.

Manteremos esta questão em mente: o sentido do self é sempre uma construção? É simplesmente ser, ou simplesmente estar consciente, uma experiência fluida de sensação, percepção e ação que não é construtiva, mas surge como uma autoexperiência que surge de baixo para cima? Se isso for verdade, então seria um "self verdadeiro" que às vezes se esconde sob um mecanismo construtivo aprendido de cima para baixo? Foi essa a fundamentação da experiência que descrevi após o acidente com o cavalo e durante todo o tempo na floresta no Colorado: uma perda da experiência de cima para baixo e uma libertação da experiência do self de baixo para cima? O sentido de uma identidade pessoal individual (neste caso, uma pessoa chamada Dan) é uma construção de cima para baixo, e a experiência da totalidade intraconectada da identidade é uma percepção de baixo para cima mais direta?

Se, em vez disso, tanto o self interno quanto o self interior forem compostos de um fluxo de baixo para cima, como através de um canal, podemos chamar de "condução", bem como de construção, de modo que a sensação subjetiva seja um fluxo direto de condução e a percepção e a ação são resultados da construção — tanto em nosso fluxo interno quanto em nosso fluxo relacional — então podemos ver que a autoexperiência tem um elemento construtivo nela. A questão fundamental, então, é como podemos construir a experiência mais integradora do self possível para promover o bem-estar em nosso mundo?

Uma possibilidade é que um ciclo de autorreforço se torne automático, persistente e tenaz como a construção de cima para baixo de uma identidade pessoal separada. Com uma identidade tão separada, existe uma qualidade de estar contido, controlado por e encerrado em um manto de individualidade que tem as qualidades de previsibilidade e estabilidade, que atribuímos a entidades que, na língua inglesa, poderíamos referir como "substantivos". Pode até existir uma qualidade de "junção", uma sensação de que algo é coeso. Pode-se propor que isso seja a origem subjacente de um self-solo separado. Esse senso do self tem solidez, o senso de ser uma entidade, algo com limites que o definem e cercam: algo coeso, separado e independente que nomeamos linguisticamente como um substantivo. Eu sou Dan.

Não fui criado para pensar de maneiras mais de baixo para cima de experimentar o self como um "verbo", como uma ação em vez de uma coisa, como dinâmico em vez de fixo e certo. Esse aspecto mais conectado de um self semelhante ao verbo tem um sentido distinto de menos previsibilidade e controle — não é fechado na separação, mas aberto e em constante mudança de maneiras dinâmicas e interativas. Em vez desse senso de identidade mais fluido, muitas vezes vivemos no que podemos identificar como a visão desconectada da modernidade: quem eu sou, o que sou, como sou, tudo isso é reforçado como uma coisa semelhante a um substantivo — algo que posso sustentar, uma entidade, uma coisa com a aparência de certeza de cima para baixo. Esse senso de certeza construído tem o benefício de me ajudar a me sentir seguro em um mundo que valoriza tanto a certeza. Este é o mundo em que cresci nos Estados Unidos da América, uma terra que, dizem os antropólogos, abriga a cultura mais "individualista" do planeta.

Em contraste, alguns estudos descreveram outras culturas, como o modo de vida tradicional no Japão, como "coletivistas". De fato, um estudo dos psicólogos Richard Nisbett e Yuri Myomoto (2005) comparou indivíduos nascidos e criados no Japão com aqueles cujos pais eram do Japão, mas foram criados nos Estados Unidos e revelou que os grupos tinham maneiras distintas de perceber uma fotografia de um aquário. Um grupo observou consistentemente as características de um peixe proeminente, identificando suas várias barbatanas e suas texturas e cores. O outro grupo viu o cenário geral, observando os elementos de grande porte de plantas e rochas que compunham o ambiente do aquário. Qual grupo você acha que foi qual? A cultura molda como o cérebro aprende a decodificar as informações recebidas, as formas de cima para baixo como construímos o que percebemos são o que chamamos de construção mental da percepção: formas individualistas de ver levam a ver características individuais com um foco de atenção restrito; as práticas culturais coletivistas levam a construir uma percepção do todo com amplo foco de atenção.

Nas culturas indígenas em todo o mundo, como discutiremos em breve, a vida é vista mais como elementos de interação interdependentes no continuum de espaço e tempo. A passagem cultural do conhecimento e das formas de percepção através da própria tradição oral permite que um senso de identidade seja incorporado em sistemas de partes profundamente entrelaçadas e o indivíduo é frequentemente visto como tecido na tapeçaria de um todo maior, mais amplo do que somente o corpo. Embora essas práticas indígenas, encontradas em todo o mundo, tenham crescido isoladas geograficamente umas das outras, elas geralmente compartilham um ponto comum ao enxergar a humanidade como tecida em toda a natureza — não possuindo a paisagem nem dividindo-a em partes, mas como guardiães do sistema vivo da natureza como um todo.

Essas descobertas interculturais revelam como o self, a identidade e o senso de pertencimento são aspectos desenvolvidos da vida humana e como a mente humana, ao criar a cultura, molda diretamente seu próprio senso de autoexperiência. Podemos expressar uma questão que emerge dessas descobertas diretamente da seguinte maneira: o foco restrito que cria um self-solo semelhante a um substantivo está produzindo um senso de identidade construído? Em contraste, um foco mais abrangente está acessibilizando uma experiência de spa mais fluida e verbal de sensação, perspectiva e ação? Em outras palavras, o isolamento é o resultado de um filtro construído de percepção e ação de autorreforço, enquanto a interdependência é sentir a realidade de forma mais evidente, sentida com um senso de coerência de baixo para cima, diretamente do "chão ao teto", mesmo antes dos processos construtivos de percepção e ação? Para este corpo chamado Dan, a imersão em uma família, o sistema educacional e, em seguida, a sociedade mais abrangente, cada um enfatizava a separação e a aparência de um self sólido, solitário e semelhante a um substantivo — Dan — que não estava em questão. E então, aquele acidente de cavalo mudou essa ilusão construída de existência semelhante a um substantivo para este corpo e imergiu a percepção resultante em um desdobramento semelhante a um verbo, sem solidez, que ironicamente parecia mais fundamentado na realidade, embora fluido e fluindo sem conclusão ou certeza. Esse sentido pode se correlacionar com uma realidade sistêmica de profunda intraconexão e pareceria coerente e consistente com a natureza profundamente conectada do mundo e o "nosso lugar" dentro dele.

A pressão derivada do Ocidente, agora moderna, global e contemporânea, esse impulso cultural para perceber o self apenas como um substantivo, nos torna vulneráveis por sua imprecisão, sua falha de percepção e concepção, que pode ser mais do que enganosa, como exploraremos ao longo de nossa jornada neste livro. Ver a nós mesmos apenas como um substantivo discreto pode ser um erro absoluto; pode até ser uma mentira letal, uma narrativa equivocada e perigosa que involuntariamente contamos a nós mesmos e pela qual vivemos nossa vida, para o nosso próprio dano.

Mas a boa notícia é: se as construções da mente criam essa percepção do self-solo — esse senso isolado de identidade que se esforça para reconhecer conexões que não se pode ver, embora já existam — as capacidades da mente também podem identificar esse erro e corrigi-lo, tanto em nossa vida pessoal quanto em nossa vida pública. É assim que podemos transformar esse momento VUCA de desafio em uma oportunidade de transformação.

A característica convincente da ênfase contemporânea na construção de um self-solo é sua promessa de satisfazer o desejo de certeza, o impulso para a previsibilidade que cria limites evidentes e uma crença em uma ilusão — isto é, "eu" sou uma entidade sólida, semelhante a um substantivo com características e definições de quem e o que eu sou que são essencialmente previsíveis. No entanto, essa ilusão de certeza, por mais atraente que seja para nosso cérebro antecipatório e preditivo, também é uma armadilha que nos obriga a tentar desesperadamente viver vidas com uma fantasia insatisfatória baseada não na realidade, mas em um consenso contemporâneo sobre a natureza do self semelhante a um substantivo, levando-nos a um caminho destrutivo de desconexão e ilusão. "Um delírio?" você pode perguntar, ao ler essas palavras, de um psiquiatra, como de fato está lendo. Sim, uma crença não condizente com a realidade. Desconexão e a ilusão do self como um substantivo separado e isolado. Percepção e crença são construções e se a mente cometer um erro profundo neste processo construtivo, o resultado seria uma percepção distorcida como uma ilusão, ou uma falsa percepção e crença como um delírio. Se esse delírio conduz o enredo de nossas narrativas autobiográficas, como vejo com frequência em minha prática psicoterapêutica, podemos ser apanhados na nuvem de confusão que o delírio cria quando baseamos nossas decisões de vida em raciocínios errôneos e fazemos escolhas equivocadas. Isso é verdade não apenas para indivíduos, mas também para nossas sociedades modernas e suas escolas, empresas e governos.

Você pode estar pensando que ver a experiência de autosseparação como uma ilusão é uma posição forte demais para se assumir; um psiquiatra exagerando sua avaliação clínica de nossa situação cultural. No entanto, essa visão é coerente com milhares de anos de ensino nas tradições indígenas e contemplativas e com uma conclusão científica de um de nossos principais pensadores científicos. Ao ajudar a lidar com a dor de um pai que perdeu um filho, estas foram as palavras de Albert Einstein (1972):

> Um ser humano é uma parte do todo, chamado por nós de "Universo", uma parte limitada no tempo e no espaço. Ele experimenta a si mesmo, seus pensamentos e sentimentos como algo separado do resto — uma espécie de ilusão de ótica de sua consciência. Essa ilusão é uma espécie de prisão para nós, restringindo-nos aos nossos desejos pessoais e à afeição por algumas pessoas mais próximas de nós. Nossa tarefa deve ser libertar-nos de tal prisão, ampliando nosso círculo de compaixão para abranger todas as criaturas vivas e toda a natureza em sua beleza. Ninguém é capaz de alcançar isso completamente, mas o esforço por tal conquista é, em si, uma parte da libertação e um fundamento para a segurança interior. (*New York Times*, 29 de março de 1950, p. 1)

Na vida moderna, essas narrativas de separação, muitas vezes, nos encerram e nos apegamos às nossas expectativas e a uma "frágil fantasia da certeza", como a artista multidisciplinar Kameelah Janan Rasheed denomina, a fim de manter nossa sensação de que tudo está certo em nosso mundo:

Certeza é previsibilidade; a previsibilidade garante a segurança; segurança significa sobrevivência. Esse desejo de certeza como segurança e sobrevivência é especialmente verdadeiro quando somos jovens, profundamente vulneráveis e dependentes de outros para viver. A expressão "frágil fantasia da certeza" faz parte de uma citação na entrada da Biblioteca Pública do Brooklyn, onde vi pela primeira vez as palavras de Rasheed: "Tendo abandonado a frágil fantasia da certeza, decidi vagar". Você está aberto a vagar comigo na exploração da natureza da realidade de quem somos?

Meu propósito em nossa conversa aqui é despertar-nos de nosso sono, do piloto automático do self-solo separado, de seu isolamento autorreforçador semelhante a um substantivo, e nos alegrarmos com a revelação da realidade de um self que é mais abrangente do que qualquer indivíduo ao passo que integramos nossa identidade e aumentamos nosso senso de pertencimento ao mundo mais amplo de nossa vida na Terra.

Tradições de Sabedoria

Essa jornada explorando como o self é construído em nossa vida nos convida a focar não apenas o que sabemos, mas como passamos a saber. Nas viagens dessa pessoa chamada Dan, meu ponto de partida — ou seja, sendo ensinado por meus pais na cultura dos Estados Unidos — levou a uma visão implícita e inquestionável do self como separado — o substantivo, a identidade da entidade, restrita ao senso de pertencimento que emerge da vida como um self-solo. O eu de tal perspectiva de vida ultrapassou a família e as amizades que também estavam imersas nessa visão do self para a educação profissional; a ciência ocidental tornou-se meu foco e cosmovisão. Fiquei fascinado com a forma como o mundo do conhecimento empírico — o que poderíamos aprender com observação atenta, experimentação, teste de hipóteses, desafio de ideias e geração de teorias — construiu nosso senso de como é a realidade; o meu fascínio pela vida levou-me a estudar biologia, com foco em bioquímica e nos mecanismos moleculares subjacentes aos seres vivos. Anos depois, o psicólogo e autor Adam Grant (2021) exploraria o valor de tal abordagem científica — que sempre mantém uma mente duvidosa ativa e desafia nossas próprias suposições — em seu livro *Pense de Novo*. No desenvolvimento adulto, essa postura de estar aberto para mudar nossas próprias perspectivas faz parte da evolução do self, que é descrita pelos pesquisadores Robert Kegan e Lisa Lahey (2009) como uma mente transformadora do self, com a "complexidade mental" para considerar o valor até mesmo de pontos de vista conflitantes. Eu amei e amo viver com uma mentalidade tão aberta e curiosa ao abordar como chegamos a entender a vida e a realidade. Uma postura verdadeiramente científica aceita desafios e convida à avaliação contínua da precisão de suas próprias observações e ideias. Em nossa conversa, estamos pedindo a nós mesmos e à cultura moderna mais abrangente para "pensar de novo" sobre como chegamos a construir o self como um ente separado e como esse self-solo está moldando nossa identidade e senso de pertencimento.

No entanto, uma vez que o acidente do cavalo destruiu meu senso inquestionável de um self-solo, não encontrei nada na biologia, ou mais tarde no estudo da medicina, que iluminasse como chegamos a ter um self, as maneiras pelas quais criamos identidade ou como chegamos ao pertencimento em vida. A transição de uma forma substantiva de viver como uma entidade para a realização de um conjunto verbal de padrões de fluxo de energia profundamente intraconectados parecia não ter lugar nas visões lineares da ciência que eu estava aprendendo — até que me deparei com dois campos de estudo. Um era a disciplina de quase 100 anos de idade da física quântica; a outra era a nova ciência de sistemas complexos que estava surgindo nas últimas décadas de nosso milênio anterior. As lições da exploração física de pequenas unidades de energia, de *quanta*, revelaram um mundo de acontecimentos semelhantes a verbos que estavam profundamente conectados. Nesse "reino quântico" de pequenos *quanta*, como elétrons e fótons, não havia substantivos — nem "coisas" — apenas verbos — eventos emergentes — onde tempo e espaço não existiam como dimensões de separação. No domínio de entidades maiores, os objetos semelhantes a substantivos que chamamos de matéria, o reino do "macroestado" que Newton havia estudado, os princípios newtonianos da física clássica revelam entidades separadas interagindo umas com as outras através das separações clássicas de tempo e espaço.

No estudo matemático de sistemas nos quais existem três características — estar aberto a influências externas ao sistema; ser capaz de um comportamento caótico ou aleatório; e sendo não linear, em que uma pequena entrada leva a resultados grandes e difíceis de prever — há uma emergência de fenômenos nesses sistemas complexos em que o todo é maior que a soma das partes individuais. Essa recente compreensão científica ocidental da complexidade revela percepções sobre a natureza verbal da emergência — e as formas pelas quais uma sinergia surge das partes que podem parecer, para uma visão linear, simples e reducionista, mágica e implausível. A consciência dos sistemas nos permite sentir as conexões entre as partes e observar os padrões de como elas, conectadas, interagem. O pensamento sistêmico tem tudo a ver com relacionalidade, não apenas individualidade.

Mas a posicionalidade deste corpo de Dan, como uma pessoa privilegiada, treinada na metodologia da ciência ocidental empírica — mesmo que inicialmente fosse um raciocínio científico linear e agora esteja se expandindo para uma visão de ciência de sistemas — significa que é minha responsabilidade reconhecer meus pontos cegos, da melhor maneira possível, de modo a estar aberto a formas igualmente válidas de entender o mundo. Essas visões podem vir de uma profunda reflexão interior, que chamamos de percepções contemplativas, e da sabedoria transmitida mais comumente na tradição oral como conhecimento indígena. Como essas abordagens indígenas e contemplativas costumam ser formas rigorosas de entender nosso mundo, poderíamos optar por aplicar o termo geral "ciência" às suas observações de padrões percebidos da realidade. No entanto, o conhecimento indígena, ou o que às vezes também é chamado de "tradicional", é considerado bastante distinto da ciência ocidental, pois envolve uma visão do todo, um senso tanto do secular quanto do sagrado e uma ênfase na sabedoria. Alguns podem preferir que reservemos o termo "ciência" para estudos experimentais e o conhecimento deles derivado, uma abordagem frequentemente atribuída ao Renascimento europeu e incluindo o que é conhecido como "método científico". Se você e eu estamos tentando entender a realidade de modo profundo aqui — a realidade do self, da identidade e do senso de pertencimento — parece-me, mesmo como um cientista treinado no Ocidente, que é importante estender nosso alcance conceitual além das abordagens experimentais e incluir muitas fontes de conhecimento e sabedoria. A obra de David Graeber e David Wengrow, *O Despertar de Tudo: Uma Nova História da Humanidade*, explora a importância das contribuições que os povos indígenas fizeram no surgimento de nossa vida como espécie humana. *The Web of Meaning*, de Jeremy Lent, apresenta mais fundamentação para como as tradições de sabedoria oferecem grandes insights sobre o nosso mundo. A ciência ocidental é apenas uma maneira de conhecer a realidade. Nossa tarefa será aproveitar o convite científico para "pensar de novo" e desafiar continuamente até mesmo as suposições mais básicas que possamos ter, ao mesmo tempo em que vamos além do conhecimento científico ocidental para incluir percepções de formas distintas, rigorosas e disciplinadas sobre como entender o mundo.

Ao me preparar para esta exploração, recorri a exemplos de fontes contemplativas e indígenas para ver se poderia haver uma convergência, um denominador comum, com percepções científicas ocidentais que pudessem formar uma visão mais ampla e inclusiva de como o self, a identidade e o senso de pertencimento se formam em nossa vida. Usando o processo que o sociobiólogo E.O. Wilson (1998) chama de "consiliência", essas descobertas e suas semelhanças entre as explorações ocidentais, indígenas e contemplativas da realidade podem ser entrelaçadas para formar uma estrutura interdisciplinar básica, que fundamenta a perspectiva, conhecida como neurobiologia interpessoal, a qual nos baseando.

Em vários momentos de nossa jornada, pode ser útil fazer uma pausa, respirar fundo, considerar e desafiar essas ideias; para contemplar o que eles podem significar para você em sua vida pessoal, em seu trabalho profissional e para o planeta. E pode ser útil considerar como eles podem se sentir, abrir sua perspectiva, mudar a forma como você age no mundo; imaginar como eles afetam as várias facetas do spa do self — experimentando-as provisoriamente em sua vida. Nos momentos em que penso que fazer uma breve pausa na leitura pode ser especialmente útil para considerar, desafiar e contemplar o que estamos explorando, inseri o tradicional símbolo celta do ar, para simbolizar a respiração: . Claro, você pode optar por ignorar essas sugestões e continuar lendo, e pode fazer essas pausas naturalmente a qualquer momento de sua escolha. Observarei momentos específicos em nossa conversa em que três respirações longas e intencionais ou uma pausa consciente, por mais que surja e pareça certo para você, podem ser apropriadas para você considerar.

A visão da ciência de sistemas e da física quântica da interconexão de todas as coisas pode ser nova para a ciência ocidental, mas dificilmente nova para a humanidade. Esse ensino existe há milênios, encontrado no conhecimento filosófico, indígena e contemplativo, mas nos tempos modernos essa perspectiva de sistemas é frequentemente oculta, ausente de nossa educação, não faz parte de nossas conversas cotidianas. Podemos nos referir a essas formas antigas de conhecer coletivamente como "tradições de sabedoria", reconhecendo seu alcance ao longo do tempo e em nosso planeta e sua diversidade tanto em origem quanto em conteúdo. Na antiga filosofia do confucionismo, taoísmo e estoicismo, por exemplo, essa visão da interconexão de todas as coisas era um ensinamento fundamental, como também tem sido nos ensinamentos contemplativos de práticas meditativas, como no budismo, na oração centrada cristã e tradições hindus, bem como no conhecimento indígena de grupos como os da América do Norte, incluindo os Inuit, Lakota, Chumash e Tongva (em cujas terras tradicionais não cedidas agora resido e trabalho); os da América do Sul, incluindo o antigo Inca e o contemporâneo Tayuna; as das ilhas da Polinésia; bem como os Maori da Nova Zelândia e os Aborígines da Austrália. Na tradição da África Austral conhecida como Ubuntu, a noção de "eu sou porque nós somos" está no cerne da vida; na tradição zen budista de Thich Nhat Hanh, nós "inter-somos" no que ele chama de interser. Essa visão de um denominador comum das tradições de sabedoria faz parte do que foi chamado de filosofia perene.

No início da pandemia de COVID-19, dois cineastas holandeses, Ingeborg Ertenger e Thomas Roebers, organizaram as contribuições das tradições de sabedoria indígena de todo o mundo. Esse conhecimento tradicional tinha lições para lembrar os humanos do que podemos precisar para corrigir o curso de como nossa espécie veio a viver no planeta. E o que é tão impressionante em ouvir essas palavras diretamente, na tradição oral, o meio frequente pelo qual muitos desses insights são transmitidos através das gerações, é como eles compartilham tal consiliência — um denominador comum, um conjunto semelhante de princípios — embora eles venham de povos cujas populações viveram em regiões distintas, sem comunicação umas com as outras, por milhares de anos. Nossa família humana é um profundo recurso para a sabedoria transmitida através das gerações, ainda presente, mas nos tempos modernos muitas vezes é ouvida apenas como um sussurro, raramente recebendo atenção ou se transformando em ação.

Diante de uma pandemia viral se espalhando pelo mundo e da suspensão de transportes e fábricas, enquanto as pessoas eram instadas a ficar em casa para reduzir a propagação da doença, os sistemas ecológicos vivos da Terra pareciam respirar aliviados, com a poluição e velocidade excessiva reduzindo em todo o mundo praticamente em um instante. Por meio do projeto *Rooted Messages* (Mensagens Enraizadas, em tradução livre), Ertinger e Roebers alcançaram 16 professores sábios de suas terras tradicionais e compilaram seus ensinamentos em vídeos curtos que foram disponibilizados para o mundo em geral para disseminar ideias sobre o que podemos aprender nesse momento de isolamento coletivo — e que atitude devemos ter para fazer uma diferença positiva daqui para frente. Se a humanidade pudesse dar à Terra um respiro de sua vida moderna de emissão de carbono virtualmente ininterrupta, não poderíamos ouvir o que o mundo natural, a Mãe Terra, está precisando que ouçamos?

Com permissão, incluo alguns trechos relevantes que transcrevi de seu compartilhamento oral em suas contribuições para o *Rooted Messages* (rootedmessages.com).

Começando no hemisfério sul, Te Ngaehe Wanikau do povo Maori da Nova Zelândia diz:

> É sobre nossa conexão... entre nós e o cosmos, entre nós e cada coisa no ambiente e uns com os outros. Sabemos que voltar ao que éramos antes do COVID-19 seria apenas um testemunho de nossa estupidez coletiva. Seja a geração que disse: "Não, basta!" Não estamos mais perdidos; estamos encontrando nosso caminho de volta para casa. (Ertinger & Roebers, 2020, Te Ngaehe Wanikau)

Imagine como seria "nosso caminho de volta para casa". O que essa "casa" seria realmente? Abandonar o eu separado e individual e ver a verdade de nossa realidade profundamente intraconectada?

Tyson Yunkaporta (2020), crítico de arte e pesquisador que pertence ao clã Apalech em Queensland, Austrália, descreve sua jornada pelo continente para explorar as formas indígenas de conhecimento em seu texto inspirador, *Sand Talk: How Indigenous Thinking Can Save the World*. Embora publicado em forma de livro, a versão em audiolivro permite que o leitor mergulhe na transmissão vocal mais habitual da sabedoria intergeracional, que se concentra nas conexões entre as partes dos sistemas que compõem nosso mundo. Ao descrever como um ancião local poderia detectar padrões dentro dos sistemas vivos, Yunkaporta (2020) afirma: "Seu processo trata de ver a forma geral das conexões entre as coisas. Olhe além das coisas e concentre-se nas conexões entre elas", diz ele. "Então, olhe além das conexões e veja os padrões que elas fazem." (p. 77) Destacando a profunda sabedoria dos sistemas do ensino aborígine, ele afirma:

> Culturas pré-industriais trabalharam dentro de sistemas auto-organizados por milhares de anos para prever padrões climáticos, atividades sazonais e a dinâmica de grupos sociais e, então, gerenciar respostas a essas complexidades de maneiras não intrusivas que mantêm o equilíbrio sistêmico. Embora as intervenções sejam possíveis de dentro desses sistemas dinâmicos, elas não podem ser controladas de fora. Os sistemas são heterárquicos — compostos de partes iguais interagindo entre si. A imposição de um modelo hierárquico de controle de cima para baixo só pode destruí-los. (Yunkaporta, 2020, p. 82)

A importância central do respeito está inerente à participação dos agentes de transformação: "A observação respeitosa e a interação dentro do sistema, com as partes e as conexões entre elas é a única maneira de ver o padrão. Não se pode conhecer nenhuma parte, muito menos o todo, sem respeito." (p. 83)

À medida que passamos por essas lições de tradições de sabedoria, pode ser útil manter essa postura em mente. Yunkaporta (2020) sugere que:

> Cada parte, cada pessoa, é dignificada como uma personificação do conhecimento. O respeito deve ser facilitado pelos guardiões, mas não há uma autoridade imposta de fora, nem um "chefe", nem uma "dominação". Enquanto as pessoas mais velhas garantem que os processos e etapas de chegada a níveis superiores de conhecimento sejam mantidos com segurança e coesão, não há controle centralizado nas sociedades aborígines. (p. 83)

Qual é o desafio, então? Para trazer a sabedoria do pensamento sistêmico para nossa visão cultural moderna? Se uma "liderança abrangente" que permite que cada pessoa sirva como guardiã do todo, de qualquer maneira que suas capacidades individuais permitam, pode ser o caminho a seguir, como podemos convidar uma mudança em direção a uma ampla participação como guardiães da vida na Terra? Seguiremos em frente, ao redor do globo, e veremos que outros ensinamentos indígenas pré-industriais do *Rooted Messages* podem nos guiar a considerar no próximo passo da evolução da humanidade.

Movendo-se para o oeste da Austrália para a América do Sul, Vandria Borari do povo indígena Borari, da região do Tapajós da Floresta Amazônica no Brasil diz:

> Para nós, a Mãe Terra é Sagrada... o rio, a floresta e os animais, eles completam nossa vida e são a razão de nossa existência... Por isso é urgente que todos os povos do planeta se reconciliem e se conectem com a natureza. Precisamos valorizar todas as formas de vida... Precisamos de mais amor, precisamos de mais humanidade, precisamos aceitar nossas diferenças para assim podermos combater a desigualdade planetária. (Ertinger & Roebers, 2020, Vandria Borari)

Suas palavras, "Precisamos valorizar todas as formas de vida", honram a diversidade dentro de nossa unidade (Ertinger & Roebers, 2020). Nessa perspectiva, a articulação de elementos diferenciados — o que denominamos especificamente como "integração" — parece ser uma posição fundamental de respeito. Robin Wall Kimmerer — uma ilustre professora de biologia ambiental, diretora do *Center for Native Peoples and the Environment* e membro da *Citizen Potawatomi Nation of North America* — em seu texto transformador, *Braiding Sweet Grass: Indigenous Wisdom, Scientific Knowledge, and the Teaching of Plants* (2013), afirma:

> Existem camadas sobre camadas de reciprocidade neste jardim entre o feijão e a bactéria, o feijão e o milho, o milho e a abóbora e, finalmente, com as pessoas... A beleza da parceria é que cada planta faz o que faz para aumentar o seu próprio crescimento. Mas acontece que, quando os indivíduos florescem, o todo também. O caminho das Três Irmãs me lembra um dos ensinamentos básicos de nosso povo. A coisa mais importante que cada um de nós pode saber é nosso dom único e como usá-lo no mundo. A individualidade é valorizada e alimentada porque, para que o todo floresça, cada um de nós deve ser forte em quem somos e carregar nossos dons com convicção para que possam ser compartilhados com os outros. Estar entre as irmãs é uma manifestação visível do que uma comunidade pode se tornar quando seus membros compreendem e compartilham seus dons. Na reciprocidade, enchemos nosso espírito e também nosso estômago. (p. 129, 130)

Seguindo para o norte, chegamos ao chefe Phil Lane, Jr., das nações Ihanktonwan e Chickasaw da América do Norte e Canadá (Ertinger & Roebers, 2020):

> Cada um de nós tem dentro de si essas potencialidades, essas capacidades, esses dons que, se compartilhados em união, respeito, bondade e compaixão, transformarão o mundo em que vivemos. (Chefe Phil Lane, Jr.)

Exploraremos em breve uma perspectiva científica sobre essa bondade e compaixão através das lentes de uma visão sistêmica do que é ser intraconectado — ter um self, uma identidade e senso de pertencimento como fundamentais para o todo, dos quais esses corpos nos quais nascemos neste momento e lugar são simplesmente uma parte. A jornada para encontrar essa mudança, como o Chefe Lane continua a sugerir, está dentro de nós:

> Compreender a unidade também significa entender que estamos relacionados com todas as coisas vivas. Esse é o fundamento fundamental da visão de mundo indígena. Até o ponto em que agora a ciência está provando o que Black Elk disse tão lindamente: o centro do universo está em toda parte. Em toda parte. Isso significa que estamos intimamente relacionados... Pois neste processo de integração e desintegração, há desintegração ocorrendo em todos os lugares. Ao mesmo tempo, podemos escolher fazer parte dessa desintegração ou fazer parte da integração. (Ertinger & Roebers, 2020, Chefe Phil Lane, Jr.)

Como a ciência também sugere, dentro da parte está o todo, dentro do todo estão as partes. A forma como encontramos nossa maneira de lembrar essas verdades é uma inspiração das várias tentativas de articulá-las em palavras que às vezes podem parecer muito concretas em suas proclamações — mas apontando em uma direção que podemos sentir e também conhecer conceitualmente. No prefácio do texto clássico de John G. Neihardt, *Black Elk Speaks* (2014), Vine Deloria, Jr. afirma:

> A reflexão é a mais difícil de todas as nossas atividades porque não somos mais capazes de estabelecer prioridades relativas a partir da multiplicidade de sensações que nos envolvem. Tempos

> como estes parecem iluminar a expressão clássica das verdades eternas e a grande sabedoria vem sobressair na multidão das máximas comuns... verdade que se expressa. Assim seja com *Black Elk Speaks*. Que ele nos fale com uma linguagem simples e convincente sobre um aspecto da experiência humana e nos encoraje a enfatizar o que há de melhor em nós é suficiente. (p. xiiv, xvi)

A inspiração do visionário e curador norte-americano do povo Oglala Lakota, Nicholas Black Elk, revela uma visão de que cada indivíduo pertence a toda a humanidade e a humanidade, por sua vez, a toda a natureza. Essa integridade, imbuída de reverência, respeito e responsabilidade por nossa interdependência, é uma verdade eterna encontrada nos ensinamentos indígenas.

Iremos para o oeste agora, até o Extremo Oriente, para a Ásia, para explorar ainda mais essas mensagens enraizadas. Ayan Ayangat do povo Chonos da Mongólia afirma que os povos indígenas são:

> Enraizados em seu ecossistema porque estão profunda e intimamente conectados com o ambiente acolhedor, eles têm seu próprio estilo de vida, educação e herança cultural únicos... A cultura dominante atual não é capaz de ver o valor do estilo de vida indígena e sua herança. Nossa vívida Terra precisa de diversas culturas para sustentar seu brilho... sua conexão única e próxima com a Mãe Terra. (Ertinger & Roebers, 2020, Ayan Ayangat)

Cada lição nos lembra que somos tecidos dentro da totalidade da Terra — uma tapeçaria que inclui diferentes fios entrelaçados para formar um todo magnífico. De muitas maneiras, esses ensinamentos são coerentes com a perspectiva mais recente iluminada no estudo de sistemas complexos, aqueles que são abertos, capazes de causar caos e não lineares: eles são compostos de componentes diferenciados, mas vinculados, conectados por meio da interdependência. Essa complexidade dá origem à emergência; uma dessas propriedades emergentes é a adaptação e aprendizagem inerentes à auto-organização que surge inatamente do sistema complexo. Isso também é consistente com os escritos de Buckminster Fuller sobre sinergia — o todo sendo maior do que meramente a soma de suas partes.

Continuando para o oeste do Extremo Oriente, Patrick Dacquay (Ertinger & Roebers, 2020) do povo celta da França, afirma que para lidar com o medo que as pessoas estão experimentando agora, para ter um relacionamento em igualdade com todas as coisas, "É dentro desta totalidade, quando tudo está em bora vibração, que a harmonia e a sinfonia são perfeitas. A canção da vida é perfeita."

Cantando a vida em harmonia. Do ponto de vista dos sistemas, a harmonia surge quando as partes diferenciadas se unem, assim como um coro expressa sua emergência através das vozes dos diferentes cantores e da criação de intervalos harmônicos ao mesmo tempo em que canta a mesma música. Como essa integração no cerne da harmonia pode se tornar nosso objetivo comum de viver na Terra? Talvez a ampliação do nosso senso de pertencimento surja como a integração de nossa identidade como um eu — o corpo diferenciado — e um nós — nosso self relacional — nos ajuda a viver com um self, identidade e senso de pertencimento como "Eós".

Indo para o norte para a Groenlândia, Angaangaq Angakkorsuaq das tribos esquimós diz:

> Quando não nos relacionamos... não celebramos a beleza um do outro. Somente derretendo o gelo no coração, você e eu teremos a chance de mudar. E quando mudarmos, veremos aquele caminho onde voltamos para casa, para nós mesmos. Assim, a humanidade tem a chance de chegar ao próximo nível de realidade da consciência e perceber que existem pessoas amarelas, pessoas brancas, pessoas vermelhas e pessoas negras e todos nós pertencemos ao mesmo círculo. (Ertinger & Roebers, 2020, Angaangaq Angakkorsuaq)

O gelo do coração. O que podemos fazer para criar condições que derretam esse gelo, que libertem nossa compaixão para liberar nossa conexão? Na ciência, a cabeça, o coração e os intestinos literalmente processam informações. Conectar a cabeça ao coração pode significar vincular o raciocínio lógico da cabeça com os sentimentos compassivos das conexões relacionais do coração. Para derreter esse gelo, talvez precisemos informar e transformar, perceber os campos relacionais que nos conectam, mesmo que o olho lógico ainda não consiga ver. Como isso é sentido na sua plenitude?

Como Tyson Yunkaporta (2020) sugere em seus aprendizados com os anciãos indígenas, primeiro trazemos o espírito (respeitar), depois o coração (conectar), depois a cabeça (refletir) e depois as mãos (direcionar) ao nos juntarmos ao trabalho de ser um guardião de nosso senso de pertencimento comum uns aos outros e às terras em que vivemos. É assim que ele sugere que podemos trazer a sabedoria indígena de abraçar os sistemas em que vivemos, em formas úteis de transformar nossos desafios atuais, de modo a transformar as maneiras como agora podemos viver em nosso mundo compartilhado.

Voltando ao hemisfério sul, Don Sebastian, do povo inca no Peru, afirma:

> Temos que restaurar nossa harmonia com a Mãe Terra para desfrutar de uma vida harmoniosa e plena... Devemos viver em harmonia, como irmãos, como uma família com respeito uns pelos outros... Por que não estar unidos e todos caminharem juntos como uma única força? (Ertinger & Roebers, 2020, Don Sebastian)

Uma família cheia de irmãos? Como podemos ter o amor da família e ir além da rivalidade entre irmãos? Se virmos toda a humanidade como uma dessas famílias, e a família de todos os seres vivos como um senso de pertencimento ainda mais amplo à família da natureza, poderemos imaginar como essa pertença pode emergir ao todo. Os irmãos podem ter sua rivalidade por medo de falta de proteção, falta de recursos — esse sentimento de escassez aumenta nossa desconfiança. Imagine um mundo onde possamos viver com uma atitude de abundância e experimentar uma reciprocidade e mutualidade de pertencimento em nossos círculos familiares cada vez maiores. Esse é um mundo de harmonia que não apenas podemos imaginar, mas para o qual podemos levar nossa vida moderna.

De leste a oeste da África, Fadimata Walet Alassane (Ertinger & Roebers, 2020, Fadimata Walet Alassane) do povo Tuaregue, em Burkina Faso, nos lembra: “A Terra sempre veio primeiro e agora vem por último... A compaixão estava lá no início, e não está mais...” Quando chegamos a abraçar um senso mais amplo de quem somos, nosso bem-estar mental e nossa experiência do self, da identidade e do senso de pertencimento podem mudar.

Certa vez, ao visitar uma tribo San na Namíbia, notei que os aldeões que conhecemos pareciam muito felizes, apesar da presença de uma epidemia de doenças, fome e seca. Quando questionado sobre essa observação, um líder da aldeia disse: "Meu povo está feliz. Somos felizes porque pertencemos. Nós pertencemos à comunidade da nossa aldeia. E pertencemos à natureza." Ele então me perguntou, por meio do tradutor, se nós na América fôssemos felizes, nós pertenceríamos? Fiz uma pausa; e, infelizmente, depois de refletir, cheguei a um não para ambas as perguntas. Apesar da riqueza material, a pesquisa mostrou que aqueles nos Estados Unidos, nosso país mais individualista e materialista, tem alguns dos mais altos níveis de solidão e problemas de saúde mental na Terra.

Um colega meu da África do Sul recebeu seu PhD por seus estudos sobre as práticas culturais Ubuntu da África Austral. Ele me disse que ali o princípio fundamental do modo de vida se encontra na frase "eu sou porque nós somos", uma humanidade compartilhada. Depois de ler sua dissertação de 700 páginas, ficou claro como esse senso de conexão dentro da comunidade e cuidado pode moldar o sentimento de um ambiente cultural em uma escola, empresa ou comunidade. Perguntei-lhe se essa filosofia de vida abrangia tanto a conexão quanto a individuação que faziam parte da integração. Ele disse que descobriu que o indivíduo muitas vezes se perde na colaboração como um todo. Ubuntu, pelo menos em sua análise, não era Eós — uma forma de honrarmos as experiências individuais internas diferenciadas como o eu, ao mesmo tempo em que pertencemos como um nós relacional.

Em contraste, o estudioso James Ogude (2019) diz:

> O Ubuntu está enraizado no que chamo de forma relacional de personalidade, basicamente significando que você existe por causa dos outros. Em outras palavras, como ser humano, você — sua humanidade, sua personalidade — é promovido em relação a outras pessoas. (parágrafo 4)

No entanto, o indivíduo tem voz, sugere Ogude (2019), e há um lugar para diferenciação:

> As pessoas vão debater, as pessoas vão discordar; não é como se não houvesse tensões. Trata-se de se reunir e construir um consenso sobre o que afeta a comunidade. E uma vez que você debate, entende-se o que é melhor para a comunidade, e então você tem que aceitar... Há um sentido em que o ubuntu como um conceito — e o ethos comunitário africano — impõe um senso de obrigação moral em relação à sua responsabilidade pelos outros antes mesmo de pensar em si mesmo. Você deve, como diria o crítico russo Bahktin, olhar nos olhos de outra pessoa e fazer com que ela retribua o olhar. Quando o olhar é devolvido, esse reconhecimento é o que te humaniza. (parágrafos 5, 9)

A descrição de Robin Wall Kimmerer de conhecer seus dons como indivíduo, ter convicção neles e depois oferecê-los a serviço do todo maior pode ser paralela ao espírito do Ubuntu e capturar o que buscamos: um modo de vida, simbolizado pelo simples símbolo de Eós, como uma sinergia do eu que não está nos extremos das culturas individualistas ou coletivistas, como os antropólogos os classificaram em seus estudos, mas como um self integrado, identidade e senso de pertencimento que honra as diferenças enquanto promove vínculos compassivos e colaborativos.

O Eós como uma identidade integrada pode se encaixar bem com um sentimento de pertencimento mais abrangente, pois é ampliado a partir de um indivíduo isolado, mas não o deixa fora do campo relacional/cultural. O que essa sinergia do self sugere é que podemos encontrar uma maneira de ter um amplo senso de pertencimento e uma identidade integrada, o que permitiria o foco abrangente de atenção em nosso mundo geral e, ao mesmo tempo, honrar a importância do foco do indivíduo em experiência interior. O Eós convida à ligação integrativa da conexão e à diferenciação da individualidade.

Nas culturas modernas, esse equilíbrio é muitas vezes inclinado para o indivíduo sozinho, empurrando para o self-solo em isolamento. Estamos nos voltando para a sabedoria de longa data dos ensinamentos indígenas para explorar como os antigos sistemas de conhecimento — de como podemos nos conectar com toda a natureza — podem nos ajudar a retornar a esse equilíbrio de uma vida integrativa nos tempos contemporâneos. A aplicação cuidadosa desses ensinamentos é aconselhável, conforme ilustrado na seguinte história: Certa vez, conduzi uma conferência na qual o primeiro grupo de palestrantes e eu estávamos em um painel que descrevia a importância dos ensinamentos indígenas que nos lembram de nossa experiência de ser "todos um só" com a natureza, todos um no universo. Foi uma bela maneira de começar nosso encontro de três dias sobre "Sabedoria Atemporal, Ação Oportuna" — a frase que usamos no Garrison Institute, uma organização sem fins lucrativos da qual eu fazia e ainda faço parte do conselho. O próximo painel foi focado na história do racismo e na importância da justiça social na América. Um dos palestrantes do próximo painel levantou a preocupação de que, antes de podermos passar para uma ligação única em nossa vida, precisamos honrar plenamente as experiências diferenciadas de grupos distintos e individuais, como o genocídio dos indígenas da América do Norte e a escravização e racismo estrutural contra indivíduos negros nos Estados Unidos. Sem honrar as diferenças em primeiro lugar, sugeriu esse sábio membro do corpo docente, os movimentos em direção à mentalidade unificada seriam um ato de agressão contra os marginalizados.

Essa reflexão poderosa e perspicaz, logo no início de nosso tempo juntos, foi um lembrete crucial de que a integração não é uma questão de mesclagem, não é ser um todo sem primeiro conhecer, honrar e compartilhar nossas características individuais, incluindo nossas histórias ancestrais.

Uma experiência paralela surgiu em algum trabalho comunitário do qual participei quando os facilitadores de discussão em grupo de uma associação local em nossa cidade, um grupo de indivíduos que representavam uma ampla gama de origens culturais, se reuniram antes do evento começar para preparar nosso trabalho. Houve uma estagnação do ar na sala a princípio, e então uma hostilidade total podia ser sentida. Apresentei uma visão geral da integração e sugeri que, antes de podermos trabalhar de forma colaborativa como um grupo, precisávamos compartilhar nossas origens e aspirações individuais. Uma a uma, cada pessoa comunicou ao grupo suas próprias histórias: uma era uma mulher que veio do genocídio do Camboja e achou os Estados Unidos hostis, os adolescentes de sua família agora encontrando gangues de rua como sua única oportunidade de pertencer; um era um homem negro cujos avós eram meeiros que vieram para o oeste para escapar das leis Jim Crow do sul, apenas para encontrar o racismo contínuo na Califórnia; e minha própria história de uma avó que foi mandada embora aos 12 anos de idade para escapar dos *pogroms* da Rússia que mataram seu pai na pequena aldeia ucraniana em que viviam. Passados pessoais dolorosos. Uma vez que a partilha individual fosse acolhida na sala com respeito e gratidão, então a união poderia começar: Poderíamos nos tornar um grupo sem perder nossa individualidade, abertos para receber as alegres esperanças de uma nova vida comunitária.

Nosso senso de pertencimento humano, como sugere o conhecimento indígena transmitido por milênios, é ainda mais amplo do que nossas conexões dentro da humanidade — ele se estende para abraçar toda a natureza. À medida que continuamos a absorver essas palavras dos administradores do conhecimento indígena, podemos ter em mente que o objetivo aqui não é idealizar o passado — houve, em muitas culturas ao longo dos tempos e em todo o mundo, violência contra grupos externos e grande sofrimento e, talvez, falta de honra do indivíduo. Nossa posição comum pode ser ver como podemos aprender com essas culturas o que nos tempos modernos perdemos: uma maneira de pertencer a um todo maior — à humanidade e à natureza. Nosso objetivo aqui pode ser refazer esse equilíbrio, trazer a conexão de volta à nossa vida sem perder as maneiras igualmente importantes de prosperar com a diversidade de nossa individualidade.

Rumo ao sul novamente, agora de volta à Austrália, descobrimos mais mensagens enraizadas. Anne Poelina, do povo aborígene do país de Martuwarra (Rio Fitzroy), professora e presidente de Estudos Indígenas da Universidade de Notre Dame, disse estas palavras poderosas:

> A sabedoria indígena em todo o planeta é fundamentada na lei da terra... Governança centrada na Terra... Olhe para onde a ganância nos levou e cortou nosso relacionamento com a natureza... Estamos chegando com um dom de conhecimento... um dom para a humanidade... esta sabedoria antiga tem relevância na modernidade... É hora de reaprender os valores, a ética, os princípios de cuidado e amor que nós como Primeiras Nações, como Titulares da Sabedoria Indígena sabemos, que devemos continuar a ter essa relação com o mundo natural. Não estamos separados... Precisamos perceber que este é um mundo de relacionamento, de uma ética de cuidado e de amor... essa sabedoria,

> essas leis, esse conhecimento é a ciência indígena que deve ser considerada na maneira como começamos a fazer negócios de forma diferente com o nosso planeta. (Ertinger & Roebers, 2020, Anne Poelina)

Como começamos a fazer negócios de maneira diferente? Como você contribuiria para um mundo que pode ser baseado em "um mundo de relacionamento, de uma ética do cuidado e do amor"?

Imagine isso. Em vez de atores competitivos isolados em um jogo em que o vencedor leva tudo, considere como podemos ver o mundo como uma teia de beneficência mútua e cantar a canção da vida nesse senso de pertencimento colaborativo como um todo intraconectado. Viver nosso caminho para a vida do todo faz com que o termo "bem maior" ganhe vida como um modo de ser em que todos saem ganhando: individualmente, prosperaremos com esse pertencimento; a comunidade se beneficiará com o altruísmo e o cuidado que surgirem; e nosso lar, a Mãe Terra, dará um suspiro regenerativo de alívio quando recobrarmos o juízo e reconhecermos — lembrarmos nossa mente consciente — da realidade de nossa natureza intraconectada.

Se temos nossa ação juntos, podemos agir juntos.

Eós pode fazer isso.

Indo para o norte e para o leste, chegamos às ilhas do Havaí. Os símbolos linguísticos das palavras podem conter muito nos conceitos e categorias que comunicam. Podemos escolher nossas palavras com sabedoria para cultivar a integração no cerne dos modos de vida intraconectados que são possíveis para a humanidade na Terra. Kuu Kaulia, do povo nativo havaiano, oferece duas palavras de sua herança para nos ajudar em nosso caminho coletivo:

> *Aloha* em havaiano significa amor incondicional... *Ho'oponopono* refere-se a fazer um certo "errado"... A mensagem do meu povo para todos é amar uns aos outros e fazer as coisas agora nesta vida para que possamos seguir em frente e viver uma vida

> mais saudável em meio aos muitos desafios diferentes que enfrentamos no mundo de hoje. (Ertinger & Roebers, 2020, Kuu Kaulia)

O conhecimento indígena nos lembra que o aprendizado profundo convida a uma evolução, talvez uma revolução, na consciência. Começamos com nossa vida individual e acessamos uma potencialidade que reside em cada um de nós. O universo em um grão de areia; o infinito dentro da finitude dessas vidas corpóreas que levamos. Embora possamos nunca ver os frutos do nosso trabalho nem resolver os aparentes paradoxos dessas polaridades, podemos saber que o eterno vive dentro da transitoriedade desses corpos nos quais nascemos.

Com o interno acolhido, passamos ao relacional; integramos a identidade, ampliamos o senso de pertencimento. O que surge é uma sinergia do self, uma emergência de algo do Eu e do Nós que é a integração tornada visível: bondade, compaixão e amor.

Em uma reunião com a ativista Joanna Macy e alguns colegas maravilhosos do Eós, Joanna nos inspirou a considerar como unir ativismo e espiritualidade poderia ser feito com profundo amor e compaixão. Sua sugestão de viajarmos juntos, "gloriosamente", nesta desafiadora jornada para trazer a cura ao mundo e que, quer tenhamos sucesso ou não, sintamos a gratidão e o amor pelo esforço acendeu um fogo em cada um de nós.

Se nossa conversa aqui está contribuindo para a conversa humana mais ampla, é o destaque da importância dessas fontes filosóficas, indígenas e contemplativas de sabedoria de sistemas para a narrativa contemporânea e a observação do potencial mecanismo fundamental de integração e suas implicações práticas que fundamenta como os sistemas funcionam bem em nosso mundo para promover a harmonia e a saúde. Ao delinear os componentes de diferenciação e ligação da integração, recebemos um método prático e fundamentado pela ciência para identificar o que pode estar criando o caos e a rigidez em nossa vida — individualmente, socialmente e ecologicamente — e então agir para liberar os vários níveis de integração prejudicada na raiz dessas fontes de sofrimento. Embora as tradições de sabedoria dos detentores do conhecimento indígena e da prática contemplativa possam não usar explicitamente o conceito de integração em si, nem o de auto-organização emergente, parece que eles são implicitamente coerentes com essas visões da matemática e da ciência ocidentais e as conhecem profundamente há milênios, antes que a ciência começasse a explorar a sinergia que surge da interação de partes.

Além de adicionar as lentes da ciência dos sistemas e da energia a essa sabedoria perene, também exploraremos os principais destaques dos estágios de desenvolvimento da vida humana, o que pode ajudar a esclarecer como a cultura moderna pode moldar a mente moderna em direção ao pensamento linear e para longe da sabedoria dos sistemas ao longo da vida. Ambas as formas de pensamento — linear e sistêmico — têm contribuições importantes a fazer para que possamos ver o mundo plenamente e agir com sabedoria no mundo. Qualquer que seja nosso lugar na vida, nossa posição, nosso estágio de desenvolvimento, podemos participar desse movimento em direção à integração. Cada um de nós tem o convite; e aqueles em posição de privilégio têm o dever de integridade — o dever de trazer mais integração ao nosso mundo de espera.

Podemos escolher viver uma vida de amor, consciência e conexão — para ir além de uma maneira de estar neste planeta que todos compartilhamos. Como os estudiosos indígenas La Donna Harris e Jacqueline Wasilewski (2004) sugerem:

> Os processos de diálogo estruturado forneceram meios culturalmente ressonantes por meio dos quais os povos indígenas foram capazes de identificar e articular seus valores fundamentais para públicos mais abrangentes, especialmente os quatro R's (Relacionamento, Responsabilidade, Reciprocidade e Redistribuição). Esses quatro R's formam o núcleo de um conceito emergente, a indigeneidade. A inclusividade dinâmica desse ramo de valor tem muito a contribuir para o discurso global à medida que avançamos na tarefa de construir ágoras globais, os espaços dialógicos de aprendizado mútuo ideal do século XXI. (p. 489)

Eles contrastam esses quatro R's da indigeneidade com os dois P's da modernidade: poder e proveito.

Podemos sugerir uma noção consistente de que esses valores centrais de conexão são manifestações de um fundamento de integração como saúde. Podemos escolher assumir essas formas integradoras de viver em um relacionamento com responsabilidade, com uma mutualidade de influência recíproca, de maneira a redistribuir e compartilhar nossos dons — tudo impulsionado pela força inata do amor. Imagine chegar a esses espaços de conversação, nossas ágoras modernas em nossos sistemas compartilhados de pertencimento, com amor, conexão e a consciência aberta de se apresentar, totalmente presente, um para o outro, para a humanidade e para todos os seres vivos.

Com essas abordagens coerentes de tradições de sabedoria de milhares de anos de vida na Terra, podemos desenhar novas formas de ser e se comportar que tenham conexão e colaboração em seu núcleo. Indo além dos extremos da separação do individualismo e da perda de independência no coletivismo, uma abordagem integrada pode ser combinar o aspecto interior da identidade, eu ou mim, com o aspecto interno do pertencimento, um nos ou nós, no simples self integrado como Eós.

Que mundo amoroso podemos escolher para liberar, um mundo que podemos intencionalmente nutrir com um senso mais amplo do que é o self, uma identidade integradora e um senso de pertencimento ampliado. Cada um de nós é, ao mesmo tempo, membro de uma família pessoal, humana e planetária de toda a vida na Terra. Relembrar a nós mesmos, trazer de volta à mente essas ideias mais amplas do que as noções de "nosso" e "self" podem realmente significar, é a intenção de nossos passos iniciais em nossa jornada.

Um Self Integrador

Muito antes de ser exposto a esses antigos ensinamentos do conhecimento indígena ou às questões que desafiavam a visão moderna de um self isolado encontrado em muitas práticas contemplativas, como o foco budista na interdependência e a falta de um self concreto, eu já era um jovem adolescente concentrando minha atenção em estudar biologia na faculdade. Então me deparei com esses documentários fascinantes de outras culturas em um curso geral de antropologia. No verão seguinte, trabalhei no México naquele projeto com meu professor de antropologia — a mesma viagem em que acidentalmente "perdi o meu self". Eu não entendi até muitos anos depois que o que mais me abalou sobre o aspecto acadêmico daquele projeto foi como eu esperava aprender sobre suas formas de cura indígenas separadas e isoladas a partir de uma visão linear de reduzir algo em suas partes, analisando ou decompondo as coisas, como se encontrar as unidades fundamentais revelasse a essência de algo. Eu vinha aprendendo a ver com uma visão simples: separar as coisas para entender o todo. No entanto, em minha imersão em entrevistas com vários curandeiros indígenas, parecia que eles viam as coisas por lentes diferentes, um modo de vida que se concentrava na interconexão, não na separação. E então, como um infortúnio ou não, eu "caí" na experiência de derrubar aquela experiência padrão mediada pelo modo de um self separado da minha cosmovisão. Minha experiência imediata e direta foi de consciência sem separação, uma plenitude de experiência como um verbo, sem a sobreposição de uma identidade como um substantivo de separação. Embora eu tenha voltado para casa para reparar o dano corporal que sofri durante aquele acidente no cavalo, o "dano" à minha visão linear de self-é-corpo permaneceu. Enquanto tento transmitir essas experiências a você agora, surge um sentimento de gratidão e de reverência que de alguma forma, no decorrer do desenrolar da vida, pode haver uma mudança tão envolvente no sentimento de identidade, um golpe tão oportuno às lições lineares de um senso limitado do self no meio da adolescência.

Ensinamentos indígenas — como os oferecidos pelos detentores do conhecimento descritos anteriormente e aqueles que tive o privilégio de aprender diretamente com indivíduos que vivem nas culturas Tayuna da América do Sul, Lakota e Inuit da América do Norte, San da Namíbia na África, os Maori da Nova Zelândia e o povo aborígine da Austrália — cada um tem em seus princípios elementares a noção de que os humanos estão fundamentalmente conectados uns aos outros e à natureza, que somos parte de tudo e todos ao nosso redor, e não separados de nós. Percepções semelhantes são oferecidas nos antigos ensinamentos filosóficos e nas práticas contemplativas do budismo, originárias da Índia, do taoísmo e do confucionismo na China e dos estoicos da Grécia. Nas tradições religiosas do cristianismo, hinduísmo, islamismo e judaísmo, um maior senso de pertencimento à família humana é muitas vezes fundamental para seus ensinamentos originais.

No entanto, em uma tendência que talvez tenha começado no Ocidente, mas parece estar crescendo em todo o mundo, no Oriente e no Ocidente, nos hemisférios norte e sul, a visão da "cultura moderna" enfatiza a individualidade e a desconexão — o self-solo. Do ponto de vista da integração como saúde, isso é um ataque ao bem-estar, pois enfatiza demais a diferenciação em detrimento da vinculação. Antropólogos e psicólogos sociais sugerem que essa tendência cultural moderna em direção a uma "autointerpretação" de individualismo e independência é mais extrema nos Estados Unidos da América, onde moro. A cultura aqui enfatiza a separação em vez da conexão, a independência em vez da interdependência, a individualidade em vez de uma identidade compartilhada. Frequentemente, há uma atitude generalizada aqui que parece algo como "resolva tudo sozinho" em vez de uma mutualidade de pertencimento um ao outro e a algum bem maior, algum todo maior do qual fazemos parte. Em vez disso, estamos separados um do outro, encontrando nosso próprio caminho, muitas vezes me parece, mesmo neste corpo de pele branca, orientação heterossexual e privilégio econômico e educacional. A partir desta posição nesta cultura particular, posso tentar entender, mas só posso ouvir profundamente amigos e colegas que não compartilham desta posição da maioria, uma posição de privilégio. E essa cultura de separação está contribuindo, se não causando, muitas — senão todas — as pandemias que estamos enfrentando hoje, incluindo as de injustiça social e racismo, e os ataques à vitalidade de nosso mundo natural.

Ao longo desses anos, aprendi com meu relacionamento e meus ensinamentos com Jack Kornfield sobre a tradição contemplativa do budismo. E tive a honra de ensinar em vários momentos ao lado do líder do budismo tibetano, Sua Santidade, o Dalai Lama. Essa tradição contemplativa não é minha própria formação e nem tenho treinamento pessoal aprofundado a respeito, mas esses anos de aprendizado, especialmente com esses dois indivíduos, sobre o pensamento e a prática budista me deram insights sobre alguns de seus aspectos contemplativos — isto é, aprendendo a partir da reflexão meditativa — e filosóficos pontos de vista. Também nestes anos tive a oportunidade de ensinar com John O'Donohue, um ex-padre católico irlandês, filósofo, poeta e, em suas próprias palavras, místico — alguém que acredita na realidade do invisível (O' Donohue, comunicação pessoal, 15 de outubro de 2003). Esses relacionamentos diretos e experiências despertaram minha mente para o valor de ver além da academia, além da abordagem de pesquisa que meu próprio treinamento em ciência e medicina me levou a confiar exclusivamente na construção de uma cosmovisão.

Quando convidamos para nossa experiência a realidade das conexões entre as partes de um sistema e nos abrimos para os padrões dessas conexões através do tempo e do espaço, podemos perceber como essas conexões invisíveis do sistema são de fato reais. Quando acrescentamos a isso a compreensão de que as formas pelas quais aprendemos a perceber a realidade, incluindo como construir um senso de identidade, voltam para filtrar o que sentimos no que percebemos em uma construção de cima para baixo de nossa cosmovisão, então nos sentimos ainda mais humildes e inspirados a fazer o trabalho árduo de estarmos abertos para aprender com diferentes formas de ver, diferentes formas de saber do que nos foi ensinado inicialmente. É importante lembrar a afirmação "quanto mais sabemos, menos vemos", para que possamos nos livrar do conhecimento conceitual que pode filtrar nossas sensações em percepções limitadas; podemos, intencionalmente, abrir nossa mente para novas formas de conhecimento.

Como um médico com formação científica e educação ocidental, o desafio para este corpo tem sido deixar que a filtragem educacional de cima para baixo se mova para o lado, a fim de tentar, da melhor maneira possível, ouvir receptivamente pacientes, alunos, colegas e a sabedoria da prática contemplativa e os ensinamentos indígenas. Essa abordagem convidou a tecer essas formas de conhecimento em harmonia com os fundamentos da ciência e, por sua vez, abriu as portas para conversas com pessoas de várias tradições religiosas, incluindo cristianismo, islamismo, hinduísmo, judaísmo e a fé bahá'í. Quando criança, minhas próprias experiências em minha família pessoal foram com os quakers e com os unitaristas. Em cada uma dessas novas conversas e experiências, parece que sentir um self que é maior do que o corpo tem estado no centro dos ensinamentos, mesmo com as várias e distintas formas como esse princípio é expresso nas práticas religiosas do dia a dia. Havia uma maneira de reunir essas abordagens de conhecimento, de unir os mundos da ciência e da espiritualidade? Embora a noção de estar "interconectado" esteja no centro de muitas dessas perspectivas, pode haver uma maneira de passar dessa perspectiva de uma parte que está conectada a outras partes para uma visão da experiência do todo como intraconectado? Poderia haver uma experiência de sensação, perspectiva e atuação — os elementos de uma abordagem científica do self — que pode ser compatível com esse sentimento de ser o todo, não apenas uma parte dele?

Como uma pessoa identificada como branca no agrupamento social majoritário na terra em que vivo, treinada nos sistemas educacionais privilegiados de ciência e medicina, preciso estar aberta para os muitos pontos cegos que sou cego para saber que tenho. Mesmo enquanto escrevo estas palavras para você, lembro-me de perceber que a jornada deste self, deste indivíduo chamado Dan, pode falar com essas noções idealistas da posição ingênua de não ser marginalizado, de não enfrentar o sofrimento e a dor de ser desumanizado por causa das características de identificação deste corpo — sua aparência, suas crenças, sua origem, em alguns níveis, se encaixam nos agrupamentos majoritários. Um estado de espírito neste corpo diz: "Que direito você tem de escrever sobre senso de pertencimento ou identidade quando vem de uma posição de tal privilégio onde nunca teve que questionar a identidade, nunca se sentiu excluído por causa dela?" Houve muitos dias em que essa dúvida me manteve preso. Eu me pergunto: "Existe algo útil neste lugar de privilégio que possa ser útil ao mundo?" O que surge nesse questionamento duvidoso é uma investigação sobre mundos-ponte. Existe uma maneira de aceitar pontos cegos e oferecer respeitosamente algo que possa fornecer um caminho para ligar algumas dessas formas de conhecimento frequentemente separadas? Quando as notícias das lutas globais continuam a revelar o sofrimento crescente que as várias pandemias criam em nosso mundo, as dúvidas são superadas pelo desejo de fornecer algo que possa acender uma luz em nossos esforços coletivos para mudar de rumo.

Com essas limitações e preocupações em mente, sinto que a jornada em direção a uma concordância de conhecimento, esse denominador comum de um conjunto de descobertas derivadas de formas independentes de conhecimento, pode ser uma tentativa útil e respeitosa de enxergar nossa situação delicada na Terra, em vez de confiar em apenas uma maneira particular de estudar uma parte do todo. Se tentarmos encontrar o denominador comum entre as formas de conhecimento, não apenas para iluminar um sentido talvez mais profundo da verdade do mundo, também poderemos construir pontes úteis sobre o que pareciam divisões intransponíveis, pontes que oferecem um caminho eficaz por cultivar um mundo mais saudável no qual todos possamos viver. "E talvez", diz a mente duvidosa deste corpo, "apenas talvez, isso possa ser benéfico para nossa jornada individual e coletiva à frente".

O que estamos acrescentando em nossa conversa aqui que já não foi abordado por milhares de anos nos ensinamentos de sabedoria? Estamos reconhecendo, com profundo respeito e gratidão, esses ensinamentos antigos — e estamos oferecendo não apenas nos lembrar dessa sabedoria, mas também aumentar esse foco em si mesmo. Estamos conectando os ensinamentos do conhecimento indígena e da prática contemplativa às contribuições da ciência empírica, na esperança de que entrelaçar percepções antigas com visões modernas possa trazer uma força consistente para nossa narrativa humana, nossa conversa contínua sobre quem somos e para onde estamos indo.

A partir da estrutura da neurobiologia interpessoal, parece consistentemente claro que a saúde é baseada na integração — honrar as diferenças e cultivar os vínculos. Estamos usando o termo linguístico "integração" para nomear esse equilíbrio de elementos como sendo únicos, especializados ou diferenciados, por um lado, e então conectados, entrelaçados ou ligados, por outro. Dentro da ligação não há impedimento das diferenças. Se estamos acrescentando algo a esse tópico antigo, é nomear a integração diretamente como o processo de bem-estar, identificar o caos e a rigidez que surgem quando a integração não é facilitada e, então, sugerir maneiras de cultivar a integração para alcançar estados de bem-estar, de harmonia e de saúde.

A abertura para essa concordância entre as formas de conhecimento traz à tona a noção científica, paralelamente aos ensinamentos contemplativos e indígenas, de que um self excessivamente diferenciado na cultura moderna pode estar na raiz de nossos desafios mais prementes hoje. Podemos afirmar a noção baseada na ciência desta forma: a cultura moderna não está promovendo um eu integrador, identidade ou pertencimento. Esse prejuízo à integração está levando ao caos acelerado e à rigidez em nossa vida pessoal, pública e planetária.

Este é o ímpeto para nossa jornada aqui, para mergulhar profundamente no eu, na identidade e no pertencimento. Podemos dizer que nenhum dos extremos das maneiras originais pelos quais os pesquisadores identificaram essa construção do eu – uma abordagem individualista e independente para a autointerpretação que superenfatiza a diferenciação sobre a vinculação, nem uma abordagem interdependente, relacional ou coletivista que se concentra na vinculação em perigo. de diferenciação — levam à integração. Uma construção mais ampla de identidade pode ser mais ampla do que as duas formas de interdependência relacional ou coletiva, de estar conectado a outras pessoas ou a grupos, características de nossos "aspectos-self" explorados por Emiko Kashima e Elizabeth Hardie (2000), e talvez ser semelhante à proposta acadêmica mais recente de uma interpretação do self metapessoal que vê o self como relacionado a toda a humanidade e à natureza — não apenas a pessoas ou grupos de pessoas em particular. No estudo original de DeCicco e Stroink (2007), níveis mais baixos de ansiedade e depressão foram encontrados neste agrupamento metapessoal em comparação com aqueles nas duas categorias originais de interpretação do self — independente ou interdependente, seja relacional ou coletivista. As perguntas que exploram essa visão mais universal do eu incluem itens relacionados à existência pessoal de alguém com propósito e significado; uma crença de não estar separado dos outros; e um parentesco com todos os seres vivos. Alguns estudos sugerem que os indivíduos de origens contemplativas e indígenas podem revelar essa interpretação do self metapessoal com mais frequência do que aqueles com outras origens. Os fatores também incluídos neste grupo são a valorização de uma sensação interior de paz, reservar um tempo para aquietar a mente e reconhecer os benefícios da intuição. Com essa autointerpretação mais abrangente, o bem-estar aprimorado foi encontrado em estudos posteriores das psicólogas Constance Mara, Teresa DiCicco e Mirella Stroink (2010), que afirmam:

> O achado mais relevante foi em relação à Interpretação do Self Metapessoal. Pontuações mais altas nesta categoria previram contagens mais altas de inteligência emocional... Além disso, pontuações mais altas de Interpretação do Self Metapessoal previram pontuações mais altas em duas das três subescalas da TMMS (Trait Meta Mood Scale): Reparo emocional e Atenção emocional... A escala Metapersonal Self-construal (sem validação no Brasil) também foi um preditor mais forte de maior bem-estar. Assim, a Interpretação do Self Metapessoal foi significativamente diferenciada das interpretações do self independentes e interdependentes como um preditor de pontuações de bem-estar e inteligência emocional. (p. 7, 8)

No geral, essas descobertas sugerem que ampliar nosso senso de pertencimento, expandir nossa identidade, permitir-nos ter uma experiência de identidade que se estende além do corpo e até mesmo além de nossas relações e crenças pessoais, e ser membro de "algo mais" que nos conecta uns aos outros como humanidade, à natureza e à realidade do universo são possíveis e benéficos. Embora os detalhes específicos da medição empírica da autointerpretação possam ser ativamente debatidos na literatura acadêmica, como discutido, por exemplo, pelos pesquisadores Timothy Levine e colegas (2003) e posteriormente elaborado por Tom Giraud e equipe (Gibas, 2016), o conceito em si — de que temos várias maneiras de construir um senso de self — tem um valor importante. Vamos nos basear nesse conceito de construção do self, reconhecendo que os detalhes de como medir e delinear a natureza desses processos de identidade interna e relacional estão sendo ativamente debatidos.

Uma premissa básica que sugeriremos é que a jornada em direção a um senso de identidade ampliado não precisa deixar nossa experiência corporal interna fora dessa extensão de quem somos — podemos viver uma vida que é tanto o eu interior e individual quanto o relacional, conectado a nós. Essa integração do self tem tudo a ver com nossa jornada de conversação.

Uma proposta consistente é ver como a evolução cultural humana pode se mover em uma direção integradora, honrando tanto a diferenciação quanto a ligação, cultivando e combinando tanto a identidade interna do eu quanto a identidade inter do nós como uma identidade integradora e intraconectada do Eós.

Um Convite Antigo para Tempos Modernos

Nossa jornada é um convite para nos unirmos na abordagem de questões-chave sobre nosso self, a experiência de identidade e senso de pertencimento. De certa forma, essas questões fazem parte do nosso diálogo humano nas culturas indígenas e práticas contemplativas há milhares de anos. Então, você pode se perguntar, por que focar questões tão antigas agora? Vimos que os principais desafios que enfrentamos hoje, individualmente, como famílias, como comunidades e como um sistema global de seres vivos, podem estar fundamentalmente relacionados à forma como nós, humanos, vemos o que é o self. É o senso do self que pode influenciar diretamente nosso bem-estar individual e coletivo. E por isso, abordar uma questão antiga, talvez com alguns novos insights da ciência, pode ser bastante oportuno.

Você também pode estar se perguntando, mesmo que sejam questões interessantes, o que podemos fazer para causar um impacto efetivo e duradouro em nosso bem-estar além de apenas discutir ideias? Se a proposição das tradições de sabedoria dos ensinamentos indígenas e contemplativos é verdadeira, de que todos somos parte de um todo maior da natureza e não apenas dos corpos individuais em que nascemos, que outro ímpeto precisaríamos para aceitar esse convite atemporal para sermos conscientes de nosso eu maior e agora transformar essa percepção em uma ação oportuna? Como podemos fazer a diferença na jornada da humanidade nos anos imediatos à nossa frente?

Uma abordagem para essas questões é considerar como crescemos e nos transformamos. Examinaremos nosso desenvolvimento individual — destacando aspectos particulares da ciência do desenvolvimento que podem ser especialmente relevantes para a compreensão de como a mente e a construção da experiência do self, da identidade e do senso de pertencimento se desenvolvem ao longo da vida. E exploraremos como mudamos em grandes grupos de pessoas, como a cultura e a comunidade crescem e se transformam. A evolução cultural pode iniciar mudanças profundas na forma como vivemos juntos na Terra. Esse crescimento cultural no self pode ser iniciado e mantido por meio das maneiras que escolhemos intencionalmente para construir um senso do self. Você está lendo e eu estou escrevendo, e juntos, honrando o seu interior e o meu, mas reconhecendo as conexões relacionais profundamente reais — embora às vezes não prontamente visíveis — de nós, Eós pode considerar novas maneiras de viver na totalidade de sermos intraconectados em nosso mundo compartilhado. A maneira como nos comunicamos — uns com os outros e dentro de nossas reflexões internas — molda como nos tornamos imersos em novas formas de sentir em nossa experiência do self. Os símbolos também, a linguagem que usamos, podem apoiar formas de compartilhar e aprofundar a mudança sentida diretamente na forma como percebemos a realidade. Talvez seja um otimismo idealista, talvez ingênuo, talvez desejoso — mas quando adicionamos os amplos campos da ciência, especialmente as ciências da energia e dos sistemas, a esse convite atemporal para recuar em nossa vulnerabilidade de perceber apenas como um indivíduo, podemos ver que nomear esse desafio nos permite enquadrar seus parâmetros e, então, iniciar uma ação sábia a serviço da evolução cultural. Podemos, com consciência, abertura e intenção, ir além do compreensível impulso para a certeza, ainda que inerente à confusão do individualismo, e abraçar a realidade menos visível, menos certa e menos controlável de nossa natureza integrada, a intraconexão do todo do qual esses corpos, esse eu e esse você, são apenas um componente.

Estamos interconectados, eu e você. Compartilhamos muitas coisas entre nós: ar, ideias, economia, linguagem e humanidade. Essa intermediação é o que expressamos com o prefixo "inter". É aqui que surgem todos esses intertermos, como "interconectado"; algo muito real existe entre as entidades. A ideia e a experiência de intraconexão, em contraste, expressam um interior de identidade e pertencimento, vinculados a um tecido de vida. Surgiu como um termo para descrever uma sensação não apenas de estar conectado a árvores, pessoas e lugares, mas também de uma conexão dentro de um todo — uma sensação de totalidade experimentada a partir do interior.

Esse tipo de conexão sugere que a totalidade do nosso self pode, na verdade, ser diferente do moderno self-solo que tantas vezes aprendemos. De uma perspectiva intraconectada, o termo "self" é mais do que apenas o cérebro, o corpo, a pessoa que cria essas palavras — maior que o corpo que nos capacita a escrever e ler essas palavras. A partir desta perspectiva, o self abrange o conjunto dos sistemas em que vivemos. Um sistema é composto de partes; e pode ser que, em vez de ver o sistema vivo como o self, passemos a ver apenas a parte como o self. Pode ser hora de corrigir essa ilusão, essa percepção equivocada — para ampliar nossas lentes e ver o self não apenas como esses corpos, mas para incluir o sistema vivo como um todo intraconectado.

Convido você a se juntar a mim para explorar como podemos conhecer mais profundamente o que compreende a experiência do self, talvez abrindo nossa compreensão de como esse self emerge, ampliando nossa perspectiva sobre como identificamos o self à medida que integramos nossa identidade e ampliamos nosso sentimento de pertencimento. Convido você a ver o fundo do mar e a se abrir para o que, a princípio, pode não estar visível aos olhos: uma interioridade que acontece não apenas em seu corpo, mas na totalidade da própria vida. John O'Donohue poderia sugerir que esta é uma jornada mística, uma busca para ver a realidade do invisível. Os ensinamentos indígenas sugeririam que este é um conhecimento antigo. Percepções contemplativas podem ver isso como a realização da realidade da interdependência. E descobertas recentes na ciência, desde o estudo da física das propriedades de microestado da energia até as implicações matemáticas do surgimento de sistemas complexos, apoiariam o movimento da visão newtoniana simplista, fechada e linear para uma perspectiva de sistemas dinâmicos mais complexos e abertos de não apenas as conexões entre as partes, mas os padrões do todo que são observados com uma maneira diferente de perceber a natureza da realidade — igualmente real, simplesmente percebida com uma lente diferente.

Essa perspectiva pode constituir uma ponte para novas formas, para muitos de nós nos tempos modernos, de experimentar uma identidade mais ampla e integrada, um senso de pertencimento mais abrangente que incorpore toda a humanidade e a natureza, não apenas os nossos semelhantes, deixando a experiência de abrir-se para viver mais plenamente.

Uma maneira de simbolizar essa intraconexão, como individualmente nos tornamos parte de algo maior do que apenas nosso self interior ou nossas conexões com indivíduos como nós, é com uma equação simples:

Eu + Nós = Eós.

Embora eu tenha introduzido esse termo pela primeira vez em escritos anteriores (Siegel, 2014; 2017; 2020), aqui estamos explorando, expandindo e expressando suas características e implicações sobre como podemos, como família humana, abordar as muitas pandemias que tanto nos desafiam e nos dão a oportunidade de abraçar a sabedoria indígena de respeitar, conectar, refletir e direcionar nossos esforços para transformar a evolução cultural em direção a uma forma mais integrativa de viver juntos na Terra.

Eós talvez seja uma palavra engraçada e estranha para alguns. No entanto, para outros é um termo simples e útil que nos lembra de nossa identidade integrada, os traços que nos caracterizam como indivíduos (Eu — nosso self interior e individual), nosso senso de pertencimento mais amplo à humanidade e à natureza (Nós — nosso self interno e relacional) e a experiência integrada e intraconectada do self na totalidade relacional do Eós.

O Eós simboliza as maneiras pelas quais nos unimos como parte de algo maior do que nosso self interior, maior do que nossa conexão com aqueles que são como nós: nos unimos às pessoas e ao planeta; estamos intraconectados dentro da natureza. Nessa intraconexão, não perdemos nossa individualidade; o Eós abrange tanto o self quanto o nós de nossa identidade. O Eós nos lembra como podemos integrar nossa identidade e ampliar nosso senso de pertencimento para ir além de um self individual limitador e isolado.

Uma postura verdadeiramente científica envolve não apenas curiosidade sobre a verdadeira natureza da realidade, mas também uma compreensão inerente de que há muito além do que podemos sentir diretamente. Quando nos abrimos para essa maravilha sobre o mundo, abandonamos a ilusão de certeza semelhante a um substantivo em que o self-solo se encolhe. Um senso mais amplo de self nos enche de admiração, abrindo-se para a natureza verbal do desdobramento.

À medida que avançamos em nossa jornada aqui, ofereço a você uma oportunidade, dentro da estrutura deste livro, de experimentar criativamente mais do que apenas uma exploração factual de coisas e eventos — a cognição nominal das coisas. Também estou oferecendo uma maneira experiencial de saber — um acontecimento dinâmico, semelhante a um verbo — enquanto você faz uma pausa, se pergunta e explora essa conexão interna do self dentro de um todo intraconectado, que pode ser invisível aos nossos olhos, mas é igualmente real. Essas duas formas de conhecer são captadas pelos termos gregos "noesis", que significa conhecimento intelectual, e “gnosis”, que significa conhecimento adquirido por meio da experiência direta. Noesis e gnosis fornecem maneiras fundamentais de obter novas percepções, compreensão e maneiras de ser.

A abordagem de desenvolvimento que adotaremos em nossa jornada convidará a ambos os tipos de conhecimento: Através da lente do crescimento e aprendizado ao longo da vida, desde antes da concepção até o adulto maduro, exploraremos questões centrais e aspectos-chave do crescimento de nossa experiência de self, identidade e senso de pertencimento. Você pode se pegar refletindo sobre sua própria história ao fazer esta jornada. Você encontrará duas formas de experiências imersivas que enfocam o processo pessoal de integração no Apêndice, caso decida experimentá-las: uma prática reflexiva da Roda da Consciência, que discutirei mais adiante, e uma Série de Movimento Integrativo, que permite a incorporação em movimento de nove domínios de integração, cada um relevante para nossa jornada aqui. Você pode achar útil refletir, em um diário ou em suas explorações mentais internas, sobre como essas ideias e experiências imersivas expandem sua compreensão de seu próprio caminho pessoal na vida e como elas ajudam a vincular o conhecimento experiencial da gnose com as conversas conceituais de experiências noéticas que se desenrolam.

De muitas maneiras, essa jornada desde antes da concepção e ao longo da vida, essa mistura de gnose e noesis e tecelagem do interior e exterior — essa intraconexão de Eós —, nos convida a abandonar as certezas tangíveis de nosso foco restrito, baseado em substantivos, individualista, e as abordagens modernas, a fim de nos dotarem de/e para abraçar uma extensão mais ampla de descoberta dentro de um self integrado. Se estivermos realmente abertos, nossa conversa, nas páginas deste livro, nos levará a um campo aberto de possibilidades — aberto à curiosidade, aberto à admiração e à exploração, abraçando a incerteza. É minha sincera esperança que este processo nos ajude a entender melhor e a navegar pelo mundo ao nosso redor e dentro de nós. O que sentimos que sabíamos com certeza, o que pensávamos que poderíamos controlar, como filtramos a realidade para prever ações, como organizamos informações em divisões e conceitos categóricos — cada um deles, embutido nas redes neurais de nosso cérebro e moldado pelas comunicações que temos uns com os outros, podemos mudar, crescer e evoluir em nosso desenvolvimento pessoal e evolução cultural. Eles podem até acontecer na jornada desta conversa.

Quando acolhemos essa incerteza emergente, ganhamos liberdade e a capacidade de ir além dos limites de nossos caminhos prescritos, semelhantes aos de um self-solo. Simplificando, nossos esforços para buscar a certeza em um mundo incerto foram reforçados — nos levando a "viver como substantivos" em vez de abraçar a realidade de nossa natureza verbal. Como substantivo, podemos ter limites e definições que nos dão uma ilusão de certeza e controle; como verbo, somos eventos abertos e em constante mudança, profundamente interligados em um tecido incontrolável da vida. Podemos reconhecer essas motivações para construir certeza e, então, convidar essa emergência mais verbal em nossa mentalidade, deixar a natureza fluente do self surgir e talvez até nos surpreender com nosso próprio processo de mudança. Como John O'Donohue disse uma vez, "Eu adoraria viver como um rio flui, levado pela surpresa de seu próprio desenvolvimento." (O'Donohue, 2000, p. 41) Este é o convite. Dou as boas-vindas ao fluxo de tudo o que surgir em nossa conversa daqui para frente.

EMERGÊNCIA

Quem somos nós? Como formamos nossa identidade, as características que definem quem somos? Como o mundo ao nosso redor, o mundo das pessoas e da natureza, molda essas características do self para ressoar com as associações mais amplas às quais passamos a pertencer?

Um Espaço do Ser

Para mergulhar profundamente nessas questões fundamentais que vinculam o self, a identidade e o senso de pertencimento, talvez seja melhor começar bem do início, para primeiro explorar algumas questões básicas sobre a natureza da própria realidade. Em nossas discussões a seguir, exploraremos princípios descobertos de maneira independente, encontrados em várias abordagens distintas na ciência ocidental, e os compararemos com outras maneiras pelas quais passamos a dar sentido à experiência, como as tradições indígenas e contemplativas que discutimos brevemente. Como vimos, esse esforço de encontrar um denominador comum entre as formas independentes de conhecer pode ser chamado de "consiliência".

Como exemplo de aplicação do princípio da consiliência, vejamos a realidade física da energia. Nos campos da matemática e da física, a busca pela compreensão da natureza do universo resultou em uma proposta de que existe um "espaço matemático", conhecido por termos como "vácuo quântico" e "mar de potencial", um espaço em que todas as possibilidades repousam antes de se transformarem em realidades.

Aqui está um exemplo que podemos usar para tornar essa noção abstrata mais acessível. Se eu pensar em uma das, digamos, 1 milhão de palavras em português que compartilhamos em virtude de falarmos um idioma comum, sua chance de adivinhar que uma palavra em 1 milhão é uma quantidade “próxima de zero”, como é denominada. O espaço da possibilidade, aquele conjunto que contém todas as palavras possíveis, é análogo ao mar do potencial, uma fonte sem forma de todas as formas, como alguns físicos o chamam. É informe, pois contém apenas possibilidades do que mais tarde se tornará uma forma — neste caso, uma palavra falada. O processo de transformação do espaço de possibilidades, onde todas as possibilidades são igualmente prováveis de serem escolhidas, para uma única realidade — uma vez que a escolha é feita — é como alguns físicos definem “energia”. O movimento desse espaço de possibilidade para a realidade da forma, da possibilidade para a realidade, pode ser chamado de “fluxo de energia”.

Então, quando digo a você que a palavra que escolhi é “oceano”, a energia ocorre como um fluxo da minha mente para a sua. A Figura 2.1 mostra como essa experiência pode parecer em um diagrama: o movimento do Ponto A, todas as palavras possíveis que eu poderia escolher, para o Ponto A-1, quando eu enuncio uma palavra muito específica. O eixo y vertical varia de todas essas possibilidades, na parte inferior, até a certeza específica, no topo. Quando eu disse “oceano” e agora tínhamos certeza de qual palavra foi falada, isso representa 100%. Isso é probabilidade máxima, certeza máxima. O eixo x horizontal representa o tempo entre todas as escolhas serem possíveis e minha escolha de uma palavra específica. O movimento desse conjunto de todas as possibilidades, cada uma com probabilidade quase zero e um grau máximo de incerteza, até a mais alta probabilidade — 100% de certeza, uma vez que eu declaro minha escolha — é o fluxo de energia, um compartilhamento dessa palavra entre mim e você, um movimento da possibilidade à realidade.

Aqui está o intervalo de certezas, o intervalo de probabilidades: possibilidade é um potencial amplamente aberto, significando tanto (a) a probabilidade mais baixa (é mais improvável que você adivinhe o mundo, eu diria) e ao mesmo tempo (b) a incerteza máxima (você é mais incerto do que vou dizer quando a possibilidade é máxima). A certeza resulta do movimento do potencial para o real: você está (a) mais certo da minha escolha de palavra e, portanto, (b) tem mais probabilidade de “adivinhar” ou “conhecer” essa palavra.

A vida está dançando com as possibilidades; a vida está dançando como energia. O processo de mudança das coisas é o que chamamos de “fluxo”. Estamos inerentemente conscientes desse fluxo, dessa mudança, e chamamos essa consciência de “tempo” — nós podemos medir esse fluxo com nossos relógios. No nível mais fundamental, tudo o que experimentamos é fluxo de energia. Compreender a natureza da energia nos oferece a oportunidade de entender mais profundamente a natureza de nossa experiência de vida.

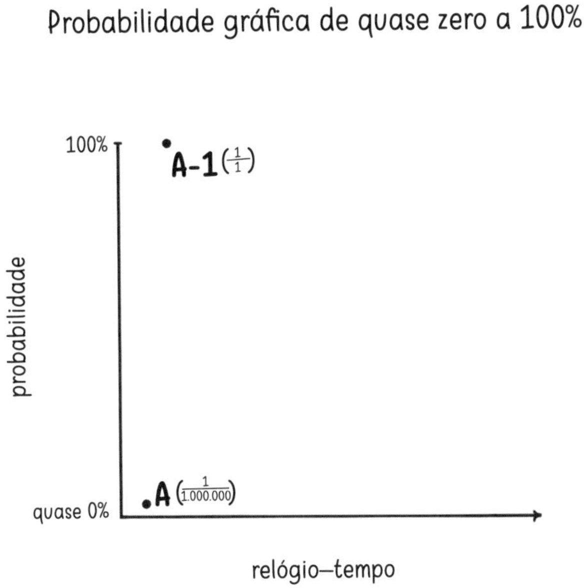

Figura 2.1 A energia flui do Ponto A — todas as palavras possíveis que eu poderia escolher, cada uma com probabilidade quase zero — para o Ponto A-1 — uma vez que declarei minha escolha de uma única palavra, portanto, 100% de certeza.

Às vezes, experimentamos esse fluxo de energia como energia pura, como a sensação de uma brisa em sua bochecha, com nossa consciência como um canal para nossas experiências, deixando o fluxo passar por nós. Outras vezes, a mente atua como construtora de significado, como quando rotulamos essa sensação de "brisa". Essa rotulação também é um fluxo de energia: um símbolo de algo diferente de si mesmo, como uma palavra, que chamamos de "informação". Nossa experiência do fluxo de energia, então, é tanto um canal do fluxo de energia sensorial quanto um construtor do fluxo de energia simbólica. No entanto, apesar de suas diferenças, tanto a condução quanto a construção são fluxos de energia na mente e geram nossa experiência de estar vivos.

Nesta visão da realidade, a energia é a "matéria básica" do universo, e a informação surge de seu fluxo; uma perspectiva relacionada é que a informação é o componente básico do universo, de modo que a energia emerge dela. De uma perspectiva consiliente, essas duas noções do que o universo compreende são fundamentalmente fluxo de energia e informação: tanto a energia quanto a informação mudam ao longo do tempo — elas fluem.

Nós sabemos que há algo mais que encontramos todos os dias que parece diferente do fluxo de energia sensorial semelhante ao conduto e diferente do fluxo de informação semelhante ao símbolo construído: a matéria. Este livro que você tem na mão ou, se estiver ouvindo um audiolivro, os alto-falantes que geram os sons que atingem seus ouvidos são exemplos disso que chamamos de matéria. A matéria tem uma massa; podemos segurá-la, medir seu peso, determinar suas dimensões espaciais e observá-la mudar. A ciência ocidental nos revelou que toda a matéria do universo é composta de moléculas, que por sua vez são compostas de átomos, que por sua vez consistem em unidades menores... no entanto, todas essas formas de matéria se relacionam com a energia por meio da fórmula de Albert Einstein: energia é igual a massa vezes a velocidade da luz ao quadrado ($E= mc^2$). A simples realidade é que até a massa é feita de energia — energia muito condensada. Os cientistas propõem que, antes que as partículas atômicas básicas fossem formadas, havia apenas potencial. Isso pode ser visto como pré-formação, em termos da física moderna: aquela fonte sem forma de todas as formas, um mar de potencial ainda não tornado notório na realidade.

A Figura 2.2 ajuda a ilustrar esse estado de pré-formação com base no gráfico anterior: Tem o mesmo eixo y, probabilidade de minha escolha de palavra, e tem o mesmo eixo x, tempo ou mudança na probabilidade. Mas acrescenta uma terceira dimensão: o eixo z, entrando e saindo do plano da página, que representa todas as diversas palavras que eu poderia escolher em um determinado momento, representando toda essa diversidade de possibilidades e realidades. Isso dá ao diagrama um plano inferior que representa todas essas diversas possibilidades ao longo do tempo. Chamaremos isso de "plano de possibilidade".

No nosso exemplo de palavras, este seria o "espaço matemático" preenchido com todas as palavras existentes que potencialmente poderiam ser escolhidas. É uma "fonte sem forma de todas as formas" na medida em que é preenchida com escolhas potenciais antes de qualquer uma ser escolhida. Esse plano de possibilidades no diagrama é coerente com o que os físicos chamam de vácuo quântico, ou mar de potencial.

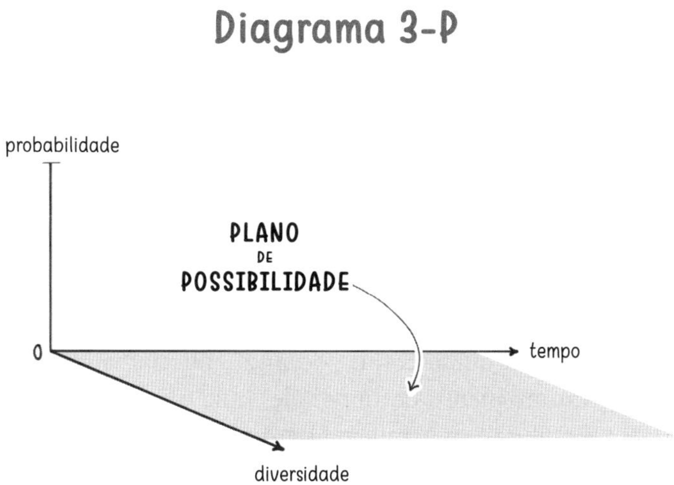

Figura 2.2 O plano de possibilidade representa todas as diversas possibilidades ao longo do tempo.

O plano de possibilidade desse diagrama ilustra o espaço de pré-formação da realidade. Antes das partículas subatômicas se formarem em nosso universo, existia apenas potencial. A condensação dessa energia tornou-se átomos e moléculas, estrelas e galáxias — possibilidade aberta transformada em probabilidade e realidade. No diagrama da Figura 2.2, essa posição de potencialidade, esse espaço pré-formado da realidade, é ilustrado como o plano de possibilidade.

Essa noção, muitas vezes, desconhecida de um espaço matemático de potencial pode parecer estranha a princípio, mas, para alguns, a noção de um espaço de potencialidade pode estar relacionada a uma sensação de campo aberto, como o poeta Rumi poderia chamá-lo, um espaço aberto, uma sensação pacífica de potencial. Pode ser que essas frases sejam tentativas de transmitir esse plano de possibilidade, o que podemos chamar de "espaço do ser". O ser é energia, e o ser surge ao longo de uma variação, começando no plano da possibilidade.

Para alguns, um acesso direto ao sentido subjetivo desse plano de possibilidades surge em experiências de meditação ou caminhadas na natureza, cada uma convidando a um sentimento de reverência e à experiência de uma consciência aberta e receptiva. A consciência aberta e a admiração compartilham uma "expansão do eu", um senso de subjetividade e perspectiva de uma lente mais ampla sobre a identidade, um pertencimento mais amplo do que um self isolado geralmente acarreta. Para outros, essa expansão parece vazia, mas cheia: vazia de pensamentos particulares e livre de um senso de identidade isolado — uma visão de identidade semelhante a um substantivo — e cheia de potencialidade e uma experiência de atemporalidade e conexão como um desdobramento do ser semelhante a um verbo. Em nosso exemplo de escolha de palavras, um momento antes de você saber a palavra que escolhi, "oceano", foi marcado por incerteza e possibilidade, um momento de liberdade, uma experiência da abertura no plano das possibilidades. Naquele ponto, você também pode ter experimentado aquele sentido expresso de forma estranha, vazio-mas-cheio, à medida que a sensação deste plano de possibilidade como uma fonte sem forma de potencial-forma encheu sua consciência. Como veremos, essa experiência pode ser não apenas algo de que podemos nos tornar conscientes, mas também a fonte da própria consciência.

Ao passo que avançamos em nossa exploração do fluxo de energia, espero que você veja como formas de todos os tipos — na forma da matéria e até mesmo de experiências mentais, da emoção à memória, do pensamento à intenção — emergem desse espaço de potencial, incluindo como entendemos o que um self pode ser, como formamos nossa identidade e como passamos a sentir que pertencemos à vida. Além do mais, essas manifestações de potencialidades, transformando-se em probabilidades aumentadas e depois certezas surgindo a partir do plano de possibilidade, não apenas podem ser a fonte de nossa vida mental, mas também podem ser moldadas por nossa experiência mental — podemos alterar intencionalmente o fluxo de energia e a informação. Você pode sentir a natureza recursiva, recíproca e reforçadora do fluxo emergente auto-organizado da energia como mente — como a vida mental emerge do fluxo de energia e, então, molda seu próprio senso de pertencimento.

De Sem Forma em Forma, de Energia em Mente e Matéria

À medida que a falta de forma do potencial dá origem à forma como realidade, a energia se move de seu ponto mais baixo, o plano de possibilidade, para cima, para graus mais altos de probabilidade. A Figura 2.1 ilustra esse processo de vir a ser como o movimento ascendente ao longo da dimensão da probabilidade (eixo y) da possibilidade (probabilidade quase zero) por meio de várias probabilidades em direção à realidade (probabilidade de 100%).

Relacionemos isso com nossa experiência diária, continuando com o exemplo da escolha de uma palavra. A Figura 2.3 é um diagrama bidimensional simples como a Figura 2.1, onde A são todas as palavras possíveis que eu poderia escolher e A-1 é minha escolha final. Agora, digamos que estou pensando em todas as palavras que podem começar com um "a" — digamos que existam 10 mil delas. Sua chance de adivinhar essa palavra seria, sim, uma em 10 mil. O ponto B, na Figura 2.3, marca a localização da energia no eixo y da probabilidade; quando digo a palavra "avestruz", a energia flui para o Ponto B1. Focalizando ainda mais essa ideia, digamos que o número de palavras que eu possa escolher seja pequeno, como o número de oceanos nomeados no mundo ou o número de continentes. A Figura 2.3 também mostra esse movimento de um número restrito de opções no Ponto C para a atualização no Ponto C-1.

Veremos que, se a mente é uma propriedade emergente do fluxo de energia, então os processos mentais podem ser entendidos como "posições probabilísticas", conforme visualizado em nosso diagrama. Um pensamento ou uma memória, por exemplo, seria uma atualização de 100%, enquanto um estado de espírito ou humor seria um ponto inferior, representando uma probabilidade mais alta do que quase zero, mas ainda não 100% — como os Pontos B ou C, em nosso gráfico, que significam um subconjunto de possibilidades que podem ser escolhidas, assim como um estado de espírito ou humor filtra quais pensamentos, emoções ou memórias têm maior probabilidade de surgir naquele momento. Vamos mergulhar profundamente nessa noção da mente como emergindo do fluxo de energia à medida que avançamos em nossa jornada — ao nos desenvolvermos em um ser com um corpo e um cérebro que moldam esse fluxo de energia dentro de nós para influenciar nossa experiência do self, da identidade e do senso de pertencimento.

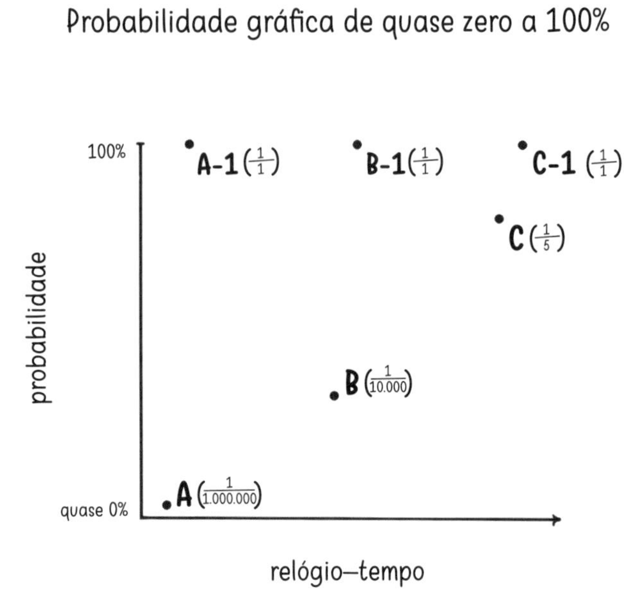

Figura 2.3 A energia flui do Ponto B, todas as palavras possíveis que começam com "o", para o Ponto B-1, no ponto em que declaro minha escolha entre as dez mil palavras possíveis. Se apenas cinco palavras estiverem no subconjunto de palavras possíveis, a energia flui do Ponto C, no qual há uma chance em cinco de alguém adivinhar minha palavra, para o Ponto C-1, que representa o momento em que seleciono uma dessas cinco palavras.

À medida que exploramos e percorremos uma trajetória de desenvolvimento e destacamos aspectos específicos da ciência do crescimento da vida humana, que são especialmente relevantes para a compreensão do self nos capítulos seguintes, podemos usar esse diagrama para imaginar como a energia flui — o movimento através dessas diferentes probabilidades ao longo do tempo —, está subjacente à natureza da mente, desde a consciência até os estados de ânimo e intenção, desde o pensamento dinâmico baseado em verbos e a lembrança até nossa experiência de pensamento e memória baseados em substantivos.

A energia flui quando nos comunicamos uns com os outros. Quando usamos símbolos, como palavras ou gestos, a possibilidade se manifesta em realidade, a ausência de forma se transforma em forma. Outra maneira familiar de a energia se manifestar neste mundo maravilhoso é como a "matéria" fundamental da massa, a matéria que podemos ver, tocar e segurar em nossas mãos; a matéria que torna a vida possível. Quando as partículas atômicas se formam, elas são condensações de energia.

Se tudo isso é fluxo de energia, podemos perguntar do que a própria energia é "feita". Uma unidade básica de energia é chamada de quantum (seu plural é quanta). Um exemplo de um quantum é um elétron ou um fóton. Quando você vê algo, como estas palavras em uma página ou luz através de uma janela, você está sentindo quanta de fótons. Agora, o que, de fato, é um quantum de energia? Na física moderna, um quantum de energia é considerado um campo de probabilidade. Isso significa que a probabilidade, a maneira como descrevemos diferentes graus de certeza — como nas Figuras 2.1 a 2.3 acima —, na verdade, está subjacente a toda a realidade. Embora na vida cotidiana não costumemos considerar esse tipo de probabilidade, ela está, de fato, por trás de toda a nossa experiência, de todo o nosso fluxo de energia e informação. E considere que a massa — como este livro que você pode estar segurando em sua mão ou o chão sob seus pés — é na verdade uma energia muito densa. No mundo das probabilidades, "energia densa" significa um compromisso, um fluxo, de possibilidade para a realidade.

Nosso corpo é feito de moléculas, que são conjuntos de átomos, que são compostos de partículas subatômicas, que são, em última instância, quanta densamente compactados. Isso significa que mesmo antes de nosso corpo ser concebido, mesmo antes de formas de vida complexas evoluírem, havia o surgimento de probabilidade e certeza de possibilidade e incerteza — forma constituída a partir de um espaço sem forma do ser, o mar de potencial, em graus mais elevados de compromisso, em forma como certeza.

Em meus quatro livros, *A mente em desenvolvimento, Mindsight, Mente saudável: Conexão e equilíbrio do corpo e da mente*, e *Aware*, propus que a mente é uma propriedade emergente do fluxo de energia corporificada e relacional; esse fluxo surge — emerge — dentro de nosso corpo e cérebro revestidos de pele (fluxo corporificado) e de nossos relacionamentos com as pessoas e com o planeta (fluxo relacional). Fluxo incorporado significa literalmente "como o fluxo de energia ocorre dentro do corpo envolto pela pele e seu cérebro em várias manifestações", como o fluxo de energia eletroquímica da atividade neural e uma ampla gama de processos moleculares e suas transformações de energia química, todos distribuídos por todo o nosso sistema somático. O fluxo relacional indica a energia que é compartilhada entre as pessoas e entre os indivíduos e o ambiente natural com o qual estão fundamentalmente conectados. Dessa forma, o corporificado pode ser considerado "interno" ou "interior" em relação ao indivíduo; relacional pode ser considerado "inter" ou "entre" como o compartilhamento de energia e informações que podemos chamar de relacionamento ou conexão relacional. Um centro de experiência — de fluxo de energia — pode ter uma localização interna e interespacial que designamos como corporificada e relacional. Denominamos todas as conexões internas e interiores do fluxo de "intraconectadas", da perspectiva de todo o sistema de fluxo de energia e informação. Simbolizando e simplificando: Eu é interior; Nós é interno; Eós é intra.

Ver a mente enquanto emerge do fluxo de energia também nos dá insights sobre como nosso senso de identidade, nossa experiência de identidade e as maneiras pelas quais passamos a pertencer — ou não — podem ser compreendidos a partir dessa perspectiva consiliente. A mente emergindo da energia, vista como probabilidade, nos ajuda a entender as facetas da consciência, da experiência subjetiva e do processamento de informações de nossa mente. Além do mais, ilumina como passamos a organizar nosso próprio desenvolvimento como self no mundo.

Para abordarmos profundamente quem somos, nosso self, nossa identidade, nosso senso de pertencimento, precisamos tomar cuidado para não apenas reforçar nossas próprias perspectivas, nosso próprio senso de certeza. Para tentar ver além de nossos preconceitos, acumulados ao longo de toda uma vida de desenvolvimento, precisamos pensar além das visões que temos atualmente, considerar novas maneiras de abordar como nossa mente constrói uma visão da realidade e depois a comunica através do fluxo de energia.

Seja como cidadãos individuais da Terra ou profissionais que trabalham em saúde mental ou nos campos mais amplos de bem-estar, educação, justiça social, ciência ambiental ou política pública, considerar esses fundamentos profundos da ciência da energia pode nos ajudar a imaginar e implementar soluções inovadoras e impactantes para os problemas que enfrentamos agora.

Se a hipótese que estamos considerando neste livro está no caminho certo — que a construção contemporânea de um self-solo, isolado de outros em nossa família humana e da família de todos os seres vivos, é uma fonte significativa de nossas pandemias modernas — então, assumir uma abordagem de fluxo de energia intraconectado para o self, a identidade e o senso de pertencimento pode nos ajudar a criar impactos reais e duradouros em direção a uma maneira mais integradora de viver juntos aqui e agora, na Terra.

A Força e a Matéria da Vida

Os quanta se organizam em átomos que, agrupam-se em moléculas, permitem que suas interações formem grupos auto-organizados de estruturas complexas. Alguns desses agrupamentos formam membranas que envolvem seu conteúdo interno naquilo que se tornará a unidade básica da vida: a célula. As células têm limites externos que permitem que suas estruturas e processos internos sejam acolhidos e protegidos, organizados e direcionados; essas membranas mantêm a vida determinando o que entra e o que fica fora da célula. Como resultado, dentro e fora, interiormente e externamente, são uma característica definidora do que a ciência ocidental considera "vida".

Outra das muitas características definidoras da vida é a replicação. As células desenvolveram o mecanismo molecular para se reproduzirem: sequências de ácidos nucleicos, RNA e DNA, fornecem uma biblioteca molecular de nucleotídeos que formam um modelo e um mapa a partir do qual as sequências de aminoácidos são construídas nas estruturas das proteínas, como aquelas que, combinadas com muitas outras moléculas (como lipídios), formam o citoesqueleto e o maquinário que permitem e fortalecem a vida de uma célula, agora e através das gerações.

Algumas dessas células se organizam em estruturas maiores, realizando seu potencial de formar órgãos e sistemas de um organismo, criando corpos que chamamos de plantas, fungos ou animais. E alguns desses vários designs corporais unem seu potencial para formar pensamento, sentimento e memória e para explorar estados complexos de consciência — seja um vertebrado, como nós, humanos, ou um invertebrado, como o polvo. Embora alguns de nós possamos ser bastante relacionais e prosperar em conexões sociais, conforme explorado para seres humanos pelo Cirurgião

Geral dos Estados Unidos, Vivek Murthy (2020) em seu livro *O Poder Curativo das Relações Humanas*, todas as criaturas vivas, no entanto, agem de maneira intuitiva e dependem de experiências básicas de separação e replicação.

O desafio que temos como criaturas vivas, portanto, pode ser resumido a isto: quando assumimos nossa forma de realidade como seres vivos, nossas células envoltas em membranas e nosso corpo envolto em pele tornam-se dedicados a manter a separação que mantém a integridade desse corpo ou dessa célula. No entanto, quanto mais nos comprometemos com a certeza de nossa composição individual — neste caso, a forma de uma entidade viva —, menos acesso podemos ter à possibilidade de outras formas, outras escolhas. Quando visualizamos a unidade da vida apenas como uma célula singular ou organismo individual, podemos perder as possibilidades expandidas que surgem do fato de esse indivíduo ser parte de um sistema total maior — uma célula como parte de um corpo saudável, um indivíduo conectado dentro de um sistema social e ecológico mais amplo.

Uma Lente Identitária: Interno e Externo e um Estreitamento do Senso de Pertencimento

O que é o self? O self é nosso cérebro envolto em um crânio? Nosso corpo envolto em pele? Quem somos, a totalidade do ser humano, é mais do que ser um indivíduo? Uma visão mais ampla desse centro de experiência, que chamamos de "self", poderia abranger não apenas o corpo, mas também os sistemas maiores nos quais estamos fundamentalmente intraconectados?

Se um (sub)sistema vivo renegado envolto em pele ou membrana age como se o sistema geral no qual reside não fizesse parte de si mesmo, a vida está ameaçada. Em termos corporais, experimentamos isso como um "distúrbio autoimune" no qual o corpo ataca a si mesmo; e, como discutimos, também chamamos outras formas dessa diferenciação excessiva de "câncer", um crescimento descontrolado de um tipo de célula que é prejudicial ao sistema como um todo. Quando nos diferenciamos e não vivemos com vínculos, como a natureza intraconectada de um sistema vivo, o sistema como um todo sofre. Nossa construção mental de um self-solo pode ser análoga a um câncer na sociedade moderna, cultivando e reforçando o crescimento renegado de selfs separados e desconectados, agora enlouquecidos, fora de sincronia dentro do sistema maior de nossa biosfera chamado Terra.

Muitos de nós nas culturas modernas podem pensar nos outros que não são como nós e na natureza como fora de "nós" — uma manifestação pessoal da distinção celular formada entre o interior e o exterior. À medida que as formas de vida evoluíram para organismos cada vez mais complexos, esse tema central do interior e exterior permaneceu por bilhões de anos. Como seres humanos, essa divisão fundamental da vida entre o que está dentro e o que está fora nos permite — como entidades vivas — sobreviver. Saber o que é o eu ou não eu, não apenas me mantém vivo, mas também influencia as construções humanas de categorias, conceitos e símbolos que usamos para nomear, identificar e moldar como pertencemos. Por exemplo, se alguém caminha por uma trilha com alguns amigos e considera seu corpo e esse grupo social como parte de sua identidade, pode sentir um profundo sentimento de pertencimento na experiência de estar com esse grupo de pessoas. Se os outros que passam são de uma raça diferente, o viés racial implícito pode levar essa pessoa a ver esses indivíduos como "outros" e parte de um grupo externo — e a tratá-los com distância, se forem aparentemente neutros, ou com hostilidade, se vierem a ser considerados uma ameaça. Além disso, se o mundo natural em que essa pessoa está caminhando não é percebido como "parte dela" — se ela não se sente pertencente à floresta em que está caminhando — então o que a impede de deixar lixo para trás e tratar o mundo natural como uma lata de lixo — uma infeliz, mas frequente consequência desse estreito senso de identidade e pertencimento?

À medida que nos tornamos criaturas sociais, contamos com nossas conexões uns com os outros para nossa sobrevivência. Pertencer a membros selecionados de nossa espécie — aqueles seres humanos em nossa família pessoal, aqueles em nossa aldeia que conhecemos e confiamos — envolve um cálculo neural para determinar a pertença ao grupo e distingui-la do status de grupo externo. Dessa forma, construímos uma extensão da função de proteção da vida da membrana da célula, verificando quem está dentro e quem está fora. Você está no meu grupo? Ou você é um estranho, alguém do grupo externo, além de "eu" e do plural de eu, "nós"? A determinação da pertença a um grupo significou a sobrevivência de espécies sociais por milhões de anos.

No entanto, como nós, como seres humanos conceituais, determinamos esse senso de pertencimento, as maneiras como nos sentimos conectados, vinculando-nos a algo mais do que o corpo envolto em pele em que nascemos ou mesmo os grupos sociais restritos nos quais crescemos e nos desenvolvemos? Como crescemos além da autoimagem individualista e até mesmo interdependente em direção a uma construção metapessoal de um self que abrange uma associação com toda a humanidade — não apenas com aqueles como nós — e dentro de toda a natureza?

Se começarmos com uma célula, podemos dizer que a membrana de uma célula define o que está dentro ou fora, o que é a célula e o que não é. Se essa célula faz parte de um organismo multicelular, parte de um corpo, como uma célula muscular do coração, ela está ligada a outras células em formações organizadas que funcionam como sistemas. Um sistema é composto de componentes e suas interações uns com os outros. Os elementos constituintes de uma nuvem, por exemplo, incluem moléculas de água e ar; os componentes do nosso cérebro incluem neurônios e células gliais, como micróglia e astrócitos; as partes de uma célula incluem as moléculas de suas membranas, seu citoplasma e suas organelas. Estes são todos sistemas e coleções de sistemas dentro de sistemas.

Os sistemas podem ser detectados. Nós podemos sentir o fluxo de energia como as cinco entradas do corpo — audição, visão, olfato, paladar e tato. E podemos sentir o fluxo de energia dentro do corpo como sensações de músculos, ossos e órgãos internos. Percebemos essas sensações dentro da consciência em pelo menos quatro dimensões: ao longo do tempo e nas três dimensões do espaço — comprimento, profundidade e altura. O que percebemos e nomeamos como tempo realmente significa mudança, nossa consciência de algo sendo assim agora, e então daquele jeito. Desta forma, podemos sentir as partes de um sistema e como essas partes existem no espaço e no tempo, como elas existem nas dimensões espaciais e como elas mudam.

E podemos até ter uma sensação de conexão das partes entre si dentro desses sistemas que nossos olhos podem não ser capazes de ver, que nosso intelecto pode, ainda, não ter sido ensinado a conceber ou nomear.

O aforismo "precisamos crer para ver" nos lembra que além da prova de "precisar ver para crer", se não temos um modelo mental que nos permita conceber a realidade das conexões dos sistemas, nossos filtros perceptivos relacionados ao que realmente acreditamos — uma visão linear, por exemplo — podem ignorar padrões sensoriais que realmente existem. O resultado é que somos perceptivamente cegos para as conexões de sistemas que estão fora de nosso modelo mental particular de como o mundo funciona. Nós literalmente somos incapazes de ver o que está bem na nossa frente. Uma analogia pode ser a de um peixe incapaz de perceber a água em que vive. Alguns, como meus colegas Mette Boell, Peter Senge e Otto Scharmer, podem chamar essa capacidade de perceber os sistemas como "senso de sistemas": ver a natureza profundamente entrelaçada da tapeçaria da realidade. A partir desse senso, somos capazes de obter o que eles chamam de "consciência sistêmica" e nos engajar no "pensamento sistêmico", pois agora percebemos os padrões de conexões e os padrões de padrões, à medida que emergem do fluxo de sistemas como um todo.

Quando nos dividimos e nos desconectamos de um senso maior de identidade como um sistema, quando percebemos e acreditamos que a totalidade do self é a parte, perdemos um pertencimento mais amplo que cada um de nós é capaz de experimentar — um senso mais amplo de estar intraconectado na vida. Quando não sentimos como pertencemos a sistemas maiores, quando negamos a realidade dessa natureza invisível e intraconectada do mundo, passamos a viver uma vida parcialmente verdadeira, uma vida de separação. Qual é o seu sistema?

O que "você" realmente significa — onde você começa, onde você termina? Quando você? O seu self é o corpo, ou são os sistemas maiores nos quais o corpo chamado "você" vive? E você está presente não apenas nesses sistemas no espaço agora, mas também no desenrolar da mudança, o que chamamos coletivamente de "tempo", com termos como "passado", "presente" e "futuro"?

Como primeiro passo, suponha que expandimos esse senso do você de quem você é para incluir a identidade em uma dimensão com a qual estamos familiarizados, a dimensão do tempo. Vamos ver como a identidade

— as características que identificam um centro de experiência — se parece ao longo de nossa história ancestral e entre as espécies. Se quisermos identificar uma característica de quem somos ao longo do tempo, podemos dizer que somos compostos de matéria. Isso nos afasta do pertencimento a toda a realidade — de fazer parte do processo de transformação de energia, sem forma em forma, possibilidade em realidade. Termos como "eternidade" e "infinito" tentam capturar essa ampla extensão de possibilidades. Na ciência, propomos que o surgimento da forma como matéria, a condensação da energia, tem uma história estimada em cerca de 13 bilhões de anos, desde o Big Bang ou qualquer processo que "iniciou" a existência da matéria neste mundo material em que vivemos, incluindo a Terra, nosso sistema solar, nossa galáxia Via Láctea e todas as galáxias em que vivemos, na totalidade da matéria, a matéria do universo. Passamos da identificação com possibilidade aberta, nossas origens (se podemos considerar essa noção), para uma identidade como matéria através do espaço e do tempo.

Como seres vivos, nos afastamos ainda mais do eterno e do infinito — camadas de experiência que, no entanto, permanecem conosco, mesmo sob a consciência, como parte de nossa identidade — e nos afastamos de todo o universo da matéria, que era outra camada, a outro critério de nossa identidade: viver. Isso estreita o foco de nosso pertencimento ao subgrupo de energia — um subconjunto da realidade — um pouco mais moderno: aquela coleção de formas que chamamos de matéria viva. Agora temos ancestrais vivos — 3,5 bilhões de anos deles.

Se continuarmos nesse eixo de probabilidade, focando ainda mais estreitamente e restringindo nosso pertencimento, podemos dizer que parte de nossa identidade como animais começou há cerca de 800 milhões de anos com o surgimento das esponjas; e depois se desenvolveu mais 530 milhões de anos atrás, quando nossos ancestrais vertebrados surgiram em nossa história evolutiva. Há cerca de 310 milhões de anos, deixamos nossos ancestrais peixes e anfíbios e habitamos a terra como répteis. Então, adquirimos pelos e demos à luz nossos descendentes como mamíferos há cerca de 210 milhões de anos. Essa é uma visão geral aproximada de nosso pertencimento à jornada evolutiva desde os dias pré-vida até a vida como mamíferos no mundo aéreo deste planeta.

Com base em evidências fósseis, parece que cerca de 55 milhões de anos atrás, nossa ordem de ancestrais primatas, um agrupamento que inclui macacos e grandes símios, surgiu dentro da classe dos mamíferos. Nossa família de hominídeos pode ter começado a vagar pela Terra por volta de 6 a 8 milhões de anos atrás, caminhando ereto na maior parte do tempo e olhando para a frente enquanto nos distribuímos pelo globo. O gênero Homo, às vezes chamado de "humanos", parece ter evoluído na Terra há cerca de 5 milhões de anos, e alguns estudos colocam o surgimento de nossa espécie — o que passamos a chamar de Homo sapiens, aqueles que não apenas conhecemos, mas sabemos que existiu, às vezes chamados de "sábios" — na África, entre 350 mil e 130 mil anos atrás. Nós e nossos primos neandertais usávamos ferramentas e vivíamos em grupos.

Temos evidências de que cerca de 40 mil a 30 mil anos atrás começamos a expressar nossas representações mentais como arte por meio de desenhos nas paredes das cavernas e que cerca de 15 mil anos atrás começamos a ajudar outras pessoas que, de outra forma, teriam morrido devido aos ferimentos. Essas descobertas sugerem que nossa mente já havia se desenvolvido o suficiente para nos permitir pensar sobre a vida e comunicar em símbolos o que estávamos percebendo e concebendo. Além disso, ajudar os outros sugere que podemos sentir o sofrimento de outra pessoa, pensar no que pode ajudar e, em seguida, realizar essa ação — curar uma perna quebrada, por exemplo — no momento presente para melhorar um resultado futuro. Tudo isso sugere a probabilidade de compaixão e empatia e a capacidade de conceber o tempo como passado, presente e futuro.

Toda a vida funciona como um sistema profundamente intraconectado da natureza — conectado através das dimensões do que chamamos de espaço e tempo. Este sistema vivo é a nossa biosfera. No mais amplo pertencimento ao mundo vivo aqui na Terra, podemos ver que estamos fundamentalmente entrelaçados nessa biosfera — somos a natureza. Dentro da magnífica biodiversidade das muitas espécies de seres vivos com quem compartilhamos nosso lar comum, este maravilhoso ponto azul, o planeta Terra, temos uma gama de linhas evolutivas de crescimento — distantes e próximas de nós — que inclui toda a vida e que pode ser definido em categorias cada vez mais restritas, como aquela que termina em nossa espécie, seres humanos. Seja qual for a maneira que escolhermos para focar em nossa ancestralidade, podemos sentir nossa conexão ao longo do tempo, pois pertencemos à vida como um componente individual dentro de qualquer um dos vários subsistemas desse todo maior da biosfera através do espaço, do tempo e das espécies. Isso ilustra um ponto fundamental: ao identificar quais características escolhemos destacar, determinamos a qual grupo pertencemos — isto é, parte da infinita realidade de possibilidades; um componente do universo da matéria; ou um entre todos os seres vivos, os animais, vertebrados, mamíferos, primatas, todos os seres humanos; conectado a pessoas que compartilham a ancestralidade imediata que nomeamos como grupo étnico ou raça, para aqueles em sua comunidade, para indivíduos em sua família pessoal, ou conectado apenas à pessoa que vive no corpo envolto em pele em que você nasceu — a fonte corporal individual que a cultura moderna delineia e declara como seu "self".

Nós, seres vivos do planeta Terra, todos descendemos de ancestrais comuns. Em tempos mais recentes, podemos dizer que somos descendentes diretos de uma linhagem de mamíferos. Os mamíferos são criaturas sociais, mas muitos outros seres vivos também são colaborativos. Mesmo organismos unicelulares, como amebas, bactérias e fungos, como leveduras, podem funcionar como colônias de sistemas massivamente interligados. Os micélios multicelulares dos fungos formam redes cruciais no solo da floresta, e as árvores da floresta têm canais de comunicação intrincados que fornecem maneiras de proteger e nutrir outras árvores em uma teia de vida profundamente intraconectada. Embora o cérebro humano possa dividir nossas experiências em categorias de separação, a natureza funciona como um sistema profundamente entrelaçado, não como grupos separados e isolados. O termo "intraconectado", emergindo como símbolo linguístico desse corpo humano, Dan, após ser imerso em uma floresta, nos remete à perspectiva do todo e não apenas do componente único, separado e isolado em sua identidade, mesmo que seja interagindo com as partes do sistema.

À medida que estreitamos nossos limites para um sentimento de "pertencimento", escolhendo critérios de possibilidade aberta transformando-se em realidade — fluxo de energia no universo — para densidades de energia chamada matéria, para seres vivos, animais, mamíferos, primatas, para o nível de seres humanos, podemos ver como nossos conceitos de pertença — de pertencer — começam a mudar. Os critérios que escolhemos para determinar nossa identidade definem diretamente nosso senso de pertencimento. Essa capacidade de mudar o foco de quais critérios escolhemos é o que chamaremos de "lente identitária", que podemos ajustar de um foco estreito em nosso corpo ou cérebro sozinho para uma perspectiva angular, vendo quem somos como fundamentalmente intraconectados dentro de todo o sistema de energia do universo. Nosso senso de pertencimento segue esse foco de nossa lente identitária, restringindo nossos grupos de pertencimento com um foco estreito e ampliando nosso senso de pertencimento com uma visão ampla.

Dessas maneiras fundamentais, podemos ver como existem muitas dimensões para a identidade e o senso de pertencimento. A boa notícia sobre essa lente identitária é que podemos ajustá-la — não precisamos escolher um nível de identidade e senso de pertencimento em detrimento de outro, porque cada um deles é real e tem sua importância. Concentrar-se em ser um membro de todos os seres vivos significa que não pertencemos mais a um campo aberto de possibilidades — ou à manifestação desse potencial como matéria inanimada? Estreitar o foco de nossa lente identitária significa que o foco mais amplo não faz mais parte da realidade de nosso self? Nossa lente identitária pode moldar nosso centro de experiência como self, mudando a forma como sentimos que pertencemos; e podemos ampliar ou restringir esse foco com nossa intenção. Cuidar do nosso corpo — dormir bem, comer bem, cuidar do nosso corpo e das suas necessidades, e desfrutá-lo — é a nossa lente identitária focada no self interior, a nossa identidade dentro do nosso corpo envolto em pele que conseguimos manter para nossa vida pessoal. Podemos nos sentir totalmente conectados ao nosso corpo e, dentro desse sentido interior, nos sentimos completos. E também somos todo o sistema, e podemos sentir essa identidade mais ampla e expandir nosso senso de pertencimento no espaço e tempo com um foco angular que também é real e é igualmente importante.

À medida que avançamos do espaço do potencial para a forma atômica e depois nos formamos como seres vivos, avançamos para probabilidades cada vez mais comprometidas com a realidade no mundo. Se nossa lente identitária for grande o suficiente, podemos ver que somos todo esse sistema intraconectado de realidade, sem forma em forma, através das espécies, do tempo e do espaço. É dentro de nossa totalidade intraconectada que mais amplamente pertencemos. À medida que aprendemos a habilidade de cultivar essa visão ampla, ganhamos o poder de sentir nossa jornada coletiva da possibilidade à realidade, o fluxo de energia que é a essência da experiência, o cerne do ser.

Embora possamos — talvez por necessidade, talvez por aprendizado —, às vezes, nos concentrarmos mais fortemente em uma faixa mais restrita de identidade e senso de pertencimento, enfatizaremos que a escolha é nossa: podemos aproveitar a flexibilidade de nossa lente identitária para perceber essa visão mais ampla, a fim de ver e aprender a arte de ampliar nossa perspectiva sobre quem somos e com quem e dentro do que pertencemos. A abertura para essa gama mais ampla de possibilidades é nosso direito de nascença. Aprender a ajustar o foco dessa lente identitária — de uma inclusão mais estreita para uma mais ampla de inúmeras escalas e tempos — permite que surja uma nova maneira de sentir o self, abrindo nossa identidade e ampliando nosso senso de pertencimento à medida que avançamos, juntos, aqui na Terra, com intenção e escolha.

CONCEPÇÃO E NASCIMENTO

ESTAMOS CHAMANDO A EXPERIÊNCIA DA REALIDADE DE "FLUXO DE ENERgia". Um subconjunto dessa realidade é a emergência da forma de um espaço sem forma de potencialidade, que é indicado em nosso diagrama 3-P como o plano de possibilidade. Uma manifestação potencial da forma desse espaço aberto sem forma de possibilidade é a matéria, a condensação de uma energia muito densa; e um outro subconjunto dessa forma, isto é, da matéria, inclui todos os seres vivos — a vida na Terra e em outros locais do Universo nos quais as formas de vida podem viver. Para os seres humanos, nossa forma de vida está contida no sistema somático envolto em pele que chamamos de corpo. À medida que avançamos em nossa exploração do desenvolvimento do self, da identidade e do senso de pertencimento, devemos tomar cuidado para não cometer o "erro" comum dos tempos modernos: a visão estreita da lente identitária de que quem "você" é ser apenas o seu corpo. Importa como definimos os termos linguísticos, essas palavras como símbolos, porque revelam e reforçam conceitos e categorias subjacentes que moldam diretamente nossa vida. Se os termos "você", "eu" e "mim" são usados para indicar o self interior, então sim, "você é seu corpo" e "eu sou meu corpo". Você pode apontar para o seu corpo e dizer: "Este sou eu!" No entanto, o que estamos explorando é que o self não está apenas com esse aspecto interno da experiência, perspectiva e agência subjetivas; seu self também é interno, como sugerimos em nossa jornada, e isso significa que sua identidade, seu senso de pertencimento, seu self são maiores que o corpo sozinho, mais amplos que o cérebro nesse corpo; nem a pele nem o crânio bloqueiam o fluxo de energia e a informação. A totalidade desse fluxo, interior e interno, é o que chamamos de fluxo intraconectado de Eós. Continuamos nossa discussão aqui com o surgimento de um aspecto de seu self, o você individual de seu self interior. É um ponto de partida importante na narrativa do você, mas não toda a história de sua identidade e seu senso de pertencimento, ou mesmo de seu self.

Uma Forma de Corpo

Vejamos as chances de você se tornar você no corpo em que nasceu. Dos bilhões de óvulos e dos trilhões de espermatozoides que existiam no momento do que chamamos de tempo, neste planeta que chamamos de Terra, um óvulo encontrou um espermatozoide, e os complementos dos moldes de ácido nucleico, os filamentos de DNA dos cromossomos de cada um desses gametas únicos, emaranhados em suas formações moleculares de dupla hélice para continuar o legado genético de sua família de nossa herança humana, uma tecelagem de todos os ancestrais de sua mãe e todos os de seu pai para se tornar um concepto unicelular, com sua membrana agora envolvendo uma singularidade unida de ser, como duas células se tornando uma.

Junto com alguns desses genes que você herdou vieram moléculas de ácido não-nucleico, aglomerados conhecidos como grupos metil e histonas que determinam como os genes com os quais eles interagem se expressam. Eles funcionam como reguladores epigenéticos, moldando a produção de proteínas e, finalmente, a forma e função corporais. Esses reguladores epigenéticos podem ser afetados pelo ambiente vivido por seus pais e avós e, assim, afetar diretamente o você que você se torna. Na vida do seu próprio corpo, as suas experiências com o ambiente ou o aprendizado de moldar seus próprios processos mentais internos também afetarão diretamente como a regulação epigenética em andamento se desenrola, alterando coisas como o modo com que você responde a eventos desafiadores da vida com resiliência ou com angústia e irritação.

Seu corpo nascente se formou neste milagroso momento de união desses fatores. Das combinações quase infinitas possíveis, aquele espermatozoide e óvulo foram o começo. No entanto, como exploramos no capítulo anterior, esse concepto de célula única tem a longa história de todos os seres vivos incorporada na biblioteca de ácidos nucleicos transmitida de seus ancestrais; ele também possui todos os reguladores epigenéticos incorporados de seus pais e dos pais deles, bem como todas as espécies conhecidas por serem seus ancestrais e todos os eventos cósmicos conhecidos por criar as condições nas quais os blocos de construção de seus ancestrais poderiam se formar. Nesse sentido, você não é apenas seu corpo agora; você também é seus ancestrais.

O corpo serve como um centro interno de sensação, perspectiva e ação — esse é o fluxo interno de energia e informação, nosso self interior. Nossa herança genética e epigenética confere uma realidade histórica que moldará diretamente sua experiência desse self interior como centro do ser, um centro de experiência que se desenvolverá à medida que seu corpo crescer. Embora seu "cérebro corporificado", o sistema nervoso que se estende por todo o seu corpo, ainda não esteja formado na concepção, sua informação genética carrega consigo uma longa história de ancestrais e a vida que eles levaram como um tipo de narrativa do passado, sua narrativa ancestral. Assim como a narrativa conecta passado, presente e futuro, essa história ancestral existe, sem palavras e, principalmente, sem nossa consciência, por meio de nosso corpo enquanto vivemos na narrativa de nossa vida atual.

À medida que nos desenvolvemos após a concepção, os sistemas somáticos nos preparam para nossa vida futura, incluindo o cérebro corporificado que nos permitirá formar identidade, experimentar um sentimento de pertencimento, para nos tornarmos muitas versões de nós mesmos. Mais tarde, conforme nos desenvolvemos na infância, aprendemos até mesmo a focalizar uma lente identitária e moldar nosso próprio vir-a-ser. Antes de deixarmos o útero e nos juntarmos ao mundo neste reino de ar que nos cerca, o crescimento de nosso corpo é influenciado tanto por nossa herança quanto pelo útero aquoso no qual estamos crescendo. As informações de nossos ancestrais — nossa narrativa ancestral — e as experiências que temos no útero à medida que nosso sistema nervoso cresce moldarão como nosso corpo se desenvolve, incluindo o cérebro, que tem maneiras de se lembrar de tudo o que está acontecendo.

Nosso Cérebro Corporificado

A origem das células do sistema nervoso revela uma história de desenvolvimento surpreendente: o concepto unicelular cresce em muitas células, logo com uma camada interna e outra externa. Assim como, eras atrás, os átomos se reuniam em moléculas e depois se uniam em aglomerados auto-organizados que desenvolviam membranas para envolver seu conteúdo interno na unidade básica da vida, este momento de diferenciação — quando uma forma de camada interna e externa — representa essa distinção fundamental em nossa vida: interior versus exterior.

A camada externa, o ectoderma, está destinada a se tornar a pele envolvente, o limite da forma do nosso corpo. Parte dessa camada externa se dobra para dentro para criar um tubo neural, a origem do sistema nervoso. Este tubo se tornará a medula espinhal e enviará neurônios para conectar todos os órgãos principais e crescer de maneiras complexas dentro da cabeça. Esse conjunto de redes semelhante a uma teia existe não apenas na cabeça, mas em todo o corpo, compreendendo o que chamamos de cérebro corporificado.

Na verdade, em nosso corpo, temos três "cérebros" ou sistemas de processamento distribuído e paralelo: uma ao redor do intestino, uma ao redor do coração e outra na cabeça. O único processador PDP com habilidades linguísticas é o cérebro da cabeça, então, mais tarde, à medida que crescemos e desenvolvemos a linguagem, o cérebro da cabeça nomeia a si mesmo, não surpreendentemente, o cérebro. Como observa o neurocientista Antonio Damasio (2018), o cérebro da cabeça evoluiu em nossa vida como o terceiro cérebro, a serviço dos outros dois e de todo o corpo.

Os processadores PDP podem computar padrões de fluxo de energia em informações. Um computador paralelo e distribuído, por exemplo, pode raciocinar e aprender com a experiência. (Isso não é o que seu computador doméstico de processamento serial é capaz de fazer, você pode ficar aliviado em saber.) Quando percebemos que nosso corpo tem capacidade de rede PDP em mais do que apenas a coleção de redes neurais da cabeça, obtemos uma visão de como todo o corpo está envolvido na construção das informações a partir do fluxo de energia da nossa mente — o que chamamos de cognição. Esta é a origem somática da afirmação de que a mente é mais ampla que o cérebro. A mente está totalmente incorporada.

E, no entanto, a mente também é relacional. Como uma propriedade emergente do fluxo de energia, a mente emerge não apenas de dentro de nosso corpo, mas entre o corpo e o mundo "exterior" — além do crânio e da pele. Em capítulos posteriores, veremos como esse fluxo de energia também pode ser compartilhado entre indivíduos e com toda a natureza, estendendo-se além de nossa pele, incrustado em nossos relacionamentos uns com os outros e com o mundo mais amplo em que vivemos. Mesmo além de ser "encaixada", nossa mente não está apenas totalmente incorporada, ela também está emergindo de nossos relacionamentos de maneira profunda e fundamental.

A origem ectodérmica do cérebro totalmente corporificado sugere uma implicação fascinante: assim como a pele é a barreira que preserva a vida entre o interior e o exterior, o sistema nervoso está sempre na interface do interior e do exterior também.

As palavras que o cérebro da cabeça que ama a linguagem e rotulação constrói para nomear essa distinção, frases como "eu versus outro" e "nós versus eles", podem ser paralelas à nossa experiência primária de interior versus exterior. Com uma origem fundamental de nosso senso de identidade construído pela história embriológica e pela genética — e pelo reforço no uso de nossa linguagem — o papel do corpo como um centro definidor de experiência começa cedo em nossa vida. Podemos ver como o self versus o outro, interno versus externo, nós versus eles, cada um pode ter em suas origens uma postura de sobrevivência de vida versus morte, coerente versus caótico, certo versus imprevisível.

Para entender a totalidade do cérebro corporificado como uma série de sistemas dentro de sistemas, é útil usar não o pensamento linear, mas o pensamento sistêmico. O pensamento linear é útil se estivermos trabalhando em um problema de encanamento, por exemplo, para interromper um vazamento: há um buraco aqui; vamos remendá-lo e cessar a perda de água. O pensamento sistêmico é necessário se quisermos vislumbrar sistemas maiores, como uma casa como um todo ou uma casa dentro de um bairro dentro de uma cidade dentro de um estado dentro de um país dentro de um continente dentro de um ecossistema global. Se não pensarmos além da causalidade linear e chegarmos a sentir, perceber, conceber e agir em termos sistêmicos, estaremos apenas tapando buracos metafóricos e nunca ajudando a resolver os problemas subjacentes em nossos sistemas neste planeta. Poderíamos, em vez disso, identificar fatores que podem estar inibindo a função saudável de nossos sistemas e, então, fazer intervenções intencionais em nível sistêmico para liberar a capacidade inata do sistema auto-organizado de florescer. Isso seria usar a consciência de sistemas para aproveitar o poder do que chamaremos de "inteligência de sistemas": a capacidade inata de sistemas complexos de se auto-organizar em direção à harmonia à medida que se adaptam e aprendem se puderem diferenciar e vincular, permitindo a interdependência de suas partes para prosperar.

Em um ecossistema biodiverso, por exemplo, podemos descobrir que as pragas estão desenterrando as raízes das árvores em um pomar que plantamos. Podemos tentar matar essas pragas com venenos, mas é provável que estejamos eliminando a fonte de alimento para outro membro do ecossistema que mantinha outros habitantes sob controle. Escolher a abordagem linear direta — envenenar a praga — não apenas envenena as pessoas que comem a fruta, mas também esgota o sistema dessa "praga", causando outra mudança que pode levar ao colapso de outros habitantes, e assim por diante. Em vez disso, usar uma estratégia de sistemas, como a introdução de um organismo vivo apropriado que mantenha a praga sob controle, ajuda todo o sistema a florescer e prosperar.

Estudos revelam que, à medida que o solo e seu entorno se tornam repletos de biodiversidade viva, a própria inteligência do sistema assume o controle e o sistema biológico se auto-organiza para otimizar seu funcionamento. Se cultivarmos apenas uma cultura, se deixarmos o solo vivo morrer de venenos em um esforço linear para "parar uma praga", na verdade perdemos essa inteligência sistêmica vital e inata do mundo natural — um sistema é intraconectado como um todo.

Simplesmente Ser e uma Memória Implícita da Totalidade

Como feto — um corpo em crescimento continuamente alimentado flutuando em um banho de temperatura corporal constante — não há necessidade de comer ou respirar: o corpo de nossa mãe faz o trabalho vital para atender a todas as nossas necessidades enquanto simplesmente existimos. À medida que nosso sistema nervoso cresce, as conexões entre suas células básicas, os neurônios, mudam a força de suas ligações de maneiras que acreditamos construir a memória — uma experiência que foi codificada e armazenada e que pode ser recuperada em algum momento futuro. Provavelmente nos lembramos, no que é chamado de "nível implícito", desse estado de "estar em harmonia com o útero", sem nada que precisamos fazer, apenas para simplesmente ser. Éramos um sistema com o útero, uno, simplesmente sendo.

A memória implícita desse estado de ser inteiro pode ser paralela à sensação do espaço de ser discutido anteriormente, que também está em nossas origens — a maneira como viemos a ser — ontológicas. Podemos ver aqui nossas duas facetas de experiência nas quais temos o direito inato da totalidade existencial: um mar de potencial, o estado quântico de ampla possibilidade aberta; e um estado uterino de repouso em união com o útero, em um estado de totalidade.

Esse estado de ser inteiro, do mar de potencial (a fonte sem forma de todas as formas), pode servir como nossa imagem de como podemos descansar na ampla possibilidade de ser antes de nos comprometermos com qualquer forma específica ou tipo de ação como um corpo de ação no mundo. Nessa perspectiva do todo do ser, a intraconexão é o ser todo. Com essa totalidade do ser, esse ser inteiro, as distinções fixas entre o self versus você, nós versus eles, o self versus outro não têm significado porque tais distinções não existem na realidade sistêmica da intraconexão.

Essa realidade em que vive o feto em crescimento — uma realidade com pelo menos duas facetas: o mar de potencial e a totalidade sistêmica do útero — nos convida a considerar que talvez um anseio por uma sensação de totalidade, de descansar em um espaço de ser, pode se relacionar com essas duas facetas. Essa sensação de ser inteiro pode surgir tanto do microestado quântico de conexão quanto das memórias do ambiente do útero de apenas ser. E uma vez que saímos do útero, podemos lembrar implicitamente e perder essa sensação de totalidade. Essa sensação de que algo está faltando pode ser mais do que uma fantasia, mais do que um desejo mal colocado; pode, de fato, ser uma memória implícita de algo real, um vislumbre que nos lembra do útero e talvez do reino microestado menos visível da realidade, uma realidade que permanece conosco — mesmo que sob nossa consciência cotidiana — pelo resto de nossa vida. E, dessa forma, o anseio que às vezes sentimos pela totalidade e simplesmente ser — não nos sentirmos fraturados e sozinhos, separados do resto da realidade, nem forçados a continuar "fazendo" a sobrevivência — pode ser um desejo de acessar nosso direito de primogenitura para retornar à totalidade do ser.

O sistema nervoso lembra, antes e abaixo do pensamento consciente, por meio de mudanças nas conexões entre suas células básicas, nossos neurônios. Esse sistema nervoso é ativado à medida que a energia flui através de suas teias de células interconectadas — é assim que nosso cérebro codifica a experiência. Essas ligações neurais ativadas podem armazenar esse padrão de disparo e, posteriormente, recuperar um padrão de disparo semelhante, embora nunca exatamente igual, ao padrão disparado durante a codificação.

A memória pode ser definida como a forma como uma experiência em um ponto leva a uma mudança em algum ponto futuro. A pesquisa sugere que no início de nossa vida, pelo menos nos últimos meses no útero, o sistema nervoso está maduro o suficiente para codificar a experiência, armazená-la e recuperar alguma representação dela posteriormente. A primeira e mais fundamental camada de memória do desenvolvimento é chamada de memória implícita. Essas memórias implícitas tornam-se disponíveis nos últimos meses no útero e nos influenciam pelo resto de nossa vida, permitindo-nos aproveitar redes de sensação corporal, percepção, emoção e, posteriormente, ações comportamentais conhecidas como memória processual. Uma característica importante dessa camada implícita de memória é que nenhum tipo particular de atenção consciente é necessário para estabelecer firmemente essas codificações.

Quando essas memórias implícitas puras são recuperadas, elas ativam o sistema nervoso em um padrão semelhante ao tempo de codificação. A diferença entre esta e a memória explícita é que, na forma implícita pura, a memória não é rotulada ou é rotulada com uma sensação de "Ah, estou me lembrando de algo do passado". A recuperação da memória pura e implícita cria um estado de ativação neural semelhante à experiência original e sem ser rotulado como uma lembrança.

Por exemplo, se uma criança foi mordida por um gato, a percepção daquele felino, emoção do medo e sensação corporal de dor podem ser totalmente codificadas na memória implícita e então armazenadas nas conexões em seu cérebro. Nessa idade precoce, o desenvolvimento de outra parte do cérebro, o hipocampo, ainda não ocorreu e, portanto, a experiência pode permanecer na forma implícita pura. Mesmo em indivíduos mais velhos, o bloqueio da função do hipocampo pode permitir que a memória implícita permaneça em seu estado puro e não integrado de armazenamento. Mais tarde, um mês ou um ano ou décadas depois, na vida dessa criança (ou na vida de um indivíduo mais velho com codificação hipocampal prejudicada), eles podem encontrar outro gato, talvez da mesma cor ou tamanho, e isso pode servir como uma lembrança gatilho, e essas memórias armazenadas implicitamente podem ser recuperadas automaticamente — e como puras reativações de memória implícita, elas não são marcadas como vindas do passado. Assim, aqui e agora, eles sentiriam a dor como uma sensação corporal, veriam a agressão no gato — talvez de forma ampliada, como uma criança pequena pode perceber o agressor felino original — e sentiriam o medo do encontro no momento presente; nenhuma dessas sensações, percepções ou emoções pareceria uma memória sendo relembrada, mas sim uma experiência acontecendo agora.

Você pode imaginar como essa forma de recuperação pode ser desconcertante para algumas pessoas, pois as faz sentir que estão experimentando algo que está realmente acontecendo agora, mesmo que seja, de fato, uma lembrança implícita de algo que aconteceu no passado. Isso pode explicar os flashbacks durante certos momentos dolorosos de traumas não resolvidos, e isso pode ser a fonte raiz de um anseio que podemos ter pela totalidade, um anseio por algo que parecemos perceber através de um filtro nebuloso do passado, alguma coisa ou algum tempo que não podemos identificar, uma sensação de simplesmente estar em paz, um sentimento de ressonância. Esse sentimento pode ser um eco implícito de nosso passado no útero — e um vislumbre, talvez, do plano de possibilidades que repousa no infinito presente no reino do microestado de nossa vida.

No útero, a codificação de memória implícita de apenas ser envolve redes de memória sensorial, corporal e emocional que provocam uma sensação de estar em harmonia com... algo — o útero, o universo... Não haveria sensação de "Oh, estou me lembrando agora", apenas a sensação corporal da experiência da própria totalidade. E quando sentimos a disparidade entre nossa vida ocupada, aqui neste mundo cheio de ar, e esse sentimento de ser inteiro, incluído, apenas sendo, é natural que nosso desejo se intensifique. Existe alguma maneira de acessarmos o espaço do ser, o mar do potencial e o estado de ser inteiro, um com o útero, ao qual desejamos retornar ou encontrar de novo? Nosso desejo de pertencer surge dessas facetas da totalidade, de modo que conhecemos implicitamente a paz de ser totalmente aceito e a plenitude e a alegria de simplesmente ser?

Do Ser ao Fazer

A transição de simplesmente estar no útero para a necessidade de "fazer" na vida pós-uterina é enorme — a vida que levamos após o nascimento contrasta monumentalmente com o descanso no fluxo da experiência no útero. Enquanto cada célula envolta por membrana tem a missão de viver e tem estado ocupada com seu processamento intracelular, o corpo como um sistema inteiro nunca teve que focar sua energia em esforços intencionais para alcançar algo em particular — este é o sentido subjacente de nosso self corporal simplesmente como sendo em oposição a sistemas somáticos, que abrangem todo o corpo e são levados a realizar algo, a fazer algo para sobreviver. Essa mudança de ser para fazer é preenchida com um novo senso de urgência, um novo impulso para sobreviver.

O estado pré-natal de nosso sistema corporal provavelmente tem em sua memória experiencial a mudança de sensações amplas e movimento livre durante as semanas e meses após a concepção para uma sensação restrita à medida que nosso corpo cresce para preencher o útero. Então, nosso mundo muda repentinamente: seja por parto vaginal ou cesariana — experimentamos a mudança abrupta de um útero interno, quente e aquoso para um mundo cheio de novas sensações. Luzes brilhantes atingem nossas retinas; brisas com várias temperaturas e odores fluem sobre nossa pele, pelo nariz e nos pulmões; ondas de rádio comprimidas atingem nossos ouvidos como som; texturas e pressões criam novas sensações táteis em nossa pele; e compostos em nossa língua criam sabores que nunca experimentamos.

Esses são novos padrões de energia, chegando até nós de fora de nosso corpo revestido de pele pela primeira vez. No útero, não precisávamos distinguir nossa forma fetal do útero. Nossa identidade poderia incluir a totalidade de tudo — éramos um com nosso útero/universo, experimentados e abraçados sem limites. Agora, de repente, nossa membrana de pele que envolve nosso self somático está interagindo com um novo mundo, com novos padrões de energia, e agora essa coleção de massa distinta, fisicamente desconectada e diferenciada, o corpo, começa a definir experimentalmente quem é dentro desse novo mundo.

Com essas novas sensações, o corpo capta o fluxo de energia "fora" de si mesmo e o interpreta, o que significa que agora distinguimos entre interno, dentro do corpo, e externo, fora dos limites da pele do corpo. Cada célula do nosso corpo — por eras, desde o início da vida como a definimos — fez essa distinção membranosa; agora nosso corpo somático estende esse contraste básico interno versus externo, usando a pele como nossa "membrana" definidora.

E também começamos a experimentar sensações inteiramente novas de dentro do nosso corpo — sensações somáticas diretamente relacionadas à nossa sobrevivência. Sentimos um impulso inato para respirar. Surge uma intensa sensação de fome, acompanhada por um impulso energético, uma vontade de comer. As dores de precisar de nutrição e oxigênio são novas — pois no útero, tudo foi fornecido por meio do cordão umbilical. E nossos resíduos também foram filtrados, pois os processos maternos automáticos nos mantiveram sem que tivéssemos que fazer nada. Não havia necessidade de comer, respirar ou eliminar — podíamos simplesmente ser, e tudo estava resolvido.

Em termos de uma experiência do self, da identidade e do senso de pertencimento, eu e você — indivíduos aqui no mundo onde vivemos e nos comunicamos entre nossas relações — podemos recorrer apenas à memória implícita para imaginar como o centro da experiência que chamamos de "self" agora é profundamente diferente do que experimentamos no período pré-natal.

Reorientando Nossa Lente Identitária do Linear Para os Sistemas

Após o nascimento, o sistema nervoso de nosso corpo continua a se desenvolver à medida que experimenta, registra e relaciona as interações de nosso corpo somático com os fluxos de energia do mundo "externo". Como ocupantes de um corpo com um cérebro PDP incorporado que está crescendo em uma cultura linear e estreita focada em lentes identitárias, nossa percepção consciente desses fluxos pode ser moldada para se manifestar em termos lineares e não em termos sistêmicos: Meu corpo está aqui; ele digita algo agora nesta página. Você lê estas palavras; você tem uma resposta. Essa é uma sequência linear de causa e efeito entre um eu aqui e um você ali. Podemos interagir, sim, mas estamos fundamentalmente separados nesta visão de mundo linear.

Uma perspectiva de sistemas, em contraste, capta como nos tornamos conscientes e até mesmo sentimos como intrincados processos não lineares de influência mútua fundamentam o desenrolar da experiência. Essa perspectiva de sistemas é muito mais difícil de articular com palavras lineares, especialmente considerando que substantivos compõem a maioria das palavras em inglês e outras línguas modernas. Essa maioria é diferente em muitas línguas indígenas, como as dos Potawatome da América do Norte ou os dialetos aborígines da Austrália, nos quais os verbos são dominantes. Relacionamentos interdependentes e multidirecionais também são muito mais difíceis de medir e mais desafiadores de ilustrar em um desenho ou diagrama. Mas desde o final do século XX, desenvolvemos o poder computacional para detectar e iluminar a sinergia subjacente do funcionamento dos sistemas usando análises matemáticas que nos permitem entender as interações, por exemplo, como as nuvens se movem pelo espaço, como as multidões interagem e como ambientes funcionam como sistemas complexos. Esses insights revelaram uma poderosa reciprocidade de influência que é multidirecional, não apenas linear na causalidade, e o surgimento de algo maior do que a soma dos componentes do sistema que são profundamente importantes para respeitar e apoiar nos sistemas profundamente conectados em que todos vivemos.

Na transição para a vida após o nascimento, uma visão linear torna-se parte de nosso modo de viver, talvez em todos os bebês, independentemente de nosso ambiente cultural. Sentimos fome, gritamos, um cuidador vem nos alimentar, nos sentimos saciados e bem — tudo isso é uma sequência linear. É uma visão que nos serve bem em muitas situações, mas não é toda a história de como o mundo funciona.

O pensamento linear que vê as relações de causa e efeito entre as partes separadas pode ser uma maneira prática de viver com benefícios de sobrevivência ao atender às nossas necessidades do ponto de vista do corpo como um centro de experiência — o self interior. Se o indivíduo continuar a manter essa perspectiva linear sozinho — se o self interior for o único self — então a realidade mais ampla de fazer parte de camadas entrelaçadas de sistemas pode ser perdida tanto para a percepção quanto para a concepção. Se as mensagens de informação embutidas da família e da cultura mais ampla continuarem a reforçar essa individualidade, pode haver pouco para desafiar essa visão singular e focada na sobrevivência da individualidade do eu; nem mesmo sabemos, a partir desse processamento linear abrangente, que o que sabemos não é tudo o que pode ser conhecido.

Nossa vida é realmente parte de um conjunto geral mais amplo de processos interativos que nos afetam afetando nossos cuidadores: seu ambiente atual e sua própria história de vida. Aprender a sentir essas influências nos ajuda a ver em termos sistêmicos. De um ponto de vista linear, nossa identidade é como uma entidade, uma coisa semelhante a um substantivo, fixa e separada do resto. Esta é a origem do self-solo. De uma perspectiva sistêmica, nossa identidade é mais um verbo — um ponto nodal dinâmico em um sistema de fluxo de energia e informação acontecendo através de nós, através do nó do corpo, como parte de um todo maior. Como discutimos, pode ser que, por muitas razões (incluindo nosso impulso de sobrevivência para a certeza e as restrições de cima para baixo autorreforçadas do processamento linear e pensamento de nós mesmos como substantivos), é provável que tomemos — ou equivocadamente tome — o nódulo do corpo como a totalidade do self, em vez de identificar tanto o nó interno do corpo quanto o intersistema como compreendendo nosso verdadeiro self.

Assim que nascemos, a realidade de viver em um corpo — um grande acúmulo de moléculas que podemos chamar de "macroestado" — torna-se uma parte dominante de nossa vida. Embora o reino quântico do microestado nunca desapareça, o reino do macroestado pode vir a dominar nossa percepção e, nas configurações culturais modernas, ser reforçado como a única visão que é real. No entanto, nossa lente identitária e pode mudar não apenas de um ângulo estreito para um amplo, de nosso corpo somático para nossas conexões através do tempo e do espaço com todos os aspectos do universo; também podemos mudá-lo de macro para micro.

O corpo é uma entidade real que requer ação para sobreviver: respirar para trazer oxigênio e expelir dióxido de carbono; comer quando está com fome para trazer nutrientes; beber para manter o equilíbrio fisiológico e a hidratação; defecar e urinar para eliminar toxinas; suar ou tremer para manter a temperatura corporal. Mas nascemos desamparados e, portanto, como organismos relacionais, como mamíferos, também precisamos de conexão para sobreviver — conexões com as pessoas e conexões com a natureza, com o planeta. Cada uma dessas necessidades de sobrevivência envolve compartilhar o fluxo de energia. Quando esse fluxo atende às nossas necessidades fisiológicas e relacionais, prosperamos. Bebês sem cuidados físicos certamente murcham e morrem, mas também bebês sem apego humano. Sem conexão com a natureza, nossa saúde mental sofre — ficamos distraídos, deprimidos e desconectados.

Por essas razões enraizadas na sobrevivência, neste novo mundo pós-uterino, fazer para se conectar — com outras pessoas, com a natureza — torna-se uma questão de vida ou morte.

INFÂNCIA

À MEDIDA QUE NÓS, HUMANOS, EVOLUÍMOS PARA UMA POSTURA ERETA, como atestam minhas costas às vezes doloridas, especialmente após o acidente com o cavalo, nosso quadril e nossa coluna se ajustaram de maneiras que não apenas nos colocaram em risco, mas também resultaram em um estreitamento do canal de parto nas fêmeas, exigindo que nossa prole partisse relativamente cedo do útero para que o corpo do recém-nascido pudesse fazer a passagem segura para este novo mundo. Entramos neste mundo chocantemente diferente e cheio de ar com uma imaturidade que nos torna muito dependentes de nossos cuidadores para sobreviver. De fato, o período durante o qual a prole humana, desde os primeiros anos de vida até a infância e adolescência, depende de seus cuidadores é um dos períodos mais longos de qualquer mamífero. Para o desenvolvimento do cérebro, isso denota que os fatores genéticos e epigenéticos continuarão a impactar o crescimento neural inicial ao mesmo tempo em que as experiências diretas — o fluxo de energia e a informação — contribuem para moldar a função e estrutura crescente de nosso cérebro imaturo. Nós nos tornamos quem somos a partir de um ponto de partida de conexão relacional essencial que permanece importante ao longo da vida.

Redes, Motivação e Emoção

À medida que as sensações somáticas fluem por nosso corpo, a energia flui por todo o sistema nervoso interconectado que chamamos de cérebro corporificado, com suas tapeçarias semelhantes a teias tecidas ao redor de nossos intestinos, envolvendo nosso coração e preenchendo nossa cabeça. O fluxo de energia através dessas redes neurais de processamento distribuídas paralelamente interconectadas pode ser chamado de "disparo neuronal". Essa atividade envolve o fluxo de energia elétrica à medida que os íons se movem para dentro e para fora das membranas do neurônio. À medida que o fluxo iônico de carga elétrica atinge uma conexão sináptica com um neurônio na sequência, os neurotransmissores são liberados para transportar o fluxo para o próximo neurônio. O fluxo para um neurônio pode consistir em entrada inibitória ou excitatória ou ambas de muitos outros neurônios, que se conectam através do corpo celular e seus muitos dendritos; e o neurônio então soma essa entrada e dispara um potencial de ação (quando a entrada excitatória é maior que a inibitória) — ou não (quando a entrada inibitória é maior que a excitatória) — para baixo de seu único axônio para enviar o fluxo de energia para o corpo celular e os dendritos da próxima membrana do neurônio receptor.

Esse fluxo de energia eletroquímica surge como padrões de disparo distribuídos de forma neuronal que chamamos de "representações neurais". Nosso cérebro corporificado pode nos permitir experimentar a condução de baixo para cima — o mais próximo possível de um fluxo de energia pura no corpo, como ouvir a brisa soprando entre as árvores ou sentir a grama entre os dedos dos pés. Essas representações também nos permitem usar construções de cima para baixo para nomear essas sensações de baixo para cima — nós literalmente representamos o ar fluindo pela floresta, para nós mesmos e para os outros, como o símbolo linguístico, brisa.

Somos criaturas vivendo em um corpo, então, de uma certa perspectiva, tudo o que nosso sistema nervoso faz, incluindo a condução de baixo para cima como sensação, é, na verdade, uma tradução do fluxo de energia em informação — aquele ar soprado pelo corpo é o próprio ar; uma vez que o sentimos, mesmo antes de percebê-lo ou nomeá-lo, não é mais o ar soprando, mas sim a experiência de nosso corpo com o ar soprando.

Os poetas tentam usar palavras para nomear a sensação que ocorre antes mesmo da construção de cima para baixo que chamamos de percepção. Podemos tentar usar palavras e até mesmo seu ritmo e seus padrões na tentativa de ir além, antes ou abaixo da construção das próprias palavras. E, no entanto, enquanto a condução da sensação é influenciada pela anatomia de nosso corpo, com nossa variedade particular de sentidos e suas capacidades, nossa construção mental — em suas muitas formas: percepção, concepção, cognição, ação — é moldada mais por nossas conexões neurais do cérebro, muitas das quais são construídas a partir do aprendizado anterior. Nossas percepções são moldadas por nossas experiências — é por isso que chamamos isso de processo de cima para baixo. De baixo para cima indica a entrada mais direta de nossos órgãos sensoriais "inferiores" à medida que se move para cima; de cima para baixo significa que os eventos anteriores moldaram como filtramos a entrada através dos mecanismos neurais "superiores" para influenciar o que experimentamos do "topo" — da experiência anterior.

E, a partir de nossas percepções, construímos representações simbólicas, como imagens, ideias e linguagem linguística. Essas são todas as maneiras pelas quais a energia está formando, ambas representam algo diferente de si — é informação, neste caso, filtrada pelo que aprendemos, moldada pelo que acreditamos. Esta é a origem da noção de que "nós vemos o que cremos" — o que percebemos não é o que sentimos — é o que passamos a crer que é verdade, não necessariamente uma visão clara do que é real. Assim, a sensação é condução e o resto é construção. Nossa experiência do self — com sua experiência subjetiva direta, percepção e ação — tece tanto de baixo para cima quanto de cima para baixo. Condução é nossa experiência de simplesmente ser; construção é fazer coisas com essa condução, como quando construímos nossas memórias e nossos modelos mentais. Tanto a construção quanto a condução são necessárias — nenhuma é melhor que a outra; cada uma está destinada a viver plenamente.

Tanto a condução quanto a construção moldam nosso senso de self, identidade e pertencimento. Quando sentimos o fluxo de energia no corpo, usamos o termo "interocepção". Quando sentimos o movimento do corpo, usamos o termo "propriocepção". Juntos, podemos nos referir a esses dois tipos de sensação como consciência corporal, o que na ciência ocidental chamamos de "sexto sentido". Os primeiros cinco sentidos — audição, visão, olfato, paladar, tato — são como recebemos fluxos de energia de fora do nosso corpo. O sexto sentido, consciência corporal, é como estamos conscientes dos fluxos de energia dentro de nosso corpo. Sentir esses fluxos de energia de fora e de dentro do nosso corpo é vital para o nosso bem-estar. Nos apêndices, as práticas da Roda da Consciência e do Movimento Integrativo convidam você a mergulhar profundamente na condução dos sentidos com foco atencional e o movimento do corpo. Um aspecto dessas experiências é aprender a distinguir a condução da construção e, em seguida, conectá-las no processo de integração em vários domínios.

No cérebro, camadas de redes neurais executam e organizam diferentes funções e padrões de nossos processos condutivos e construtivos. Com cerca de 100 bilhões de neurônios e uma média de 10 mil conexões ligando um determinado neurônio a outros neurônios, o cérebro da cabeça — o cérebro encapsulado — é extraordinariamente complexo. Seu número de conexões excede o número de estrelas no céu, e o número de possíveis padrões de disparo é maior do que o número proposto de átomos no universo. Este órgão é tão complexo que pode até nomear a si mesmo: o cérebro.

Um modelo útil para entender as camadas básicas do cérebro é o modelo da mão do cérebro (Figura 4.1). Com os dedos envolvendo o polegar dobrado para formar um punho, seus dedos representam o córtex, a camada externa do cérebro. Esta é a nossa região cartográfica, aquela que faz representações neurais de entrada sensorial e as traduz em percepção, pensamento, memória, narrativa, crença e planejamento para realizar ações.

Abaixo do córtex estão muitas regiões importantes, incluindo as áreas límbicas e do tronco cerebral. No modelo da mão, o polegar representa a área límbica, que tem um lado esquerdo e outro direito, assim como o córtex acima dele. Embora a área límbica, que compreende o hipocampo, a amígdala e o giro do cíngulo, não seja uma estrutura única, seus componentes compartilham neuroquímica e histórias evolutivas semelhantes, de modo que podemos discutir os processos inter-relacionados do hipocampo e da amígdala, por exemplo. As estruturas dessa região límbica historicamente denominada nos ajudam a avaliar o significado da experiência, a direcionar nossa atenção, a formar memórias e a mediar alguns aspectos da emoção.

Continuando anatomicamente para baixo com o modelo de mão do cérebro, no qual a palma da mão simboliza a região evolutivamente mais antiga, o tronco cerebral, que se conecta à medula espinhal. O tronco cerebral tem pelo menos 300 milhões de anos e é chamado de "cérebro reptiliano"; a área límbica de 200 milhões de anos é chamada de "antigo cérebro", e o córtex, também conhecido como neocórtex, é o "novo cérebro". A área do tronco cerebral medeia as necessidades corporais básicas, como respiração, digestão, função cardíaca e o ciclo vigília-sono. O tronco cerebral também domina como reagimos à ameaça, mediando as reações de luta, fuga, congelamento ou desmaio ou reatividade "4F", quando enfrentamos desafios que ameaçam a vida.

Modelo de Mão do Cérebro

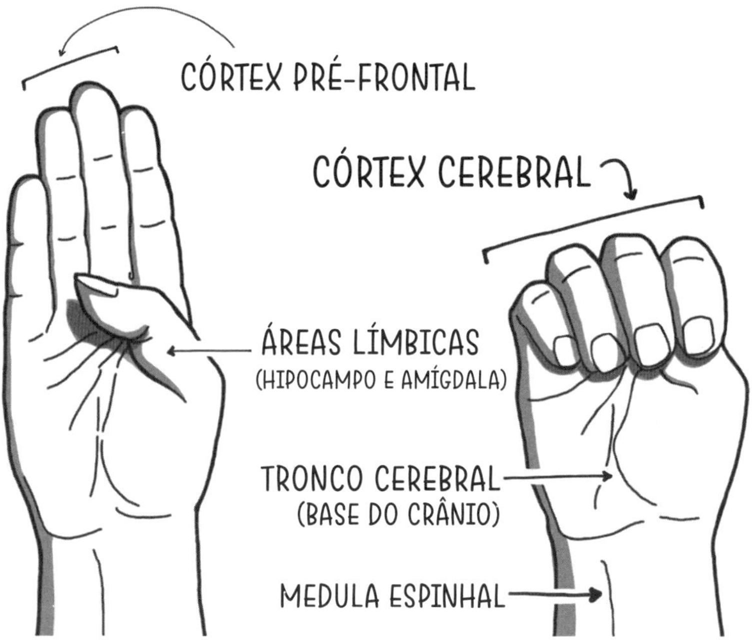

Figura 4.1 Modelo de Mão do Cérebro.

Ao ler ou ouvir essas palavras, você está usando seu córtex — os dedos externos envolvendo o resto do cérebro. Se você está vendo essas palavras, por exemplo, a energia da luz fluindo para seus olhos passa pelo nervo óptico e finalmente chega ao lobo occipital na parte posterior do córtex. Lá, os padrões de disparo neural são codificados em representações neurais que permitem que você perceba visualmente essas palavras. Se você estiver ouvindo isso como um audiolivro, a energia das ondas sonoras, como movimentos de moléculas de ar, está atingindo seu tímpano, deslocando essa membrana e traduzindo energia cinética em fluxo de energia eletroquímica no nervo acústico. Isso leva a disparos neurais nas áreas laterais do córtex, os lobos temporais, onde a sensação do som é construída na percepção da audição.

Para a linguagem, um conjunto complexo de processos, especialmente centrado no lobo temporal no lado esquerdo do córtex, permite que você decodifique a entrada de seus olhos e ouvidos no significado da linguagem, capacitando-o a transformar essas sensações visuais ou auditivas em percepção, compreensão e ação como expressão.

Nosso corpo inteiro tem muitos padrões de fluxo de energia, percebidos com propriocepção e interocepção — o que podemos chamar coletivamente de sensações corporais. Algumas sensações emergem das redes PDP ao redor do coração e do intestino, que também transmitem energia e informações sofisticadas além do canal da própria sensação — e são a fonte das frases "escute seu coração" e "confie na sua intuição". Nosso coração e intestino oferecem percepções, intuição e até mesmo sabedoria sobre os quais o terceiro cérebro, o cérebro encapsulado, pode agir — mas muitas vezes pode ignorar. Cada um desses processos é fundamental para o que queremos dizer com o termo "cérebro corporificado". Dado que o coração e os intestinos estão abaixo do córtex cerebral da cabeça, e que nos referimos às áreas desse cérebro encapsulado que estão abaixo do córtex como subcorticais, podemos ser sábios em cultivar e integrar tudo isso sob esse termo amplo, "subcortical", para nomear e reconhecer essas mensagens neurais e convidá-las para o nosso raciocínio e processos de tomada de decisão. Dessa forma, o raciocínio que geralmente é dominado pelo córtex cerebral da cabeça pode se tornar mais integrador à medida que aprendemos a ouvir profundamente esse mundo subcortical interno sensorial e não linguístico — para sintonizar nosso coração e nossos sentimentos viscerais.

Durante os primeiros dias de vida extrauterina, um conjunto de redes subcorticais que impulsionam nossa experiência interior e ação externa torna-se bastante ativo. Esses sistemas motivacionais nos levam a nos conectar, proteger e corrigir — para fazer uma união relacional, para nos proteger de danos e corrigir um erro. O neurocientista Jaak Panksepp (1998; 2009; 2010) escreveu extensivamente sobre o que estamos nomeando aqui como conectar, proteger e corrigir e descreve o sentimento subjetivo, ou emoção, desses sistemas motivacionais de três maneiras: tristeza e angústia pela separação são representados pelo sistema AFLIÇÃO; o medo como ansiedade antecipatória é representado pelo sistema TEMOR; e a raiva como um impulso para ser fortalecido, para ter arbítrio para corrigir um erro, é representada pelo sistema IRA.

Esses sistemas subcorticais desempenham um papel central no que podemos chamar de nossa "vida emocional" e ajudam a direcionar nossa consciência mediada corticalmente. E nosso córtex também ajuda a construir nossa vida emocional — nossos sistemas internos subcorticais e nossos processos descendentes mediados corticamente se entrelaçam para formar o "tom" de sentimento de nossas experiências contínuas.

Para uma criança pequena, esses sistemas subcorticais dirigem alguns dos primeiros estados internos e levam à ação que surgem em nossa consciência:

- sistema AFLIÇÃO: sentindo desamparo → impulso por conexão
- sistema TEMOR: sentindo medo → impulso por proteção
- sistema IRA: sentindo fúria → impulso por correção

O impulso para se conectar pode ter uma sensação subjetiva que varia de leve solidão a tristeza, desamparo ou desespero. O impulso por proteção, de estar seguro, tem sensações ao longo do espectro, desde sensação de inquietação, ansiedade ou medo até pânico ou terror. O impulso para corrigir um erro é nossa motivação para sermos fortalecidos, para sermos uma fonte eficaz de ação; esse sistema pode dar origem a sentimentos que vão desde uma leve irritação até raiva, fúria ou ira.

Dessa forma, o sentido de um centro de experiência, de ser e de fazer — um senso do self — é moldado por esses sistemas motivacionais fundamentais mediados subcorticamente e pelas emoções e comportamentos que eles representam desde o início de nossas experiências fora do útero. A sensação subjetiva, a perspectiva e a ação do self são moldadas por dentro, em parte, por essas redes motivacionais subcorticais herdadas. Esse é um breve vislumbre da arquitetura somática interna que molda nosso senso emergente de experiência desde nossos primeiros dias. À medida que crescemos, esses mesmos mecanismos, conscientes ou não, continuam a influenciar não só o que tem sentido em nossa vida, mas também o foco de nossa atenção e os comportamentos interativos que temos nas relações interpessoais.

O Fazer e a Construção da Percepção

Viver em um corpo após o nascimento requer, nas palavras de meus colegas Laura Baker, David e Denise Daniels, Jack Killen e nas minhas próprias palavras — em todas as suas camadas internas e relacionais — que "trabalhemos para viver". Devemos fazer para sobreviver. Embora isso, frequentemente, envolva atos lineares simples de sobrevivência, como comer quando estiver com fome e dormir quando estiver cansado, ver a natureza fundamental das experiências através das lentes do fluxo de energia pode nos ajudar a entender as maneiras muitas vezes ocultas e mais complexas em que vivemos uma realidade de sistemas.

A experiência é o fluxo de energia. Às vezes, esse fluxo é direto, como um conduto de baixo para cima, como a água pelo duto de uma mangueira: natural, não filtrada, sem reapresentar ou simbolizar algo. Outras vezes, esse fluxo de energia é construído com base em nosso aprendizado anterior, como uma forma de filtrar de cima para baixo o que sentimos enquanto construímos categorias, conceitos e símbolos. Assim como na condução de energia, a construção mental pode ser interna ou relacional. O processamento da informação, conhecido como cognição, é moldado por processos neurais dentro do nosso corpo, e o compartilhamento de informações, a comunicação, é formado pelas relações que temos fora do nosso corpo, nos conecta com as pessoas e com o planeta. Esse espectro de formas internas e intermediárias de simbolizar a energia em informação se encaixa na visão da ciência cognitiva de nossas construções mentais como atuadas e incorporadas, bem como além do corpo, pois são estendidas e incorporadas em nossos mundos relacionais.

Com 3,5 bilhões de anos de ancestrais — 500 milhões de anos de evolução dos vertebrados, 200 milhões como mamíferos e cerca de 50 milhões de anos como primatas —, compartilhamos muitas estruturas corporais internas que formam como a energia flui em nossa vida para nos ajudar a sobreviver. Essas redes motivam nossos comportamentos e moldam nossa sensação interna de estarmos vivos, nossos sentimentos, nossas sensações e aquela tapeçaria que chamamos de "significado" e "emoção".

Se não tivéssemos sistemas motivacionais no corpo para nos levar a respirar, comer, beber e nos conectar, morreríamos. Esses sistemas somáticos permitiram que nossos ancestrais sobrevivessem e se reproduzissem, transmitindo seus códigos genéticos — bibliotecas de informações moleculares que determinam como nosso corpo cresce e se desenvolve. Compartilhamos o impulso de respirar, por exemplo, com nossos ancestrais vertebrados (incluindo répteis e mamíferos); o impulso de se conectar, compartilhamos com nossos parentes mamíferos. Compartilhamos hierarquias sociais com nossos primos primatas e, então, como seres humanos, compartilhamos o uso da linguagem e a criação dos filhos, vivendo como coleções sofisticadas de indivíduos que colaboram como um grupo. Para aumentar nossa sobrevivência, utilizamos um processo chamado "aloparentalidade", no qual compartilhamos o cuidado de nossos jovens com alguns membros selecionados de nossa comunidade. Eu e você, juntos, herdamos tudo isso.

A aloparentalidade introduziu em nossa vida o benefício de sentir a mente de outra pessoa — intenções, emoções, humor, atenção e consciência — para que pudéssemos aprender a confiar nela, ou não, com o cuidado vital de nossa preciosa prole. Essa visão mental — a capacidade de sentir a vida mental interior dos outros com empatia e compaixão — então evoluiu, sugere uma perspectiva, para ser aplicada também à nossa vida interior, permitindo-nos ter percepção: uma perspectiva interior sobre a natureza de nossa própria mente. Essa rica fonte interna de texturas subjetivas nos oferece a capacidade de construir uma noção interior de self e identidade, seja uma noção estreita que pode vir a nos limitar ou, se aproveitarmos o poder da visão mental de maneira eficaz, uma com um foco de ângulo mais amplo que realmente enriquece e liberta nossa vida. Depende de nós se nossa própria experiência de identidade e nosso senso de pertencimento prejudica ou ajuda os sistemas que somos, os sistemas nos quais vivemos.

Interior e Exterior: O Self e o Outro

Precisamos uns dos outros. Quando estamos com fome, pedimos comida; quando estamos sozinhos, pedimos conexão; quando estamos angustiados, clamamos por consolo. Essa conexão social pode ser vista como uma troca de energia e informações: a que chamamos de comunicação. Além das necessidades relacionais, o corpo precisa de sustento — comida, água, calor — para manter a homeostase fisiológica, o equilíbrio das funções somáticas básicas do corpo. Nutrição, então, é sobre necessidades materiais e relacionais sendo atendidas por outras pessoas em nossa vida. Somos entidades interconectadas vivendo no espaço e tempo. Sobrevivemos honrando a natureza interdependente de nossa realidade, não ignorando essa essência fundamentalmente conectada de quem somos. Essa é a realidade de nossa vida; é especialmente proeminente em nossos primeiros anos de infância, quando nossa dependência dos outros leva à vida ou à morte. Como um sistema vivo intraconectado da Terra, essas necessidades entrelaçadas umas das outras permanecem por toda a vida, através do tempo, espaço e espécies.

Desde o momento em que entramos no útero, precisamos de nossa mãe, nossa cuidadora, para nos permitir sobreviver, crescer e prosperar. Como mamíferos, nascemos no mundo precisando de uma conexão com nossa figura primária de apego, nossa mãe. Como seres humanos, compartilhamos esse apego com mais do que apenas a mãe em cujo útero crescemos — o processo de aloparentalidade nos permite viver de forma colaborativa como uma comunidade, uma coleção de pessoas cujas habilidades de visão mental nos ajudam a conectar-nos com as vidas mentais internas uns dos outros, de dentro, bem como por meio de comportamentos externos — o que podemos ver com nossos olhos, nossa visão física. Nosso cérebro social geneticamente moldado precisa dessa conexão interpessoal: os relacionamentos fornecem as bases experienciais de união que não apenas nos mantêm vivos, mas também moldam como nosso cérebro cresce, permitindo-nos prosperar.

Quando as conexões relacionais são integradoras — quando somos honrados pelas diferenças e quando são criados vínculos compassivos — a integração do nosso cérebro cresce. Cérebros integrados permitem que a regulação ideal se desenvolva: como regulamos nossa atenção, como experimentamos nossas emoções e humores, como gerenciamos pensamentos, memórias, relacionamentos, comportamentos e moralidade — cada um deles depende da integração neural. A simples realidade intraconectada do fluxo de energia e bem-estar, para nós como seres humanos, é esta: a integração relacional estimula o crescimento da integração neural, que é necessária para uma regulação ideal.

As conexões neurais surgem de duas formas fundamentais: experiência-expectante e experiência-dependente. O desenvolvimento expectante envolve nosso DNA codificando o crescimento de nossas redes neurais muito cedo na vida, mesmo sem entrada externa, como nossos sistemas sensoriais visuais e auditivos. Os crescentes sistemas neurais, em cada membro de nossa espécie, esperam que essa forma de entrada seja recebida. Por exemplo, nosso sistema visual espera receber luz e, com essa entrada, desenvolver ainda mais nossa capacidade de ver; nosso sistema auditivo espera receber som e desenvolver ainda mais nossa audição. Esses são sistemas neurais de experiência-expectante.

À medida que vivenciamos eventos únicos em nossa vida — como aprender a andar de bicicleta ou ouvir um certo tipo de música — a entrada recebida ativará genes, permitindo que novas conexões cresçam entre os neurônios. O crescimento da conectividade neural com base em novas experiências é chamado de desenvolvimento dependente da experiência. Esse crescimento da conectividade depende de experiências específicas que são únicas para cada um de nós, experiências que nossos sistemas não podem esperar que aconteçam para todos os membros de nossa espécie, como desenvolvimento de expectativa de experiência. Aprender a andar de triciclo é um exemplo: podemos desenvolver a memória e as habilidades para andar, construí-los em nossas conexões sinápticas que ligam os neurônios em redes para a memória e estabelecer as bainhas de mielina entre os neurônios interconectados para a construção de habilidades. Mas nem toda criança terá essa experiência. Essas redes, construídas a partir do zero, são inicialmente estimuladas pela expressão gênica seguindo o fluxo de energia para o sistema nervoso, que são então desenvolvidas e mantidas pela atividade neural que é ativada pela experiência repetida. Esse é o crescimento neural de experiência-dependente.

No geral, o impacto da experiência — fluxo de energia — na conectividade neural leva não apenas ao disparo neural, à atividade neuronal no momento, mas também à ativação de genes e mudanças na conectividade neural a longo prazo. Em outras palavras, o disparo neural pode levar a mudanças na anatomia neural por mudanças nas conexões neurais. Essa mudança na estrutura neural estimulada pela experiência é chamada de neuroplasticidade. O foco de nossa mente nos padrões de fluxo de energia, originários de dentro ou de fora do corpo, pode aproveitar esse poder para mudar as estruturas cerebrais envolvidas nessa experiência de ativação neural. Uma maneira conveniente de lembrar esse processo é pela frase: "Para onde vai a atenção, o disparo neural flui e a conexão neural cresce."

Nossas conexões relacionais, pelas quais cresce a integração de nosso cérebro, manifestam-se como nossos padrões de apego. O apego — como nos relacionamos com nossos cuidadores e como eles se conectam a nós — provavelmente envolve aspectos de expectativa de experiência e aspectos dependentes de experiência de nossos sistemas neurais interconectados.

Conforme amplamente discutido no livro de quinhentas páginas *The Developing Mind*, as descobertas baseadas em pesquisas indicam que o self, a identidade e o senso de pertencimento refletem e impactam como nós, individual e coletivamente, criamos integração em nossa vida. Treinado como pesquisador do apego e trabalhando como psicoterapeuta, descobri que a ciência do apego revela maneiras empíricas poderosas de entender como os relacionamentos nos influenciam no início e ao longo de nossa vida — e não apenas em nossa vida individual, mas em como nós funcionamos como uma família humana e como uma família de seres vivos juntos na Terra. Como desenvolvemos um senso de identidade, como experimentamos a identidade, como passamos a pertencer, cada um deles é moldado por experiências de apego em nossa vida familiar pessoal; por sua vez, processos relacionais semelhantes podem ser a base de como experimentamos self, a identidade e o senso de pertencimento em nossa vida pública e planetária.

Precisamos de nossas figuras de apego: nossos cuidadores. A forma como os outros atendem às nossas necessidades influencia duas coisas fundamentais: nossa experiência imediata (por exemplo, como nossa fome ou necessidades calmantes são atendidas ou não) e como nos adaptamos a essa experiência, para fazer o melhor que podemos para sobreviver (com afastamento, ansiedade ou confiança). Uma maneira de resumir o que a pesquisa descobriu sobre esses impactos diretos e indiretos do apego em nossa vida é: a salvo + visto + acalmado = seguro. Quando estamos a salvo, vistos (nosso mundo interno é percebido com precisão) e acalmados — e quando a ruptura criada por sua ausência é reparada de forma confiável e prontamente — desenvolvemos uma sensação interna de segurança.

Desenvolvemos um senso de identidade dentro dos relacionamentos que temos no início da vida. Durante nossos primeiros anos, desenvolvemos um senso de eu interior e um nós relacional — um senso interior e interno — que usa o corpo como seu ponto de referência espacial. À medida que nos desenvolvemos, passamos a incluir outra categoria, o não-eu, ou “outro”, dando origem às distinções comuns de eu versus você e nós versus eles.

Melhor Juntos: Relacionamentos, Emoção, Significado

Os relacionamentos são cruciais para determinar o crescimento de nosso cérebro, bem como nosso senso de identidade, um centro de nossa experiência de estar vivo — nossa sensação, perspectiva e ação. Mas o que é um relacionamento? O que significa ter um self relacional, uma conexão relacional, ser um "nós" além de um "eu" interior?

Uma forma fundamental de definir um relacionamento é como o compartilhamento de energia. Nossas comunicações e conexões têm tudo a ver com o fluxo de energia através de nossa vida — como a energia é compartilhada. Dentro desses corpos em que nascemos, temos várias maneiras de conectar nosso mundo interior e o mundo relacional no qual estamos inseridos. Nossas ações transmitem energia, conforme nos movemos em nosso ambiente, nos expressando e trocando coisas materiais em nosso mundo, e nossos sistemas sensoriais recebem energia de nosso ambiente — como fótons, ondas sonoras, energia química para paladar e olfato, energia cinética para tato. Quando nos comunicamos, compartilhamos energia e fluxo de informações entre si. Mesmo a troca de objetos, de matéria, é uma troca de energia, porque a matéria é uma energia altamente condensada. Todos os relacionamentos são um compartilhamento de energia.

À medida que as sensações corporais emergem, regiões do cérebro que conectam o corpo às regiões subcorticais, como as áreas límbicas e do tronco cerebral, movem esse fluxo de energia neural para o córtex. De muitas maneiras, o que chamamos de "emoção" pode ser definido como o fluxo integrativo de energia do corpo através das áreas subcorticais até o córtex. A emoção pode ser vista como uma mudança na integração, incorporando dentro de seus contornos significado, sensação e conexão relacional: experimentamos as emoções como diretamente relacionadas não apenas aos nossos relacionamentos, mas também aos nossos corpos, incluindo regiões do cérebro que estabelecem valor ou significado.

Estudos mostraram, por exemplo, que a mesma região do cérebro, a seção dorsal do córtex cingulado anterior, é ativada com a experiência tanto da dor somática quanto da rejeição social. O cingulado é considerado uma interface entre o córtex pré-frontal e as áreas límbicas — cada uma dessas regiões é fundamental para entrelaçar emoção, significado e nossos mundos relacionais. Dessa forma, a estrutura e a função do nosso cérebro revelam a sobreposição do social com o somático, do relacional com o individual, do interno com o interior.

Você deve ter notado que relacionamentos, emoções e significado em nossa vida estão intimamente entrelaçados na tapeçaria de nossa experiência subjetiva. Separar as emoções do significado, separar os relacionamentos das emoções, separar o significado dos relacionamentos — tais tentativas de isolar qualquer um deles dos outros, para muitos de nós, simplesmente não são possíveis. Essas experiências são biologicamente tecidas no tecido de quem somos.

Ver a emoção como uma mudança na integração revela como o fluxo de energia pode ser diferenciado e vinculado. Lembre-se de que os sistemas complexos se auto-organizam de maneira otimizada equilibrando a diferenciação, por um lado, com a ligação, por outro. Como vimos, quando componentes diferenciados de um sistema complexo são ligados, eles não perdem, no processo que chamamos de integração, suas características individuais únicas. A integração é mais como uma salada de frutas do que um smoothie — não é uma mistura homogênea e uniforme de partes. É de um equilíbrio integrador de diferenciação e ligação que surge a emergência, possibilitando uma sinergia em que o todo é maior que a soma das partes.

Quando esse fluxo de nossa vida como sistemas complexos é integrado internamente, encontramos propósito no que estamos fazendo, encontramos sentido na vida, experimentamos uma sensação de paz interior, de plenitude, de bem-estar. E quando nosso fluxo de energia é integrado ao nosso ambiente, dentro de nossa vida relacional — quando somos honrados como indivíduos únicos, mas ligados aos outros e à natureza sem perder nossa integridade interior — temos um mundo relacional integrativo, um inter-eu que experiencia como o que poderíamos chamar de fluxo de harmonia FACEE.

Tabela 4.1 Contraste de estados integrados (FACEE) para não integrados (IDIDI).

Integrado		Não Integrado
Flexível	↔	Inflexível
Adaptativo	↔	Desadaptativo
Coerente	↔	Incoerente
Estimulado	↔	Desestimulado, esgotado
Estável	↔	Instável, não confiável

Quando o fluxo de energia e informação é integrador — quando há ligação e diferenciação, um fluxo conectando partes diferenciadas — surge uma sensação de bem-estar. O fluxo de energia acontece dentro de nosso corpo, incluindo o cérebro — os processadores PDP — em nosso intestino, coração e cabeça. E o fluxo de informações acontece entre nosso corpo, self interior e "outros", dentro de nossos selves relacionais — o mundo do fluxo de energia fora desse corpo em que nascemos. A integração acontece dentro e por meio das conexões que temos — dentro do corpo, com outras pessoas e dentro do mundo natural. É útil ter em mente que nem o crânio nem a pele limita o fluxo de energia e informação; esse fluxo é quem somos — e tem uma localização interior e uma interna. Desta forma, é tudo nosso self. A questão é: podemos ampliar nossas lentes de identidade para ver esse senso de pertencimento mais amplo e abraçar uma experiência subjetiva, uma perspectiva e uma ação do self que está além dos limites de nossos corpos revestidos de pele?

Se formos excessivamente diferenciados, sem vínculos — se estivermos desconectados, agindo sem consciência além da separação de nosso self-solo — então, é provável que surja rigidez, caos ou ambos. No entanto, se não formos diferenciados — se não tivermos nenhuma faceta interna de nossa identidade, nenhum centro somático de experiência, nenhuma fronteira corporal; se formos incapazes de encontrar uma integridade interna e, em vez disso, nos fundirmos na homogeneidade — então também estaremos em um estado não integrativo. Tanto a diferenciação quanto a ligação são necessárias para que a integração surja.

Com um self relacional integrativo, o interfluxo de energia e informação parece completo, sente-se em paz. É uma conexão generativa, cheia de compaixão, colaboração e criatividade. Quando estamos imersos nas conexões relacionais generativas do apego seguro, nosso senso de identidade, interior e interno, é preenchido com harmonia e torna-se resiliente, capaz de abordar desafios com flexibilidade, adaptabilidade, coerência, energia e estabilidade. Isso é viver como um sistema intraconectado. Essas são as origens do desenvolvimento de um self resiliente, por dentro e por fora, interior e interno.

Desenvolvendo um Self Central

O fluxo de energia e informação é a essência fundamental, ou "material", da experiência. Já discutimos que, mesmo antes de sermos concebidos, esse fluxo pode ser identificado como a matéria do universo, de que "a realidade é feita". Mesmo antes de a vida se estabelecer dentro de conjuntos moleculares envoltos por membranas celulares, a energia existia como o movimento do possível ao real. Mesmo antes de as moléculas serem feitas de blocos de construção mais básicos de átomos, o fluxo de energia era a essência da realidade.

Refletir sobre esses fundamentos do mundo em que nascemos nos remete à experiência única de ser uma forma de vida, de ser concebido, de crescer no ventre, de ter um corpo. No entanto, cada um desses estados não implicava um senso de identidade separado do resto de nossa realidade, um self separado de nosso próprio ambiente. Se "eu" é um termo que estamos definindo fundamentalmente como um centro de experiência e se experiência é fluxo de energia, então o que, exatamente, constitui "um centro de experiência"? Qual é a localização, a fonte central, do fluxo de energia?

Se esse centro for definido apenas pelos limites da pele com uma lente de identidade estreitamente focada, nosso senso de pertencimento é restrito e nossa experiência do self torna-se um processo não integrativo. É verdade que temos um corpo que serve como uma faceta importante e diferenciada da experiência, mas isso não é tudo o que constitui o centro de uma experiência. Sim, temos um centro interno de fluxo de energia, um fluxo centrado no corpo. Mas também temos um intercentro, um self totalmente relacional. Percebendo o self como emergindo do fluxo de energia interior *e* interno, podemos ver claramente como há uma faceta interior e interna do self.

Eu e você estamos em uma jornada no universo, rastreando a emergência do plano de possibilidade para quanta para átomos para moléculas para células de vida e depois para a concepção e o desenvolvimento no útero e depois para o nascimento, quando fazemos a transição para um mundo cheio de ar e relacional. Somos a matéria do universo, embora agora tenhamos um corpo. O self baseado no corpo é muito real — somente não representa o todo.

E esse corpo no qual estamos crescendo, esse centro somático da experiência, tem características que moldam o fluxo de energia — esse é o nosso self interior. O fluxo interno de energia é uma base para nosso "senso" de identidade. "Senso" aqui é um sentimento subjetivo, uma realidade sensorial sentida de um centro de experiência, compreendendo tanto um self interior central quanto um self relacional.

O Self Central

Alguns, como o psiquiatra infantil Daniel Stern (1985), consideram nossa experiência do self interior um "eu central", com características de afetividade, ação, continuidade e coerência. Nesse modelo de desenvolvimento, desde os primeiros anos de vida, somos preenchidos por um tom emocional do desenrolar das experiências com as quais vivemos que pode ser chamado coletivamente de "afetividade". Também temos a sensação de ser o centro da ação — do livre-arbítrio, se preferir — um corpo que se move no mundo, um self nesse corpo que tem arbítrio. A afetividade e a ação podem ter uma continuidade para eles, ligando eventos de experiência através do tempo e do espaço. Quando essa continuidade tem totalidade e integridade, surge um senso de experiência chamado "coerência" — um senso de que a experiência é vibrantemente mantida unida e há uma correspondência entre nossas expectativas e nossas sensações.

Esse conceito de coerência se sobrepõe ao sistema *SEEKING* de Jaak Panksepp, que nos leva a dar sentido à experiência — a encontrar coerência na vida. Nossa jornada mais ampla de criação de sentido e construção de coerência provavelmente está relacionada aos processos construtivos de cima para baixo que permitem que a experiência passada, como um filtro de memória, transforme a sensação atual em percepção. Este seria o senso interior do self que surge nos primeiros anos de nossa vida fora do útero e continua a ser uma parte fundamental de toda a nossa vida: somos seres que fazem sentido. Essa é a afetividade, a ação, a continuidade e o senso emergente de coerência do self central que construímos quando buscamos dar sentido à vida. Cada uma dessas quatro experiências fundamentais influencia as outras.

Nossos relacionamentos de apego afetam diretamente o desenvolvimento de nosso self central — e eles são lembrados por meio de mudanças neuroplásticas que alteram a estrutura de nosso cérebro. Com segurança, a comunicação integrativa — na qual as diferenças são honradas e as conexões compassivas cultivadas — leva a uma afetividade que parece completa, ação que se sente fortalecida, continuidade que se encaixa ao longo do tempo e da experiência e coerência que tem um senso de harmonia. Quando estamos seguros, vistos e acalmados, e as rupturas são reparadas quando surgem, desenvolvemos segurança. O apego seguro surge com a integração relacional e cultiva a integração internamente. Com as várias formas de insegurança em contraste — o que podemos chamar de formas de apego "não seguras" para evitar a conotação enganosa do termo "inseguro" como algo deficiente no indivíduo, em vez de um relacionamento abaixo do ideal — esses fundamentos do self central pode ser comprometido e, em vez disso, inclinar-se para o caos e a rigidez. O apego não seguro surge com impedimentos à integração relacional e os consequentes comprometimentos na integração interna. Como um rio, a harmonia é o fluxo central do FACEE, limitado de cada lado pelo IDIDI: caos em uma margem, rigidez na outra.

Os fundamentos de um sentido central do self são uma maneira importante de descrever a experiência interior do eu ou mim, o self interior. Enquanto alguns sugerem que temos um "eu observador" que é distinto de uma experiência corporal de si mesmo — por exemplo, em momentos de angústia, podemos dizer: "Preciso me recompor" — aqui usaremos uma noção mais ampla de "mim" ou "eu" para indicar a experiência interna do self, que inclui tanto essa capacidade observacional de estar consciente quanto as sensações e construções mentais das quais podemos estar conscientes. A partir dessa perspectiva, para nós aqui, o self central abrange os vários sentidos internos de identidade e senso de pertencimento, nossa gama de experiências de autodefinição que compreendem uma centralização interna no corpo.

O Self Relacional

Na experiência subjetiva, podemos nos sentir conectados à nossa vida interior e também podemos nos sentir conectados a outras pessoas e à natureza — nossa vida relacional. Nesse contexto, nosso self como centro de experiência muda para incluir tanto o interior quanto o relacional. Cada um é importante e cada um contribui para nossa experiência geral de identidade e senso de pertencimento. As autoexperiências interna e relacional compartilham a noção de self como um centro de experiência.

Lembre-se de que estamos definindo experiência como fluxo de energia e informação. A seguinte revisão das características do self captura esse sentido de fluxo como centros de experiência internos e relacionais, a fundação do que estamos nomeando como self, dentro desses corpos nos quais nascemos e centrados nos mundos relacionais em que vivemos:

- Sensação ou subjetividade: a textura sentida da experiência, a sensação do fluxo de energia
- Perspectiva: a direção perceptiva, o ponto de vista desse fluxo
- Ação: as ações que surgem desse fluxo, uma fonte de movimento

Juntos, nosso senso subjetivo, nossa perspectiva e ação conforme experimentamos e interagimos em nosso mundo físico e relacional — como nosso self central dentro de nosso corpo e self relacional, inicialmente dentro de nossa família, em nossa casa, e depois em nossa comunidade e nosso ambiente — fazem nosso centro de experiência, nosso self. Como veremos à medida que exploramos, essas experiências de um self central interno e de um self inter-relacional são continuamente moldadas pela experiência — pelo fluxo de energia — que influencia e é influenciado pelo surgimento da identidade e do senso de pertencimento ao longo da vida.

PRIMEIRA INFÂNCIA

EM NOSSOS PRIMEIROS ANOS DE VIDA, NOS VINCULAMOS POR MEIO DE nossos cinco sentidos ao mundo ao nosso redor, o mundo de nossos cuidadores. As sensações internas de nosso corpo acendem um impulso para sobreviver, e podemos sentir raiva e ira quando não conseguimos o que queremos, medo e ansiedade quando sentimos perigo, tristeza e desamparo se deixados isolados e sozinhos. Um olhar, sorriso, tom de voz reconfortante ou abraço — cada um desses são os sinais não-verbais do fluxo de energia que nos fornecem as informações de que precisamos para reduzir nossos estados de angústia e voltar a nos sentir plenos.

Um Mundo de Palavras

Nos primeiros anos de vida, o cérebro assimilará esses padrões repetidos de comunicação que nos conectam e nos redirecionam — nossa inter-regulação — e os usará para construir circuitos para um apaziguamento mais autônomo. Isso é, muitas vezes, chamado de "autorregulação", mas pode, para nossos propósitos, ser mais precisamente chamado de "regulação interior", para evitar reforçar o conceito de que o self indica apenas o corpo e para desenredar a visão estreita de nossa cultura moderna sobre o que self é. Com isso como nossa estrutura, podemos dizer que a inter-regulação molda nossas habilidades de regulação interna.

Alguns autores sugerem que esses processos relacionais não-verbais são dominantes nos circuitos do lado direito de nosso cérebro bilateral. Ao diferenciar os lados esquerdo e direito de áreas-chave do cérebro, nossos ancestrais alcançaram maior complexidade funcional, permitindo que se tornassem mais adaptativos. O córtex e as áreas límbicas têm lados esquerdo e direito e, nos seres humanos, o lado direito domina a atividade cerebral e o crescimento durante os primeiros anos de vida. Curiosamente, não apenas os sinais não-verbais são percebidos e expressos por meio do hemisfério direito, mas a calma interior também é dominante no lado direito.

Uma maneira pela qual esses dois lados diferem, conforme descrevemos, é o foco da atenção. O lado direito do cérebro medeia um amplo foco de atenção; a esquerda é dominante para o tipo de atenção estreita ou focada. Além disso, a consciência somática (corporal) é dominante no lado direito, enquanto a linguagem — as palavras que usamos para simbolizar linguisticamente as experiências e para nos comunicarmos — é dominante no lado esquerdo para a maioria dos indivíduos. Assim, o self, a identidade e o senso de pertencimento são moldados em parte pelas assimetrias neurais que nós, humanos, herdamos e que envolvem os dois lados do cérebro de maneiras um tanto distintas. Compreender essas diferenças e como elas podem se vincular em um todo integrado pode nos ajudar a usar essas habilidades e propensões assimétricas de maneira útil.

Por exemplo, a emoção está presente em ambos os lados do cérebro, não apenas em um ou outro hemisfério. A criatividade requer ambos os lados do cérebro. Viver eficaz e plenamente requer ambos os lados do cérebro. Esquerda sendo diferente de direita não implica superioridade de um lado sobre o outro, mas nos ajuda a entender, de forma conservadora, como a arquitetura assimétrica de nosso cérebro aumenta nossa complexidade neural, impactando tanto a condução quanto a construção que compõem nossas experiências mentais. A tendência de simplificar essas diferenças em generalizações amplas e às vezes imprecisas na literatura popular pode ter levado a uma reação compreensível dos neurocientistas, que nos exortam a evitar tais mal-entendidos. No entanto, a ciência da assimetria pode ser bastante esclarecedora, informando-nos sobre os desafios que às vezes podemos enfrentar para alcançar o que podemos chamar de integração bilateral: honrar as diferenças entre os lados do cérebro e facilitar os vínculos entre eles que não diminuem suas contribuições únicas.

Quando então aplicamos essas assimetrias neurais internas fundamentais à nossa vida relacional, todos os tipos de padrões anteriormente misteriosos tornam-se compreensíveis — e até mesmo mutáveis em direção a um modo de ser mais integrador. (Veja *The Developing Mind* para um mergulho profundo na própria ciência de fundo; aqui, simplesmente aplicaremos essa ciência à nossa compreensão do self, da identidade e do senso de pertencimento.) À medida que o hemisfério direito desenvolve conexões, permitindo que o self central experimente sua afetividade, ação, continuidade e coerência no que podemos chamar de formas integrativas, o hemisfério esquerdo também está aprendendo e crescendo em aspectos muito importantes. O hemisfério esquerdo começa a crescer mais e se tornar mais ativo após o primeiro ano, quando começa nossa jornada ao longo da vida de aprendizado da recepção e expressão da linguagem. A comunicação que utiliza sinais não-verbais — expressão facial, contato visual, tom de voz, postura, gestos, tempo e intensidade da resposta — em sua recepção e envio é dominante no hemisfério direito. Estudos mostram que a postura reflexiva interna do lado direito é contrabalançada por um foco mais externo do lado esquerdo: a mão esquerda, controlada pelo hemisfério direito, tende a acalmar o corpo, enquanto a mão direita, controlada pelo lado esquerdo do cérebro, alcança o mundo. A preensão não ocorre apenas com a mão, mas também com nossos símbolos linguísticos — dominantes no lado esquerdo do cérebro na maioria dos indivíduos, mesmo para a maioria dos canhotos.

Por fim, o lado do cérebro realmente não importa. A ciência sugere que o importante são nossos modos especializados de processar informações, de receber fluxos de energia e, a partir desse fluxo condutivo, construir um conjunto de padrões de energia em informações, formas particulares de símbolos — padrões de energia com significado específico além do fluxo de energia em si. Quando tal processamento de informação é capaz de ser "desassociado" em sua segregação anatômica e funcional, então suas atividades mentais associadas também podem ser um tanto independentes em seu desdobramento. Esses modos, o que estamos chamando de "modo direito" e "modo esquerdo", são bastante distintos. Ao honrar esses modos diferenciados por suas qualidades únicas, apoiamos sua ligação e integração uns com os outros. Alguns aspectos da atividade do lado direito do cérebro podem contribuir para as funções dominantes do lado esquerdo do cérebro, portanto, diríamos que essa atividade do lado direito do cérebro faz parte de uma função do modo esquerdo. O uso do termo "modo" capta a atividade verbal do cérebro, ajudando-nos a ver a experiência mental e relacional completa com mais clareza, mesmo quando cada lado pode contribuir de várias maneiras com sua atividade construtiva e condutiva durante um determinado evento.

O modo direito é dominante para a comunicação não-verbal, tanto em sua expressão quanto em sua recepção; o modo esquerdo é dominante para o uso linguístico da linguagem. O modo direito é dominante para a reflexão interna, incluindo a consciência corporal e a memória autobiográfica — relembrando o self no tempo. O modo direito também parece ser dominante para perceber o contexto, vendo a relação mais ampla das partes em um todo.

O modo esquerdo, convenientemente, é dominante para as seguintes funções que, em inglês, começam com a letra "L":

- Lógica — raciocínio silogístico buscando relações de causa e efeito
- Listagem — como esta que estamos fazendo aqui
- Literalidade de pensamento — considerando as palavras em seu significado concreto, em vez de ver a essência ou o significado nas entrelinhas
- Linguagem — usando palavras para expressar e entender a realidade, auxiliado pelo foco de atenção mais estreito do modo esquerdo

De certa forma, como discutimos brevemente em nosso capítulo SEJA BEM-VINDO, o modo esquerdo parece ser dominante para um foco restrito de atenção em detalhes e na descoberta de esquemas ou modelos mentais que podem ser resumidos em uma palavra. Esses símbolos linguísticos são um nível superficial de significado compartilhado, representando conceitos e categorias abaixo das próprias palavras. Temos as categorias de animado ou inanimado, por exemplo, e os conceitos que emergem da noção de algumas coisas serem vivas e outras não. A forma como interagimos no mundo é moldada diretamente por essas categorias e esses conceitos; e as palavras que usamos refletem esses filtros mentais subjacentes, bem como os expressam, moldando como os "outros" e até mesmo nossos "eus" veem e interagem com o mundo. Se vemos o mundo como um lugar inanimado que é apenas um espaço no qual existe nosso corpo humano animado, trataremos o "ambiente externo" de uma maneira. E se virmos o sistema de vida na Terra como um sistema vivo, um todo animado e intraconectado do qual fazemos parte, então podemos tratar o mundo com mais respeito e cuidado do que aquelas pessoas nos tempos modernos que o tratam como uma lata de lixo.

Como escritor, conheço em primeira mão essa tendência à esquerda. De certa forma, a conversa que estamos tendo aqui é uma tentativa de usar as palavras de maneira tradicional — forma de prosa dentro de parágrafos compostos de frases com palavras e pontuação aceita — para explorar e desafiar os modelos mentais transmitidos a nós pelo próprio modo esquerdo linguístico que estou usando. Se eu estivesse escrevendo poesia, ou mesmo compondo letras para uma partitura musical, poderíamos ver esta mensagem como uma integração da linguagem do modo esquerdo com os contextos e texturas da atenção mais ampla do modo direito e com os sentimentos evocados e sentidos pelo corpo, imergindo você mais no tempo e no tom do mundo não-verbal.

As crianças pequenas aprendem os modos direito e esquerdo de condução e construção, mas as palavras do modo esquerdo organizam muito de nossas experiências relacionais e internas do self. As palavras não expressam apenas o que experimentamos, elas realmente moldam como experimentamos a própria vida. É assim que os processos descendentes do cérebro moldam a percepção e a concepção. Equilibrar os modos esquerdo e direito em nossa vida — tanto a linguagem do modo esquerdo quanto as experiências internas e relacionais do modo direito — pode nos levar a um modo de vida mais integrador se pudermos encontrar maneiras, formuladas ou não, para experimentar e expressar essa integração.

As Narrativas e Histórias que Aprendemos de Nós Mesmos

A construção e modificação da informação a partir do fluxo de energia, dentro de nós e entre nós, segue o percurso da categoria ao conceito ao símbolo. As categorias são como dividimos os padrões de energia que percebemos em agrupamentos. Esses agrupamentos fundamentam nossos conceitos — o que concebemos e acreditamos, os filtros fundamentais de nossa mente conceitual. E as palavras são a forma simbólica mais comum que usamos para compartilhar nossos conceitos uns com os outros.

Em nossos primeiros anos, as palavras se associam a esses mecanismos mentais mais profundos, um processo de linguagem em que a matriz linear de símbolos linguísticos dá origem ao nosso self narrativo. Quando eu era pesquisador em ciência narrativa, assisti a uma aula com o professor visitante Jerome (Jerry) Bruner, um respeitado pioneiro no campo da ciência cognitiva. Jerry nos ensinou que uma história pode ser considerada um relato linear de uma sequência de eventos que emergem de nossa vida relacional. Essa narrativa inclui tanto uma paisagem de ação, as coisas que você pode ver com seus olhos que estão acontecendo na história, quanto uma paisagem de consciência, as coisas que estão acontecendo fora da percepção visual, dentro da mente — o que você pode perceber com a visão mental. Também aprendemos que as histórias eram iniciadas por uma violação de nossas expectativas sobre a vida, como um acidente, uma mudança no comportamento habitual ou uma mudança no ambiente. Para dar sentido a tais desafios aos nossos modelos mentais de como a vida deveria ser — modelos gerados por nossos filtros de cima para baixo — usamos nossos processos narrativos para dar sentido a essa violação, para colocá-la em algum relacionamento de sentido com nossa jornada da vida.

Anos atrás, em meu treinamento baseado na ciência da memória e da narrativa e inspirado por pesquisadores como Endel Tulving, Katherine Nelson, Robyn Fivush, Eric Kandel, Larry Squire e Dan Schacter, fiquei profundamente curioso sobre como a narrativa se relaciona com nosso bem-estar, me perguntei como a narrativa pode ser uma característica central não apenas de nosso desenvolvimento, mas também de como funcionamos no mundo e construímos nossa cultura, nosso próprio mundo relacional. A narrativa combina vários dos processos fundamentais de autoformação que discutimos: um impulso para buscar coerência, para fazer sentido por meio da narrativa; o papel dos modelos mentais na formação de nossa vida; e a função de nossa consciência que tem capacidade de autoconsciência, nossa consciência autonoética. A consciência narrativa e autonoética, ou percepção do self através do espaço e do tempo, são ambas mediadas no cérebro e guiadas por experiências relacionais. Como um novo cientista narrativo em treinamento formal de pesquisa, eu fui profundamente inspirado por esses pesquisadores maravilhosos para tentar ver como tudo isso — memória, narrativa, relacionamentos, cérebro e cultura — pode se encaixar em uma imagem coerente de como nossa mente, nosso senso de self, identidade e pertencimento emergem na consciência em nossa vida individual e em nossa vida coletiva.

Já nos primeiros anos de vida, a linguagem, o senso de tempo e outros aspectos do crescimento mental permitem que o self narrativo desenvolva a capacidade de autoconsciência proporcionada pela nossa consciência que tece representações da experiência como memória autobiográfica — um senso do self no tempo — em uma espécie de fundamento de autoconhecimento. Essa consciência com habilidade para a autoconsciência, ou consciência autonoética, é autorreforçada tanto dentro do indivíduo quanto dentro de nossos relacionamentos com a família e dentro da cultura.

Com o tempo, nossa capacidade de criar narrativas desenvolve características, descritas por uma série de cientistas, incluindo:

- uma forma de organizar a experiência dentro de um conjunto de modelos mentais do self que filtram a experiência à medida que ela é registrada na memória;
- caminhos de autoconhecimento que envolvem uma continuidade do self ao longo do tempo, de viagens mentais no tempo;
- uma correspondência de valores e metas com ações e um senso de identidade no mundo;
- um processo avaliativo avaliando os atributos do self; e
- um senso de conexão com a própria vida interior, com os relacionamentos interpessoais e com a natureza.

Cada um desses aspectos do self narrativo é relevante para ajudar nossa história de vida emergente a se tornar mais organizada, aumentar o autoconhecimento, combinar significado com ações, mudar para avaliações mais construtivas do self e aprofundar nossas conexões relacionais. Quando reflito sobre as muitas pessoas com quem tive o privilégio de trabalhar como psicoterapeuta nos últimos 38 anos, percebo que, em nosso relacionamento profissional quando nos reunimos para dar sentido à vida de uma pessoa, eu senti como se estivesse integrando minha própria experiência de vida também. Dessa forma — e em muitas outras — podemos ver como nossas narrativas são construídas dentro de nossas conexões umas com as outras.

O self narrativo conecta nossa experiência de um self interior e um self relacional. E embora o self narrativo não seja a totalidade de quem somos, nossa capacidade de perceber e moldar nosso senso de identidade dessas várias maneiras é uma parte fundamental de quem somos e de como crescemos. Nosso self narrativo pode aprender a tecer uma história de vida que se baseia no self interior importante e central, e então amplia o narrador além do interior para incluir o mundo interpessoal diferenciado, mas vinculado, bem como o ambiente natural que nos cerca; e ainda mais, se abrirmos nosso senso de identidade, passamos a experimentar que a natureza, de fato, somos nós. Imagine se os pais em casa, os professores na escola, os colegas no recreio e, mais tarde, no trabalho e na sociedade construíssem conjuntamente uma narrativa de vida tão integradora. Se, em vez disso, aprendermos apenas uma narrativa de separação, o self se torna restrito. Se explorarmos nossa identidade e expandirmos nosso pertencimento e senso de identidade para além do corpo ser o único centro de nossa experiência, nos sentiremos mais coerentes e conectados à medida que diferenciamos e ligamos nossos eus internos e relacionais em uma narrativa integrativa e intraconectada de quem nós somos.

Os correlatos neuronais da autoconsciência, essa viagem mental no tempo que conecta um self através do passado, presente e futuro, incluem aspectos do córtex pré-frontal e do córtex cingulado posterior — parte do que chamamos de "rede de modo padrão" ou RMP. Esse é o conjunto de regiões interconectadas que discutimos como possivelmente tendo sido temporariamente desativado após meu acidente de cavalo no México. As conexões neurais dessas áreas da linha média da RMP são consideradas a maneira do cérebro de construir um senso de autonarrativa, incorporando memórias e emoções de cima para baixo em um padrão repetitivo e auto-reforçado de sensação, perspectiva e ação que chegamos a chamar de "eu" ou "mim". Estudos revelam que nosso self narrativo é esculpido a partir das comunicações interpessoais que temos — trocas de energia e informações com nossos cuidadores, amigos, professores e a cultura mais ampla em que vivemos. Dessas maneiras, aprendemos a história de quem viemos a narrar nosso ser para ser.

Em outras palavras, se nos ensinarem que somos separados, codificaremos, armazenaremos e recuperaremos as representações da memória de um self que é, para todos os efeitos, uma entidade separada. Então, usando esse self, construímos uma história de quem somos — as narrativas resumidas de nossa vida que usamos para dar sentido à nossa memória de experiências. E essa história reforça essa visão de separação. Às vezes experimentamos "violações", afastamentos inesperados daquele modelo mental aprendido do self como separado, e então tentamos dar sentido a essas rupturas dentro da perspectiva de nosso self narrativo existente. Portanto, somos vulneráveis a fechar nossa mente com essas narrativas de separação, para explicar o potencial, novas formas de viver até que estejam de acordo com nossas expectativas anteriores.

Com um modelo aprendido de separação, nossa RMP é levada a alcançar a certeza, a certeza do self como substantivo, e insere seu próprio modo de vida autorreforçador na narrativa que estamos contando a nós mesmos sobre quem somos. Em seguida, restauramos e recodificamos essa narrativa reforçada em nossa memória, que então influencia nossas próprias reflexões naqueles modelos mentais de criação de sentido que formam a estrutura e moldam o conteúdo de nossas narrativas. Mas o que estamos codificando não é um comportamento aleatório — estamos codificando como interagimos com nós mesmos, com os outros e com o mundo natural de maneiras que são moldadas por nossa narrativa. Muitas vezes, sem perceber, nos convencemos de que somos quem pensamos ser.

Recentemente, tive um diálogo pela Internet com o neurocientista e psiquiatra Judson (Jud) Brewer. Jud descobriu que, quando a meditação ajuda a acalmar a RMP excessivamente ativada de indivíduos ansiosos ou deprimidos — que se sentem desconectados e desesperados — esses indivíduos sentem uma mudança para serem preenchidos por um sentimento de bondade, conexão e curiosidade. A RMP parece ser um importante circuito necessário para essas qualidades saudáveis. No entanto, quando a RMP é excessivamente diferenciada — não vinculada e, portanto, não integrada a outras regiões do cérebro — o resultado é uma integração prejudicada, o que nos torna propensos ao caos e à rigidez.

Estar aberto — ter uma consciência aberta ou uma mente de principiante — permite-nos ser curiosos sobre o mundo à medida que abraçamos o mistério das incertezas da vida. Ser e sentir-se conectado, a sensação subjetiva de estar à vontade, na vida interior e nas relações com os outros e com o mundo mais amplo da natureza, correlaciona-se com o bem-estar. E ser gentil — preenchido com um senso de consideração positiva universal, honrando a vulnerabilidade do outro, tendo a força vital do amor impregnando nossos modos internos e interativos de ser — é um resultado integrativo do bem-estar.

Se esses estados de conexão, curiosidade e gentileza são formas naturais de ser feliz e saudável, por que não somos integrativos meramente como um estado natural de estar vivo? Se a integração é a forma natural emergente de otimizar a auto-organização, por que a ligação de partes diferenciadas, nos complexos sistemas que são nossos relacionamentos e nosso cérebro corporificado, não aconteceria naturalmente? O que atrapalha? Uma razão é o impulso para a certeza. Na cultura moderna, mesmo antes de nossos primeiros dias de escola, quando escrevemos nosso nome em um pedaço de papel para identificar "quem somos", somos recompensados pela certeza de cima para baixo da capacidade de nosso self narrativo de construir um substantivo denominado identidade.

O que aconteceria se esse self narrativo fosse mais fluido do que uma entidade claramente definida e construída como um substantivo, mais como uma experiência sensorial aberta e fluida de baixo para cima? Se tivéssemos nascido com uma consciência tão aberta, poderíamos abraçar a curiosidade da identidade que nos abre para um desdobramento mais verbal dos eventos — poderíamos deixar de lado a expectativa e abraçar a incerteza. Eu era um recém-chegado ao treinamento formal de *mindfulness* quando escrevi *The Mindful Brain* [O Cérebro Consciente, em tradução livre], uma obra na qual me perguntei se esse estado de receptividade e admiração poderia ser expresso com o acrônimo CARA, pois éramos curiosos, abertos, receptivos e amorosos. CARA pode ser os atributos do que o espaço do ser é composto, um estado de admiração e receptividade.

Ao deixar o útero, a certeza passa a ser igualada à segurança e sobrevivência. Com nosso cérebro de máquina de antecipação, buscamos padrões de energia e dele extraímos informações para tornar a vida previsível e, o que poderíamos chamar mais tarde, compreensível. Previsibilidade significa que podemos antecipar o que acontecerá a seguir com pelo menos algum grau de certeza. E se podemos ter certeza, podemos estar seguros porque podemos prever e nos preparar — podemos sobreviver. Desta forma, a certeza pode se tornar uma questão de vida ou morte.

Como podemos equilibrar essas duas tendências — a pressão pela certeza como substantivo e a realidade da incerteza na vida como verbo?

Nossa necessidade de certeza reverbera com as mensagens contínuas de separação — eu ou você, nós ou eles — que recebemos em nossos relacionamentos, em casa, na escola, mídia e até mesmo em nossas próprias reflexões. Cada um desses processos pode funcionar no piloto automático, fora da consciência reflexiva, e passamos a acreditar que a separação como um self é verdadeira. Nestes tempos modernos, raramente questionamos a validade da definição do self como existindo apenas no corpo. Esta é a origem desenvolvimental e relacional da narrativa de vida contemporânea, acelerada e desconectada do self-solo, que pode estar na raiz de muitos de nossos desafios internos e relacionais para o bem-estar. Podemos desejar a totalidade desse espaço de estar abaixo da superfície de nossa consciência, mas exteriormente, até mesmo para nossa própria consciência, podemos estar vivendo a narrativa de um macroestado, uma história baseada na matéria de um solo-self separado.

Quando a linguagem nos limita, nossas narrativas nos constrangem. E, no entanto, podemos usar a linguagem para nos libertar e criar narrativas que nos libertem. Uma estratégia simples é perceber que uma narrativa linear do self como uma entidade semelhante a um substantivo diz que o self vive apenas no corpo. No entanto, quando expandimos essa narrativa limitada para incluir eventos relacionais, semelhantes a verbos e desdobramentos, como também o eu, podemos ter uma narrativa integradora que inclui ambos os domínios da realidade da vida, tanto como substantivo quanto como verbo — não precisamos escolher um sobre o outro; Somos ambos.

Nosso desafio, enquanto tentamos dar sentido ao nosso mundo e usar palavras para nos comunicarmos uns com os outros — na infância e além —, pode ser visto da seguinte forma: como podemos manter uma "mente de principiante" como a da infância, uma que é livre de expectativas, um estado aberto de consciência não limitado por aquela "frágil fantasia de certeza" que nos afasta da plenitude do ser?

Podemos manter uma curiosidade, bondade e conexão inatas infantis vivas à medida que nos desenvolvemos nos primeiros anos de vida — e, como adultos, podemos recuperá-los. Podemos nutrir nossa capacidade fundamental de consciência aberta; o amor pelo cuidado, a consideração positiva e compaixão; e aquele senso de conexão interna e relacional que fundamenta uma vida próspera. Podemos nos esforçar intencionalmente para assumir as categorias, os conceitos e símbolos de separação que podem nos definir como coisas diferentes de substantivos em nossa cultura moderna. Essas construções mentais, na forma de filtros de cima para baixo, modelos mentais e narrativas nas quais vivemos nossa vida, podem limitar severamente como experimentamos a vida, mantendo-nos longe do rico arco-íris de cores que é nosso direito inato de baixo para cima como seres vivos semelhantes a verbos, sempre em transformação. Como escreveu Louise Glück (2012): "fui mais uma vez uma criança na presença de riquezas e não sabia do que eram feitas as riquezas." (p. 366)

Brincadeiras, Presença e Possibilidades

Temos explorado como a experiência é o fluxo de energia. Esse fluxo acontece dentro de nosso corpo e entre nosso corpo e o ambiente ao nosso redor, conectando-nos — nosso eu corporal — com as pessoas e com o planeta. À medida que crescemos nos primeiros anos de vida, nosso cérebro aprende, desenvolvendo filtros de cima para baixo que tornam cada vez mais desafiador ver o que realmente está diante de nós — diante de nossos olhos, sim, e diante de nossa vida. Isso também significa que os padrões de fluxo de energia fluindo através de nosso cérebro corporificado — em nossa cabeça e em todo o nosso corpo, incluindo nosso coração e nossos intestinos — influenciam o processador de distribuição paralela desse extenso sistema neural interconectado semelhante a uma teia à medida que aprendemos. Algumas das coisas que o PDP aprende são modelos mentais ou esquemas. Basicamente, é assim que o sistema PDP de detecção de padrões resume os eventos e identifica um recurso repetitivo da experiência e, em seguida, generaliza esse padrão detectado nas experiências. É assim que nós aprendemos.

Nos primeiros cinco anos de vida, aprendemos, paradoxalmente, como deixar de ser só um indivíduo com útero — de uma vida sem separação e apenas conexão — para uma vida isolada em um corpo. Quão triste às vezes parece; em outros momentos, cheios de oportunidades para encontrar conexão, com a emoção da descoberta e união. Descobrimos que nosso corpo precisa de outros corpos dentro da natureza para sobreviver e prosperar. Descobrimos maneiras de nos conectar não apenas com nossos cuidadores que afirmam a vida, mas também com amigos. Um "eu" separado torna-se um "nós" em círculos cada vez maiores de conexão — amigos íntimos, colegas de brincadeiras e conhecidos. E aprendemos a participar da brincadeira, descobrindo a alegria do riso e da criação enquanto colaboramos e nos perdemos, ou perdemos nossos selves separados, nesse fluxo como um todo espirituoso e intraconectado.

Observe como aprender não é apenas adquirir informações e armazená-las como informações, como colocar mais livros em uma biblioteca. Aprender implica moldar como organizamos essas informações, onde e como colocamos os livros. Dessas categorias, extraímos conceitos; e com essas categorias e esses conceitos, criamos símbolos — escrevemos mais livros com base nos livros que adquirimos em nossa biblioteca de conhecimento. E o que aprendemos molda como aprendemos — um processo de autoconstrução que se reforça a si mesmo.

Consideraremos essa visão de como aprendemos — não apenas nos primeiros anos, mas ao longo da vida — à luz de nossa perspectiva física da energia como o movimento da possibilidade para a realidade e relacionar isso com nosso impulso de certeza e até mesmo com nossa própria experiência de consciência. Você deve se lembrar do diagrama de probabilidade do capítulo EMERGÊNCIA, no qual os graus de probabilidade são graus de certeza — palavras diferentes para o mesmo processo: Possibilidade aberta significa baixa probabilidade e baixa certeza; alta probabilidade, o mesmo que alta certeza, significa menor possibilidade.

No diagrama da Figura 5.1, a posição com menor certeza, a menor probabilidade, está no plano de possibilidade. Ao discutir esse diagrama com os físicos, conforme já mencionado, esse ponto no gráfico corresponde ao que eles descrevem como o vácuo quântico, ou mar de potencial. No exemplo da EMERGÊNCIA, antes de escolher minha palavra entre todas as palavras possíveis, estávamos no plano da possibilidade; à medida que escolhi subconjuntos cada vez mais estreitos de todas as palavras, a probabilidade aumentou, no eixo y, a distribuição de probabilidade, até que declarei minha escolha e alcancei a probabilidade mais alta: 100% de certeza. Isso corresponde à definição física de energia como o movimento da possibilidade para a realidade.

Podemos agora nomear essas posições no espectro de distribuição de probabilidade (o eixo y; Figura 5.2): A possibilidade aberta está no plano da possibilidade; graus mais altos de probabilidade são platôs — probabilidades maiores, mas não certeza completa, como os Pontos B e C na Figura 5.1; a certeza máxima, ou seja, 100% de probabilidade, é representada como um pico.

O diagrama 3-P e essa estrutura 3-P, assim chamada por causa das palavras picos, platôs e planos, estabelecem um vocabulário que podemos usar para comunicar essas ideias, uma linguagem que podemos compartilhar na história dessa estrutura, para explorar como os processos de baixo para cima são filtrados por modelos mentais de cima para baixo e como eles restringem quais outros padrões de fluxo de energia manifestaremos como realidades. Em outras palavras, experiência é fluxo de energia, e esse fluxo é transformado em condução estreita ou informação construída por filtros que estamos chamando aqui de platôs, e esses filtros determinam quais picos ou realidades particulares surgem.

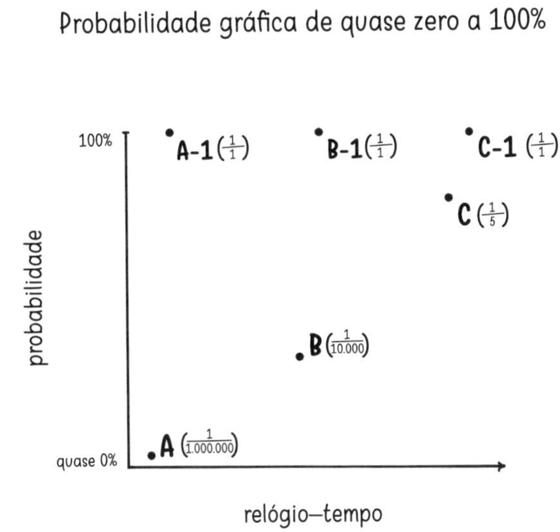

Figura 5.1 A energia flui do Ponto A, todas as palavras possíveis que eu poderia escolher, para o Ponto A-1 quando escolho uma única palavra; ou do Ponto B, todas as palavras possíveis que começam com "o," para a escolha no Ponto B-1; ou de C, todos os possíveis oceanos nomeados, para a escolha no Ponto C-1.

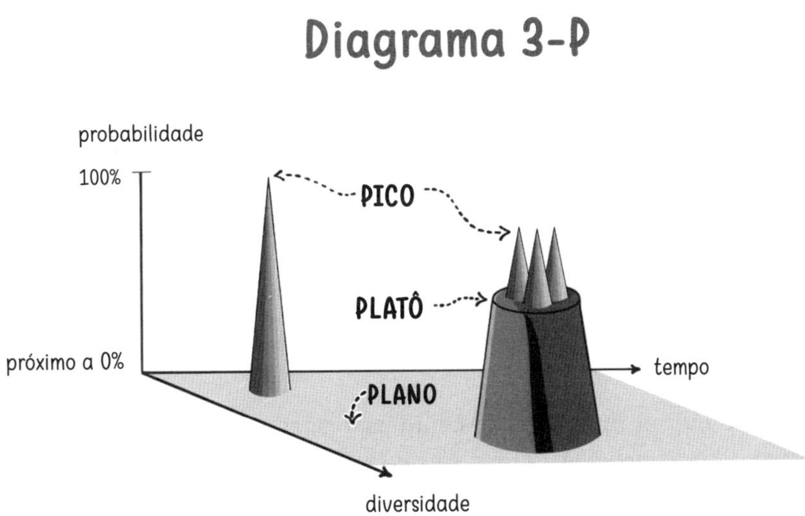

Figura 5.2 O Diagrama 3-P.

A Figura 5.3 mostra como podemos usar o diagrama 3-P para ilustrar o fluxo de energia. Os eixos x, y e z representam toda a energia que está livre para se mover do plano de possibilidade para um pico. Alguns picos surgem diretamente do plano de possibilidade, sem nenhuma filtragem por platôs. Outros picos surgem de um determinado platô de filtragem. Picos que surgem diretamente do plano de possibilidades infinitas são como podemos imaginar a mente de um principiante: livre de platôs filtrantes, capaz de emergir de baixo para cima na realidade — uma abertura de mente não limitada por aprendizado anterior. Em contraste, apenas um número limitado de picos pode emergir de um determinado platô: Ironicamente, o aprendizado filtra ou limita o que pode surgir na realidade. Tais atualizações, tais platôs e picos, são subconjuntos restritos do que é possível, filtrados pelo aprendizado anterior. Quanto mais sabemos, menos podemos ver.

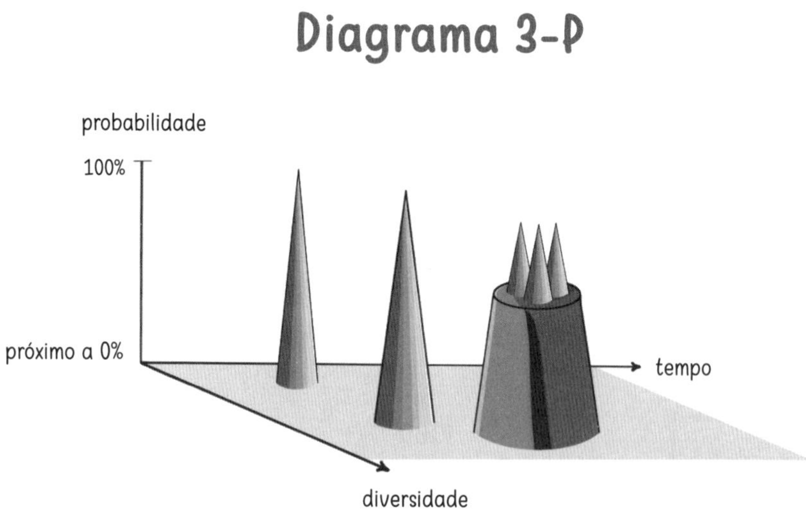

Figura 5.3 Usando o diagrama 3-P para ilustrar o fluxo de energia.

Temos muitos tipos de platôs, muitas formas de filtros, que dão origem a determinados picos. Algumas são coisas que aprendemos, como jogar uma bola ou jogar bola. Alguns são estados mentais distintos que moldam o senso do self que experimentamos naquele momento específico, o que alguns podem chamar de "estados do self". Uma propensão à tristeza — um exemplo de um fator que molda a experiência subjetiva, a perspectiva e até mesmo a ação de um indivíduo — pode construir um "estado mental" duradouro que chamaríamos de "estado de self" que, como um padrão ao longo do tempo, podemos usar para caracterizar a sua "personalidade" ou as suas tendências que definem "quem eles são". Outra ilustração de um estado de self pode ser um conjunto de habilidades, como a capacidade de dançar ou jogar tênis, que seriam filtradas por um platô para permitir o senso de sentido, a perspectiva e a ação para tais atividades. Cada um deles pode ser representado por um platô, cada um com seu subconjunto particular de picos filtrados que se manifestam como realidades em como nos sentimos, percebemos e agimos no mundo (Figura 5.4).

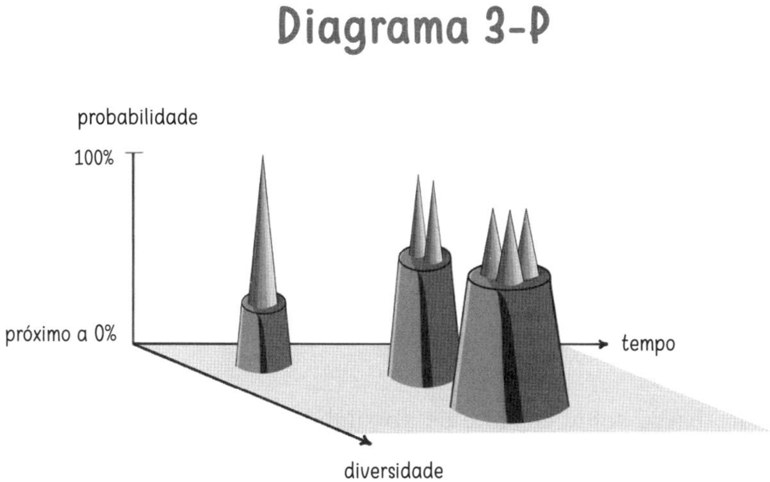

Figura 5.4 Aprendemos exemplos de platôs, que permitem a manifestação de um conjunto filtrado e, portanto, necessariamente restrito de picos possíveis.

A Figura 5.5 é outro exemplo de como o diagrama 3-P pode nos ajudar a visualizar categorias, conceitos e símbolos e como eles servem como filtros de cima para baixo. Nesse exemplo, nosso aprendizado de que o self é separado, é ilustrado como um platô fundamental inferior — um modelo mental que usamos para construir outros esquemas de realidade, mostrado aqui como platôs menores surgindo dele, dos quais conjuntos limitados de picos, inicialmente filtrados pelo planalto inferior, podem surgir. Cada camada de um platô restringe nossa experiência de vida — para melhor (como em proteção e eficiência) ou para pior (como muito limitador ou aprisionador) — e tenta fornecer uma sensação de previsibilidade e certeza em nossa vida.

Diagrama 3-P

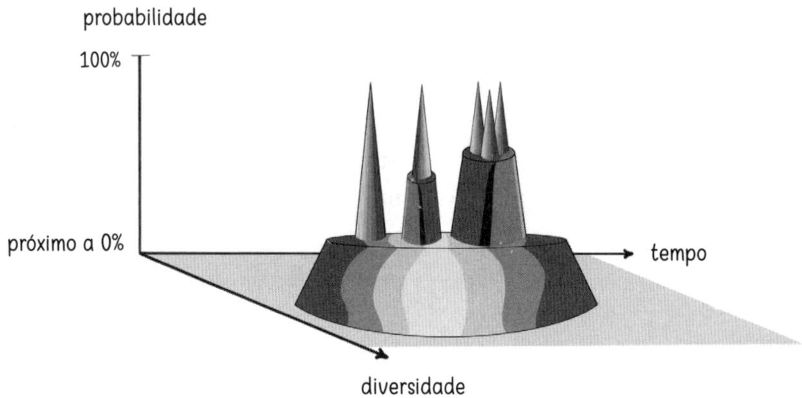

Figura 5.5 As categorias formam platôs fundacionais, dos quais surgem platôs conceituais.

Um platô baixo sobre o plano de possibilidade pode ser visto como uma categoria que nossa mente constrói, como a divisão do self versus não-self. Essa divisão do mundo em "como eu ou não como eu" e "nós ou eles" pode ser observada em humanos a partir de 1 ano e meio. Em um estudo de Karen Wynn e colegas (2012, 2013), por exemplo, perguntou-se a crianças de 14 meses qual cereal elas preferiam, aveia ou flocos de milho. As crianças receberam fantoches que preferiam o cereal favorito ou o cereal que a criança não gostava. Os fantoches então saíram e, após um intervalo, cada fantoche voltou em diferentes cenários para evocar a reação emocional e comportamental da criança aos fantoches. As crianças claramente trataram um boneco com gentileza e carinho, e mostraram sinais de antipatia pelo outro boneco e o trataram com severidade. Qual fantoche você acha que esses assuntos trataram gentilmente?

Se a questão fosse sobre alocação de recursos e não querer que alguém pegasse o cereal de sua preferência, você poderia imaginar que esse impulso competitivo faria com que os jovens tratassem mal o fantoche que comia o mesmo cereal que eles. Isso faria sentido de uma perspectiva puramente de sobrevivência, baseada em recursos materiais limitados. Mas não foi isso que os pesquisadores descobriram. Em vez disso, as crianças trataram com mais gentileza o boneco que gostava do mesmo cereal que elas. Mesmo nessa tenra idade, parece que fazemos a pergunta: "Quem é como eu e quem não é?" Tratamos aqueles que são como nós, aqueles que compartilham modelos mentais semelhantes expressos como preferências e tendências, com mais gentileza e cuidado. E não queremos ser amigos daqueles que não se assemelham.

Mesmo a palavra "like" [como, em tradução livre], pelo menos em inglês, tem duplo significado: ser semelhante (uma coisa é igual à outra), sendo seu antônimo desigual, ou não semelhante; e achar agradável, gostar, favorecer, agradar, sendo seu antônimo descontente, ou não estimado. Assim, vemos embutida na língua inglesa a noção de que privilegiamos o que nos é semelhante, de que gostamos de quem é como nós. A raiz deste termo do inglês antigo é o termo germânico "lician", que significa "ser agradável". As palavras transmitem significados profundos mesmo quando inicialmente não estamos cientes das mensagens simbólicas em seus conceitos e categorias subjacentes.

Dessa forma, podemos ver que nossa experiência de platôs de autoidentidade, características que definem "quem somos", molda nosso senso de pertencimento: esses indivíduos não pertencem ao meu grupo porque não gostam do mesmo cereal que eu, mas você está no meu grupo porque gostamos das mesmas coisas — ou, mais tarde, porque acreditamos nas mesmas coisas, ou temos a mesma aparência, ou fazemos qualquer uma das inúmeras outras escolhas da mesma maneira. Essas preferências podem ser incorporadas aos estados mentais representados pelos platôs no diagrama 3-P.

O diagrama 3-P também pode ser aplicado a outros aspectos de nossa vida mental. A próxima proposta vem de uma extensa pesquisa com mais de 50 mil pessoas que já se envolveram em uma prática chamada Roda da Consciência, que você pode ter praticado no apêndice e que exploraremos com mais profundidade adiante. Esse exercício reflexivo nos permite diferenciar o saber do estar consciente, representado pelo cubo de uma roda metafórica, do saber, ilustrado pelos pontos ao longo da borda. Então, quando aplicamos nossa atenção a esses pontos no aro, simbolizados por um raio na roda, os conhecidos tornam-se diferenciados e ligados uns aos outros — eles se tornam integrados. Em uma etapa avançada, a atenção é voltada para dentro do próprio centro, para se concentrar na consciência pura, às vezes experimentada como o desapego da atenção, como cair na consciência aberta.

Alguns resultados fascinantes da experiência de se tornar consciente de estar consciente — a consciência da consciência ou, mais simplesmente, descansar na consciência pura — foram descritos pelos participantes da prática da Roda (para mais detalhes, veja meus livros *Mente Saudável: Conexão e Equilíbrio do Corpo e da Mente* e *A Sabedoria do Agora: A Ciência e a Prática da Presença - Um Guia Revolucionário de Meditação*). Relatos de experiência mental parecem correlacionar-se bem com esse retrato visual de como a mente pode funcionar em graus de probabilidade no modelo 3-P. Na Figura 5.6, as experiências mentais, como um pensamento, uma emoção ou uma memória, são representadas como picos. Os processos de pensar, emocionar e lembrar são ilustrados como cones abaixo dos picos. Um platô representa vários processos mentais, como um estado de espírito, humor ou intenção. Esses estados contêm modelos mentais que são ativados naquele momento, naquela situação ou naquele contexto, e que filtram quais picos surgem desse estado. Depois de praticar a Roda da Consciência, os indivíduos relataram suas experiências de estar no centro — a consciência da consciência — usando termos como "vazio, mas cheio", "expansão aberta", "conectado a tudo e a todos", "felicidade", "alegria", "Deus", "atemporal", "infinito", "pacífico", "lar" e "amor".

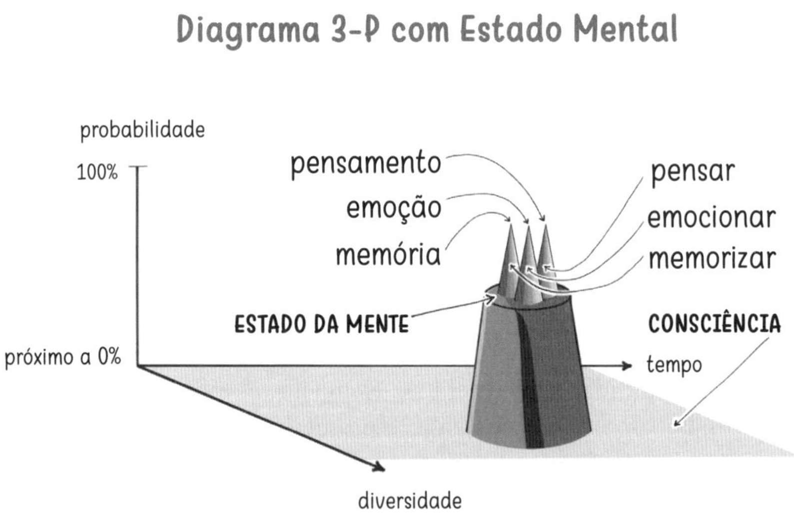

Figura 5.6 O diagrama 3-P de experiências mentais relatadas por pessoas que praticam a Roda da Consciência. Veja o texto para descrição da posição de probabilidade e sua experiência mental associada.

Aqui está uma hipótese simples: a experiência de estar consciente surge quando a posição de probabilidade de energia está no plano de possibilidade. Essa ideia pode estar errada, parcialmente correta ou ser precisa. Essa hipótese se encaixa nos termos descritivos que as pessoas usam para descrever a experiência sem as palavras e noções baseadas na ciência das características do microestado, ou reino quântico da realidade. E também se encaixa com aspectos dos ensinamentos de sabedoria de uma ampla gama de tradições espirituais, religiosas, contemplativas e indígenas, incluindo aquelas que discutimos na seção Tradições de Sabedoria do capítulo SEJA BEM-VINDO, desde práticas budistas até a experiência de fazer parte da natureza que as culturas indígenas em todo o nosso planeta, da América do Norte à Austrália, têm ensinado por milhares de anos. De muitas maneiras, como discutido, a consiliência subjacente a essa hipótese tece perspectivas recentes da ciência moderna e ocidental de uma forma que combina com a sabedoria antiga. A consiliência não prova que esta ou qualquer hipótese seja verdadeira; ele simplesmente apoia sua verdade potencial e encoraja futuras explorações e aplicações a serem desenvolvidas para ver se a estrutura proposta é precisa e útil. Ao longo dessas décadas, conforme exploro em *The Developing Mind* (A Mente em Desenvolvimento, em tradução livre), há muito apoio para que essa estrutura seja válida e tenha benefícios práticos. Podemos ver o terreno comum dessa estrutura 3-P: ela se encaixa em uma ampla gama de abordagens disciplinadas para entender nossa realidade, é consistente e nos permite construir uma base conceitual comum que acolhe muitas formas de conhecimento em uma conversa colaborativa. Uma abordagem não é melhor que outra; cada um é diferente e cada um tem algo a nos oferecer para encontrar esse terreno comum para mover nossos eus, nossas formas de literalmente construir nossos selves, avançando em uma direção generativa e integrativa que promove o bem-estar na Terra.

Quando falamos de "mente de principiante" e "sair sob os filtros" de nossos modelos mentais de cima para baixo que definem e confinam como construímos e experimentamos o self, podemos imaginar isso como um acesso ao plano das possibilidades. Quando vemos este plano como o portal através do qual a integração surge naturalmente, podemos visualizar como a liberação de energia dos filtros aprendidos permite o surgimento da diferenciação integrativa e da ligação, para permitir que o impulso natural de auto-organização surja, em vez de ser bloqueado por planaltos potencialmente restritivos e rígidos. O plano de possibilidade pode, assim, nos ajudar a entender como a conexão é cultivada com uma consciência aberta e amorosa, com o que podemos chamar de “presença”.

Quando prestamos atenção em algo, isso pode entrar na consciência; e, quando o faz, tem o potencial de atingir uma estabilidade mais duradoura, pois ativa a neuroplasticidade, desenvolvendo novas conexões neuronais, às vezes criando neurônios e depositando mais bainha de mielina para fortalecer as conexões e, às vezes, mudando nossa epigenética, tudo regulando como aprendemos no futuro. Lembre-se do ditado: “Para onde vai a atenção, o disparo neural flui e a conexão neural cresce.”

Em nossa discussão sobre identidade, então, isso significa que quanto mais uma história de vida — um platô, em nosso diagrama 3-P, moldando e restringindo quais picos podem ser filtrados — restringe quais pensamentos e atitudes surgem, mais essa narrativa reforça suas próprias crenças. Se estivermos presos dentro de tais platôs limitantes, os picos que podem surgir em nossa vida serão severamente restringidos, pois o que pode surgir da liberdade do plano de possibilidade é agora restrito por este filtro firmemente tecido de uma narrativa de um nome fixo como a identidade da entidade. No dia a dia, podemos nunca estar cientes dessa limitação, nem questionar a noção de que nosso senso de identidade e nossos limites do senso de pertencimento estão sendo restringidos, sem consciência de que nosso próprio processo mental aprendido e construtivo criou um limitando a história de vida, perpetuamente autorreforçando e autoafirmando.

Do ponto de vista da mente, nosso impulso para a certeza pode nos apegar a esses planaltos e seus picos. No entanto, a liberdade de viver com mais fluidez como um self que está evoluindo mais como uma emergência verbal surgiria diretamente do plano de possibilidade.

Mesmo essa estrutura 3-P hipotética poderia iniciar um processo de autorreforço, portanto, devemos manter uma mente duvidosa ativa enquanto experimentamos novas ideias e vemos como elas se encaixam em nossa experiência da realidade. Este é um desafio poderoso, estar aberto e questionar qualquer senso absoluto de certeza, qualquer confiança ainda não questionada na exatidão de nossas crenças e convicções. Talvez precisemos acessar o plano da possibilidade para nos sentirmos mais à vontade com a incerteza — cujos sinônimos são liberdade e possibilidade. Esses são todos os mecanismos por trás da "frágil fantasia de certeza", o desejo de saber com certeza como as coisas são, que comumente limita nossa identidade e restringe nosso pertencimento. Para evitar tal restrição de identidade e pertencimento, podemos precisar nos abrir à incerteza e não tentar controlar os resultados, mas deixar a experiência vir — podemos decidir vagar.

A energia flui em padrões. Esses padrões têm pelo menos cinco características que incluem contorno, localização, intensidade, frequência e forma. Por exemplo, um som agudo tem mais ciclos por segundo — uma frequência mais alta — do que um som grave. No cérebro, as ondas de energia elétrica varrem as redes neurais de maneiras que podemos medir com a tecnologia do eletroencefalograma e seus ritmos mais recentes analisados por computador, detectando padrões oscilantes de ondas no que é conhecido como harmônico. Da perspectiva dos modos harmônicos do cérebro, podemos dizer que precisamos mudar nosso repertório harmônico para reter a diversidade que a infância oferece ao manter uma mente de principiante na vida. Quando crianças, nosso cérebro está totalmente aberto para permitir que uma série de ondas harmônicas nos percorra, como um canal de fluxo de energia. À medida que crescemos, ganhamos mais experiência, aprendemos mais, passamos a ver menos, a ser menos abertos, a fazer mais e a ser menos. Agora nosso cérebro tem padrões harmônicos limitados e constrói ativamente sua própria realidade. Isso é ilustrado em nosso diagrama 3-P como um conjunto de platôs aprendidos limita quais picos podem surgir — no cérebro, isso se traduz em quais ondas harmônicas são possíveis. Este é o nosso desafio comum à medida que crescemos na infância como seres humanos: abraçar a liberdade da incerteza sem sucumbir à pressão de saber com certeza — precisamos viver mais do plano da possibilidade. Isso não significa viver apenas no plano; significa viver do plano — encontrar uma maneira de manter esse estado aberto de diversidade harmônica — os fluxos de ondas de energia que são diversas, um campo de energia aberto — disponível para nós como a fonte sem forma de todas as formas à medida que nos movemos nossa vida.

Parte de um poema de Louise Glück (2012) pode falar sobre esse desafio, à medida que o mundo se diversifica, muda e não existe mais: "Tornou-se presente: sem fim e sem forma" (p. 428).

Muitos Estados, Muitas Identidades

A mente se organiza em um determinado momento em algo que podemos chamar de "estado de espírito". De uma perspectiva harmônica, esse processo de varredura recruta intensidades, localizações e frequências particulares em um conjunto de padrões de fluxo de energia distribuídos espaço-temporalmente — espaço e tempo. Essas regiões espacialmente diversas e anatomicamente distintas do cérebro tornam-se ativas dentro de ondas harmônicas durante um breve período de tempo que chamaremos de "momento do agora", agrupando essas redes neurais ativadas em um padrão repetível de atividade neuronal.

Dan Stern (2004) argumentou que esse "momento do agora" dura cerca de cinco a oito segundos; outros cientistas sugerem períodos mais curtos, dependendo dos padrões de disparo harmônico e de quais regiões eles recrutam. Esse harmônico pode ser considerado um correlato neural do que estamos chamando de estado de espírito. O lado subjetivo desse estado é uma sensação de algo se mantendo unido, de ser coeso naquele momento. Depois de muitos episódios de ativação semelhante — múltiplas repetições de varreduras harmônicas correspondentes —, esses padrões de energia, compreendendo "momentos do agora", podem promover uma sensação de continuidade. Se o estado se mantiver em harmonia, no momento e entre os momentos — se for coeso e tiver continuidade, além de possuir uma totalidade integradora — dizemos que esse estado mental tem coerência.

Podemos usar o acrônimo CAHERENCE para lembrar e descrever esse estado sinérgico e integrativo:

- Conectado: termo subjetivo frequentemente utilizado para descrever o sentimento de união, de fazer parte de algo, de pertencer.
- Aberto: o sentido expansivo de inclusão, de se sentir receptivo a tudo o que surgir, momento a momento.
- Harmonioso: literalmente, a qualidade da sinergia emergindo da união de partes diferenciadas — ser integrador.
- Emergente: a sensação de ser um verbo, não fixo como um substantivo, de surgir, momento a momento, de novas maneiras, talvez difíceis de controlar ou prever.

- Ressonante: a qualidade de ser influenciado por alguma coisa, mas não se tornar aquela coisa — podemos ressoar com as partes de um grupo sem perder nossa singularidade, assim como as cordas de um violão ressoam umas com as outras sem se tornarem umas as outras.
- Engajado: o senso de significado e propósito, o senso de energia vital que nos leva a fazer parte do todo.
- Noético: aquela sensação de conhecimento como totalidade conceitual — coisas fazendo sentido, se encaixando, sendo coerentes e tendo um terreno comum entre as formas de conhecimento.
- Compassivo: o estado de espírito no qual estamos abertos e podemos sentir o sofrimento — dentro de nosso próprio corpo ou no de outro ser — e depois consideramos maneiras de ajudar a reduzir esse sofrimento e tomar medidas para aliviá-lo.
- Empático: a porta de entrada para a compaixão, que inclui ressonância empática quando sentimos o mesmo que outra pessoa, compreensão empática quando imaginamos cognitivamente como seria ser a outra pessoa, tomada de perspectiva como vemos do ponto de vista do outro, alegria empática permitindo nos regozijar com o sucesso e felicidade de outra pessoa, e preocupação empática — a preocupação com o sofrimento de outra pessoa como a porta de entrada para a compaixão ser engajada.

Os estados mentais podem ter coesão, continuidade e coerência, mas nem sempre. Em alguns estados, todos esses três recursos são bem desenvolvidos; em outros, um ou outro recurso pode ser desenvolvido em algum nível, mas os outros não. Quando um estado surge repetidamente em nossa vida — o que podemos chamar de "estado de self" — ele influencia diretamente nosso senso de identidade não apenas naquele momento, mas, ao longo do tempo, influenciando nossa identidade e nosso senso de pertencimento.

Quando passamos a apreciar os muitos estados mentais em que entramos ao longo de nossa vida, entendemos que também temos muitas identidades que definem nossos diversos limites de pertencimento. Esses estados persistentes e impactantes moldam diretamente nosso senso de self — ou selves ou estados de self — à medida que esses padrões repetidos de varreduras harmônicas moldam diretamente nosso centro de experiência com coesão e continuidade, determinando nossa sensação subjetiva, perspectiva e ação dentro de cada um de nossos diversos estados de espírito.

Os estados vão muito além dos limites do crânio, envolvendo muitos sistemas do corpo, como nosso intestino, coração e nossos músculos. É por isso que usamos o termo "cérebro corporificado": para nos lembrar dessa característica de corpo inteiro de nossa vida mental. E os estados mentais se estendem além dos limites da pele, recrutando atividades do mundo ao nosso redor, especialmente de outras pessoas. É assim que interpessoalmente ressoamos com os outros. Você mesmo pode sentir isso de maneiras que um certo sentimento surge quando você encontra um amigo ou volta para casa para a família. Esses "campos relacionais" que você sente podem ser coerentes ou incoerentes, dependendo das circunstâncias e das pessoas envolvidas — a presença de uma única pessoa pode moldar um campo relacional de maneiras poderosas e muitas vezes ocultas. Você também pode sentir esse campo relacional quando entra em uma sala com um grupo de pessoas e, de repente, seu estado mental muda em resposta ao que você sente que está acontecendo nas comunicações interpessoais na sala. Algumas pessoas chamam essa forma específica de campo relacional de "campo social"; outros chamam isso de vibração na sala.

Também temos um estado que ressoa não apenas com as pessoas, mas com toda a natureza — plantas, fungos, animais, nosso ambiente natural — de modo que nos sentimos unidos ao mundo intraconectado em que vivemos. Estudos revelam que quando reservamos um tempo para estar na natureza, passear em uma floresta ou caminhar na praia, aumentamos nossa sensação de bem-estar. Quando nos sentimos conectados com a natureza, somos mais felizes e saudáveis. Com as emoções "autoexpansíveis", tradicionalmente chamadas de "autotranscendentes", experimentamos esse senso de pertencimento mais amplo ao sentirmos gratidão, compaixão e reverência. Esses estados transcendem a visão do self individual e permitem que nosso centro de experiência, nosso self, seja mais amplo que o cérebro, maior que o corpo.

Cada uma dessas emoções autoexpansivas, geradas a partir de mudanças na integração, aumenta nossa diferenciação e ligação. Admiração, gratidão e compaixão geram um sentimento emergente de sinergia integradora — podemos sentir essa ressonância, seja essa ressonância, na qual o todo é maior do que a soma de suas partes. Nós nos tornamos o todo.

Quem somos é o todo; o sistema em que vivemos é o eu; e a faceta interior do self é apenas um aspecto do todo interconectado. Sentimo-nos conectados e nos sentimos coerentes. Estamos interconectados a partir da visão do self corporal e estamos intraconectados a partir da sensação, perspectiva e ação do todo. Podemos chamar isso de nosso "estado intraconectado".

Os estados nos permitem funcionar de maneira organizada, eficiente e com recursos. Se estou me preparando para caminhar por uma encosta chuvosa em um dia tempestuoso, meu estado de espírito me permitirá me preparar para deslizamentos lamacentos ao longo da trilha. Se o tempo estiver ensolarado e seco, faço a mesma caminhada, mas não preciso de um estado de espírito tão vigilante — posso ficar mais relaxado e deixar minha mente vagar sem correr o risco de me machucar. Os estados nos permitem estar no mundo e nos adaptar da maneira mais eficiente em termos de energia e funcionalidade possível. Esta é uma das razões pelas quais temos muitos estados: há muitas condições de vida com as quais nos engajar. É também por isso que precisamos ter a capacidade vital de ajustar intencionalmente nossa lente de identidade e mudar nosso senso de pertencimento para se adequar às nossas condições conforme necessário. Hoje, enfrentando os desafios dos tempos modernos em nosso mundo de desconexão, temos uma necessidade profunda e premente de expandir intencionalmente a visão limitada e limitante do self-solo para ampliar nossas lentes de identidade, ampliar nosso senso de pertencimento e, dessa maneira, aumentar a sinergia da vida integrativa em nosso planeta intraconectado.

Segurança, Confiança Epistêmica e Nosso Self Relacional

Nos primeiros anos de nossa vida, nossos relacionamentos de apego moldam nosso senso de identidade à medida que crescemos e continuam a moldar nossas muitas facetas ao longo da vida. Com os elementos do apego seguro, nos quais nos sentimos a salvo, vistos e acalmados, o self central emerge com uma sensação de totalidade em sua afetividade, ação, continuidade e coerência. Com essa segurança integrativa, nosso self narrativo expande sua maneira de dar sentido aos eventos da vida à medida que construímos uma história coerente de quem somos no mundo. Com segurança, um self relacional aumenta a capacidade de se conectar, de pertencer a um “nós” sem perder a integridade de um “eu” — nosso self interior e central. Se nossa lente de identidade for flexível, podemos nos mover entre essas facetas do self e abraçar as camadas de nosso senso de pertencimento à medida que nos conectamos com nosso self corporal interior e como nossos selves relacionais, que têm conexão interpessoal e conexão com toda a natureza. Passamos a nos sentir conectados dentro e entre.

Um processo que é tecido com a segurança do apego — à medida que desenvolvemos resiliência em cada um desses três aspectos da autoexperiência: o núcleo interior, a narrativa e o self interno relacional — é algo que os pesquisadores chamam de “confiança epistêmica”. Quando as pessoas com autoridade compartilham conosco informações e perspectivas que correspondem à nossa experiência da verdadeira natureza da realidade, desenvolvemos confiança epistêmica: podemos confiar que o que elas dizem é verdade. Dentro dos relacionamentos de apego, essa autenticidade comunicativa nos transmite uma sensação de que podemos relaxar em uma facilidade de bem-estar, que existe um senso compartilhado de realidade que é preciso e pode ser confiado para interagir com o mundo de maneiras previsíveis e confiáveis. Isso é confiança epistêmica.

Relacionamentos que geram confiança epistêmica nos permitem construir um self relacional que se sente seguro, um self narrativo que pode dar sentido à vida com precisão e um self interior central que se sente inteiro e coerente. Violações da confiança epistêmica em relacionamentos de apego fundamentais no início da vida — quando uma criança pequena é apresentada a uma visão da realidade por seu cuidador que é imprecisa e não acalma e conforta — gera uma sensação inquietante de doença. O self central sente-se incoerente e o self narrativo é incapaz de dar sentido à vida, mas o self relacional pode fazer o possível para se encaixar na visão perturbadora apresentada pela figura de apego. Nesse cenário, unir-como-nós sacrifica a integridade interna e a coerência de nosso self central e narrativo. A coerência envolve a experiência de estar conectado; com violações da confiança epistêmica, passamos a nos sentir desconectados e incoerentes.

À medida que crescemos, autoridades além de nossos pais, como professores, líderes organizacionais e figuras públicas, também podem nos apresentar versões da realidade que não são precisas. Como vivemos com a visão da cultura moderna de que o self é separado, que quem somos é uma entidade separada vivendo isolada, isso também pode gerar uma forma de desconfiança epistêmica? Essas visões distorcidas da realidade e a consequente desconfiança, mesmo sob a superfície da consciência, podem levar à vigilância do perigo, a um sentimento incerto de que algo simplesmente não está certo? Embora possamos nos esforçar para nos encaixar, para agir como se o que nos é dito fosse preciso e verdadeiro, quando a mensagem é imprecisa e falsa, esse método de contorcer nossa vida para nos encaixarmos manifestará incoerência e mal-estar.

Quando não nos sentimos plenos, podemos nos sentir ativados em nossas redes motivacionais subcorticais. Com raiva, podemos nos sentir fortalecidos com o arbítrio para corrigir um erro: nosso desejo de corrigir. Com medo, podemos sentir a necessidade de nos defender do perigo: nosso impulso de proteger. Com tristeza, podemos sentir a necessidade de alcançar os outros: nosso impulso de nos conectar. No entanto, se nos disserem que o self é apenas separado — se experimentarmos essa quebra na confiança epistêmica — nossos três circuitos subcorticais de sofrimento podem ser repetidamente ativados em vários graus e, único para cada um de nós, muitas vezes um circuito específico é ativado mais do que os outros. Sem saber por que, podemos estar propensos à raiva, ao medo ou à tristeza. Esses impulsos de sobrevivência, se ativados com intensidade suficiente, podem nos mudar de um estado cerebral de receptividade, com confiança e segurança, para um de reatividade, com desconfiança e sensação de perigo. Em alerta máximo para ameaças à nossa sobrevivência, entramos continuamente nos estados reativos de lutar, fugir, congelar ou desmaiar, dificultando nossa capacidade de conexão — dentro de nosso self corporal interior e com nossos eus relacionais de relacionamentos interpessoais e toda a natureza.

Se a sociedade puder experimentar um paralelo coletivo com nosso desenvolvimento e apego individual, podemos obter insights sobre nossa própria experiência pessoal de nossa família de origem e nosso senso de pertencimento à nossa comunidade e cultura. Como os padrões de apego podem ser relevantes para nós como uma sociedade moderna — se vermos todos como irmãos de nossa família humana?

Uma breve recapitulação: os pais ou outros cuidadores interagem com seus filhos, e essa relação — essa conexão — é chamada de apego. O apego não é uma característica da criança nem do cuidador — é uma característica do relacionamento entre a criança e a figura de apego. Essa relação pode ser amplamente categorizada como uma das quatro formas reconhecíveis, três não seguras e uma segura:

- A que evita resulta do desligamento e da desconexão e surge quando nossas figuras de apego não nos proporcionam a experiência de sermos vistos e acalmados.
- A ambivalente resulta da aceleração e da inundação de nossas necessidades de apego quando nossos cuidadores são inconsistentes e intrusivos; aprendemos que não podemos contar com eles para atender às nossas necessidades de forma confiável — às vezes eles atendem, às vezes não.
- A desorganizada resulta de estar apavorado e se tornar fragmentado — uma dissociação que surge quando nossas figuras de apego são a fonte do medo e temos dois circuitos incompatíveis ativados simultaneamente: um nos leva em direção à nossa figura de apego para buscar proteção e o outro nos afasta de nossa figura de apego, a fonte do terror.
- A segura resulta de ser visto, estar calmo e seguro. Quando nossos cuidadores oferecem essas qualidades de forma relativamente consistente e as rupturas em qualquer uma delas são reparadas de maneira rápida e confiável, desenvolvemos um modelo mental interno de segurança.

A pesquisa do apego, proveniente do pioneirismo de John Bowlby, há muito mostra que esses modelos mentais de adaptação, esses padrões de apego, são mutáveis ao longo da vida. Como um pesquisador do apego que aplicou essas descobertas científicas à prática da psicoterapia por mais de trinta e cinco anos, acho emocionante e profundamente recompensador considerar o uso dos mesmos princípios de cura — de tornar-se pleno — para enfrentar nossos desafios culturais mais amplos, expandindo nessas lições de crescimento individual. Podemos avançar em direção à cura integrativa da segurança em qualquer ponto de nossa vida — no apego à nossa família pessoal e, talvez, também em nosso apego à nossa família humana mais ampla.

Se vemos nosso mundo mais amplo, nossas culturas humanas, como versões da vida familiar, talvez as maneiras pelas quais nos sentimos seguros, vistos e acalmados e temos a experiência de confiança e coerência epistêmicas possam iluminar como o senso de pertencimento à comunidade pode oferecer um profundo senso de relacionamento. segurança e integridade. Talvez daí surja um senso de pertencimento mais amplo. Se 1) reconhecemos tendências desses padrões de apego; 2) esse reconhecimento nos leva a um senso coerente e seguro de self, identidade e senso de pertencimento — para nós mesmos e nossa cultura; 3) aprendemos, juntos, a oferecer maneiras de nos sentirmos seguros, vistos, acalmados e protegidos; e 4) reconhecemos as rupturas e fazemos reparos à medida que a vida se desenrola, então talvez possamos ir além das reações e adaptações que adquirimos em nossos apegos inseguros, não apenas em nossa família de origem, mas também em nossas culturas. A paternidade voltada para a segurança não tem a ver com perfeição, mas com estar presente. Talvez as lições da ciência das conexões relacionais familiares fundamentais possam nos guiar como uma família humana maior e família de todos os seres vivos, para nos movermos em direção à vibração da conexão e colaboração do senso de pertencimento autêntico dentro de vínculos relacionais confiáveis e seguros em todo o nosso mundo vivo intraconectado.

ANOS ESCOLARES

DURANTE OS PRÓXIMOS DOZE ANOS DE NOSSAS VIDAS, DEIXAREMOS AS casas de nossas famílias para nos juntarmos a colegas e professores em um sistema de experiências que chamamos de educação. Seja no ambiente de uma escola comunitária, de um aprendizado na comunidade ou de uma jornada de aprendizado guiada em casa, a transmissão sistemática de conhecimentos, habilidades, valores, crenças, ética, moralidade e hábitos de comportamento e pensamento molda o self que experimentamos, as identidades que desenvolvemos e os sentimentos de pertencimentos que passamos a abraçar.

A Árvore do Conhecimento, o Conhecimento das Árvores

Quando consideramos a mente como um processo totalmente incorporado e totalmente relacional — uma propriedade emergente do fluxo de energia que surge de um sistema — podemos ver como a mente emerge de maneira sinérgica dos fluxos de energia, tanto dentro de nosso corpo quanto entre nosso corpo e o mundo em que estamos inseridos. "Sinergia" refere-se a como o todo é maior do que a soma de suas partes individuais. Em estudos recentes sobre florestas, aprendemos como a sinergia das árvores envolve cuidados profundamente entrelaçados em uma tapeçaria, descritos por Janine Benyus como mutualismos: "Agora sabemos que não é apenas uma planta ajudando a outra; mutualismos — trocas complexas de bondade — estão ocorrendo acima e abaixo do solo de maneiras extraordinárias" (Hawken, 2017, p. 213). À medida que ligamos componentes diferenciados de um sistema, integramos esse sistema, e a sinergia é a emergência natural que surge quando os componentes interagem uns com os outros na criação do sistema como um todo. O que aprendemos sobre integração com a sabedoria da floresta pode ser apenas o mutualismo que nos ajudará a identificar o que deu errado e como podemos agora corrigir o curso de nossa jornada humana neste planeta.

Uma proposta da neurobiologia interpessoal é que a mente humana tem quatro facetas (Figura 6.1), cada uma das quais pode ser um resultado sinérgico emergindo do fluxo de energia corporificado e relacional:

- experiência subjetiva, ou a textura sentida da existência;
- consciência, que nos permite estar cientes dessa sensação de ser;
- processamento de informações, no qual o fluxo de energia simboliza algo; e
- auto-organização, uma propriedade de sistemas complexos.

Essa quarta faceta, auto-organização, é a fonte da proposta de integração como saúde.

Você deve se lembrar do fluxo FACEE — sendo flexível, adaptável, coerente, estimulado e estável — do capítulo INFÂNCIA. Este é o fluxo da harmonia. O fluxo FACEE é a manifestação da auto-organização ideal. Embora os matemáticos sugiram que é assim que o sistema complexo maximiza a complexidade, podemos obter uma sensação cotidiana desse fluxo com o exemplo simples de percorrer um caminho. Diferenciamos nossa perna esquerda de nossa perna direita, pois cada uma desempenha suas funções especiais; ainda assim, cada uma está ligada à experiência geral de andar quando damos um passo à frente, carregamos o peso do corpo e relaxamos quando levamos a perna para a frente novamente. Imagine se, em vez disso, cada perna funcionasse sem estar ligada — ou se cada uma funcionasse sem diferenciação. Em vez de andar harmoniosamente pelo caminho, estaríamos tropeçando como se estivéssemos embriagados ou saltando pelo caminho como um pula-pula, para cima e para baixo. A diferenciação e a ligação permitem que um sistema complexo alcance esse fluxo de harmonia — como o sistema otimiza sua capacidade de adaptação e até mesmo de aprendizado. O termo "integração" que estamos usando aqui refere-se a um equilíbrio muito específico entre a diferenciação de componentes como elementos individuais e sua ligação em um todo sinérgico. Conforme discutimos, a integração envolve a integridade dos componentes individuais, mesmo quando eles estão vinculados uns aos outros;

integração não é misturar ou tornar homogêneo — é uma maneira muito especial de criar um todo que é mais do que a soma de suas partes, mais do que a adição de coisas diferentes em uma só. A integração permite que "algo mais" surja em um fluxo FACEE ideal.

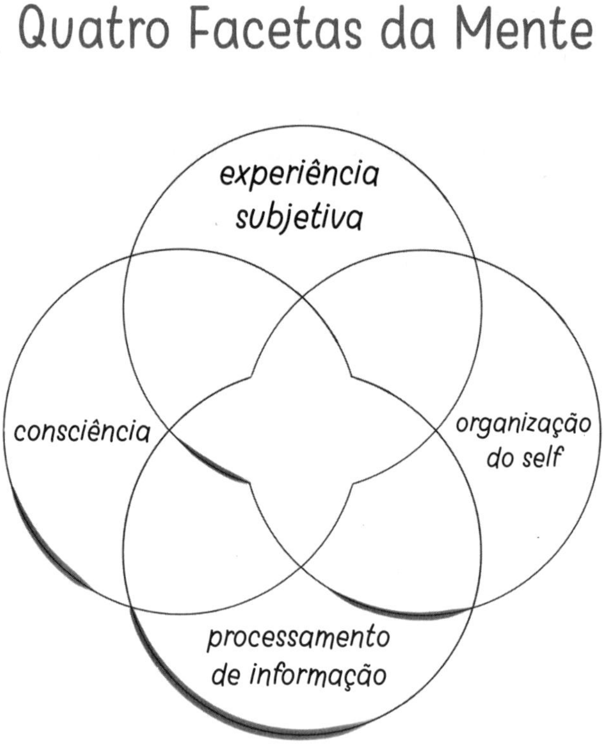

Figura 6.1 As quatro facetas da mente, cada uma proposta para emergir do fluxo de energia incorporado e relacional.

Muitas escolas contemporâneas, se não a maioria, enfatizam a conquista de marcos designados, avaliados por medidas padronizadas, em vez do incentivo à curiosidade, à criatividade individual e ao aprendizado colaborativo. De muitas maneiras, cada um desses três — ser criativo, curioso e colaborativo — são criados e facilitam a sinergia da integração. Ser criativo é tecer formas diferenciadas de encarar os desafios. Ser curioso envolve um fascínio pelos muitos conhecimentos diferenciados da vida e pela visão de suas ligações. Ser colaborativo compreende um fluxo relacional ideal com a ligação de muitos pontos de vista diferenciados e isso cria algo mais do que qualquer participante pode oferecer. Infelizmente, o amor que uma criança pequena tem por se conectar de maneira interna e interpessoal, por se integrar na vida explorando novas ideias e descobrindo como o mundo funciona, pode ser esmagado pela pressão de alcançar a certeza de resultados predeterminados de sucesso. A educação moderna está promovendo a centelha ardente da curiosidade, criatividade e colaboração da integração ou o impulso para a certeza no acúmulo de um aluno isolado? Em conformidade a tais normas e expectativas culturais, a curiosidade, a colaboração e a coragem de errar podem entrar em colapso.

Cada um de nós aprende à sua própria maneira, mas uma abordagem padronizada para a educação não acomoda as tendências individuais inerentes de aprendizagem que cada um de nós carrega. Tal abordagem oferece pouco espaço para identificar as propensões únicas de uma criança para desenvolver esses pontos fortes ou para ajudar cada um de nós a desenvolver maneiras diferenciadas de contribuir para a colaboração do todo. Muitas vezes, essa abordagem não desenvolve nossa inteligência de sistemas naturais.

Uma das formas restritas que aprendemos é a abordagem comum de ensinar sobre o mundo de maneira simples e linear: A leva a B, que leva a C. A realidade compreende não apenas essas sequências lineares de causalidade, mas também uma mutualidade maior, que podemos perceber com uma lente de sistemas: a realidade é feita de sistemas com profunda interconectividade e interdependência de seus muitos componentes em camadas, aqueles que, quando vistos pelas lentes do todo, são intraconectados — sabendo que isso é inteligência natural de sistemas.

O que atrapalha o aproveitamento dessa inteligência de sistemas naturais? Acredito que a vulnerabilidade de nossa mente à busca de previsibilidade e certeza, revelada em nossa história moderna de categorizar, classificar e simbolizar o self-solo como nossa identidade não questionada, mas não integrada — nosso senso de pertencimento restrito, sendo fixado em uma lente identitária restrita —, é o que impede que nossa natureza próspera floresça.

Em outra terminologia, alcançamos uma ilusão de certeza com uma construção semelhante a um substantivo de um self-solo; libertamos nosso self e a nós mesmos dessa vulnerabilidade acolhendo a realidade do self em sua emergência verbal. As experiências relacionadas de identidade e senso de pertencimento podem, então, tornar-se restritas, como aquelas de uma separação fixa e semelhante a um substantivo — eu aqui, você ali —, ou podem se tornar livres para serem integradas como a natureza interior e interna da sensação subjetiva, perspectiva, e a ação se ampliam e emergem ao longo de uma vida de união na sinergia do eu, dentro e entre.

Mas se a mente, moldada por nossa imersão nas mensagens da cultura moderna, está de fato atrapalhando a prosperidade da vida neste precioso planeta por causa dessas suscetibilidades compreensíveis de se apegar à certeza, então, com a própria intenção e consciência da mente, nós podemos nomear diretamente e assim reformular essas vulnerabilidades como oportunidades de crescimento. Além de aprender a deixar florescer a inteligência de nossos sistemas naturais e permitir que nossa capacidade inata de viver uma vida intraconectada na Terra seja plenamente realizada. Essa é uma possibilidade, e talvez uma promessa, do que uma educação integradora e uma evolução cultural intencional e integrativa podem fazer por todos nós em nosso mundo compartilhado.

Comparação e Competição, Conexão e Colaboração

"A comparação é o ladrão da alegria", disse certa vez o presidente Theodore Roosevelt. Para o autor e humorista Mark Twain, a comparação é "a morte da alegria". Você pode pensar: "Não é natural comparar-se com os outros?" Lembre-se do estudo em que as crianças preferiam o fantoche que gostava do mesmo cereal que elas? Essas crianças estavam avaliando quem é como eu e quem não é, gostando do primeiro e não gostando do segundo.

A comparação com os outros, geralmente, começa quando os irmãos entram na família. Uma vez que estamos em um ambiente escolar, as formas como nos encaixamos moldam nossa experiência de si, assim como as expectativas de nossos colegas, professores e as demandas curriculares. Passamos a avaliar em que somos bons ou ruins com base em como nos comparamos aos outros, como atingimos nossos marcos na classe e como atuamos no campo atlético. Infelizmente, essas comparações com outros selves podem levar à perda da alegria da descoberta que chamamos de curiosidade, o amor pelo aprendizado; e isso pode prejudicar seriamente o impulso natural de uma criança para explorar. Dessa forma, a construção linear da individualidade, a comparação que a acompanha — a competição e a sensação de que algo está faltando, ou está errado, pode reduzir a inteligência de nossos sistemas naturais, o conhecimento sistêmico de como viver com facilidade dentro de uma mutualidade complexa de beneficência.

A ativista e autora Lynne Twist (2017) observou três mitos tóxicos da sociedade moderna, perspectivas amplamente aceitas, não apenas imprecisas — mas também letais: 1) escassez: não há o suficiente; 2) mais é melhor; e 3) é assim mesmo. O pensamento inconsciente e falso dessa mentalidade não examinada combinada, ela propõe, é uma receita para os problemas que agora enfrentamos em nosso planeta. Como explica Twist, "escassez é a mentalidade de separação" (Twist, 19 de janeiro de 2022, Costa Rica). Ao ouvir tais palavras pronunciadas por ela, durante um seminário de bem-estar em que ambos lecionamos na Costa Rica, as lições de outra cidadã daquele país corajoso e inovador, Christina Figueres, junto com seu colega Tom Rivet-Carnac, reverberaram em minha mente. Suas experiências como arquitetos do Acordo de Paris de 2015 para a mediação climática são descritas em seu livro, *The Future We Choose* [O Futuro que Escolhemos, em tradução livre]. Três atitudes mentais ou mentalidades, na visão deles, são necessárias para ajudar a humanidade a alcançar os passos práticos necessários para reverter a mudança climática: 1) otimismo; 2) abundância; e 3) regeneração. Encontrando a consiliência entre as suas duas abordagens, podemos constatar que: a) com otimismo podemos ver opções que inicialmente não estavam à vista e recuperar um sentido de esperança e um caminho prático com propósito; b) com a mentalidade de que o mundo, com formas recíprocas de estar com a natureza, pode ser suficiente e repleto de abundância; podemos então c) liberar nossa abordagem de sustentar uma meta de crescimento a todo custo para uma de regeneração e, então, liberar uma reciprocidade embutida de como consumimos e produzimos em nosso planeta.

Se percebermos essas três dimensões de nossa mentalidade geral (que não pude deixar de colocar no acrônimo, OAR [REMO, em inglês]), podemos remar nosso barco com otimismo, abundância e regeneração rio abaixo da integração; o fluxo de harmonia no mundo. Nessa perspectiva, nos tornamos gratos pela vida. A vida ecoa nessas formas reverberantes e coerentes quando nos abrimos para seus mistérios e para a realidade dos fios, muitas vezes invisíveis, que nos unem em nossa totalidade intraconectada. Como exemplo, o documentarista Louie Schwartzberg me enviou o novo longa-metragem sobre ser grato antes de sua finalização. Naquela bela demonstração artística de nossas conexões profundas estava Lynne Twist sendo entrevistada por Louie, que afirma o seguinte (Schwartzberg, Gratitude Revealed, 2022, 15 de fevereiro, minuto 30, usado com permissão): "Quando você está em contato com o suficiente, transborda em abundância natural, não em excesso, não em desperdício, mas em abundância natural, da qual a generosidade é uma maneira normal e fluida de ser, porque você se sente totalmente interconectado com todos os outros." Nesse mesmo filme, a professora, dançarina e contadora de histórias, Luisah Teish afirma: "Temos muito a agradecer. Eu só queria que tivéssemos gratidão suficiente para superar a ganância e o egoísmo." Gratidão, compaixão e reverência são estados emocionais transcendentes, que nos ajudam a transcender o self individual e que podem nos levar ao plano das possibilidades; aquele espaço de estar ciente de onde novas opções estão esperando por nós — e onde encontramos nossas conexões profundas uns com os outros. Como Twist continua: "Quando você está em contato com a generosidade, está em contato com o eterno. Cada vez que tocamos no eterno, no sagrado, é atemporal, o tempo realmente para. Não insulte a Criação com sua arrogância humana, seja grato pelo milagre que é sua vida. Essa é a fonte da generosidade, prosperidade, gratidão e realização. É um daqueles lugares onde expressamos amor. E não há nada como o amor, porque é disso que se trata."

Podemos ter esperança e ser realisticamente otimistas de que existe potencial para abundância natural — não escassez — em nosso mundo, e podemos almejar a reciprocidade da regeneração. Com esses aspectos OAR propostos de nossa mente voltada à integração, podemos cultivar uma nova maneira de a humanidade moderna viver entre todos os seres vivos da Terra, transformando uma mentalidade de separação e comparação em uma de conexão e colaboração.

Cultura envolve padrões de comunicação dentro de uma comunidade, e comunicação é o compartilhamento de energia e informação. Uma cultura de aprendizado generativa, que promove o compartilhamento integrativo de energia e informações, nos ajuda a desenvolver diferenciação e vínculo. Essa cultura de aprendizagem generativa explora nossa inteligência de sistemas naturais e aprendizagem integrativa, promovendo o que Boell, Senge e Scharmer (2019) chamam de detecção de sistemas, consciência de sistemas e pensamento de sistemas. Aproveitar a inteligência dos sistemas fortalece os princípios de integração no centro de um todo sinérgico intraconectado.

Podemos cultivar comunidades integrativas que constroem uma identidade integrada na qual um "eu" corporificado é diferenciado e vinculado a um "nós" relacional. Quando acessamos a inteligência dos sistemas inatos da natureza, abraçamos o senso de pertencimento mútuo de viver como intraconectado, expresso no símbolo linguístico de nosso self integrador como Eós.

Interior e Exterior: Privado e Público

As relações de apego começam em casa. Voltamo-nos para nossos cuidadores a fim de estarmos a salvo, sermos vistos e tranquilizados e, portanto, estarmos seguros. As maneiras pelas quais nos adaptamos em casa são então transportadas para nossa experiência escolar. Estudos sugerem que levaremos à escola o padrão de apego que adotamos com nosso cuidador principal e evocamos de nossos professores um padrão de resposta semelhante. Se nossas necessidades forem atendidas em casa e tivermos um modelo interno de segurança, é mais provável que peçamos ajuda na escola quando precisarmos do apoio de nosso professor. Se evitamos em casa e nossas necessidades não são atendidas, é mais provável que ajamos de maneira independente, não pedindo ajuda quando precisamos. E se tivermos ambivalência em nosso apego — se nossas necessidades forem atendidas de maneira inconsistente e, às vezes, as emoções dos outros se intrometerem em nosso próprio estado mental — poderemos parecer excessivamente carentes com nossos professores, incapazes de encontrar um equilíbrio entre tentar por conta própria e buscar ajuda quando precisamos.

Nosso senso de pertencimento em campos de conexão interpessoal pode variar de círculos concêntricos mais estreitos a círculos concêntricos mais amplos, talvez começando com nossos cuidadores no centro, depois com nossos amigos mais próximos e depois com amizades sociais, colegas e conhecidos. Nosso senso de pertencimento varia amplamente, desde nossos relacionamentos mais íntimos até aqueles que parecem mais distantes. Certos círculos íntimos de conexão também podem refletir nossos padrões de apego, pois transferimos nossa necessidade de figuras de apego cuidadoras quando deixamos a infância para amigos íntimos e parceiros românticos, aqueles a quem recorremos quando estamos angustiados. Nossa identidade é moldada por esses importantes relacionamentos de apego ao longo de nossa vida, que formam apenas um conjunto de círculos de conexão que criam nosso senso de pertencimento ao mundo. Esses campos de conexão podem ser formados por nossas lentes de identidade, pois variam de perto e estreitos a mais distantes e amplos. Podemos ver, então, como a experiência do self como sensação, perspectiva e ação é moldada tanto por nosso foco de lente identitária quanto pelos círculos de senso de pertencimento resultantes nos quais o "eu" de nosso self interior individual torna-se tecido dentro do "nós" de nosso self relacional. Quando os campos de conexão incluem um abraço cada vez mais amplo que abrange todos os seres vivos, chegamos a uma identidade como parte fundamental da natureza e pertencemos ao todo intraconectado de nosso planeta vivo.

Se nosso cérebro geneticamente desenvolvido, imerso em mensagens familiares e sociais de separação, nos levar à falsa crença e à percepção imprecisa do self-solo, o self apenas embutido no corpo envolto em pele, então nossos círculos de conexão e compaixão incluirão apenas aqueles mais próximos de nós, apenas aqueles semelhantes a nós que identificamos como semelhantes, o "como eu". Expressaremos então intensa identificação dentro do grupo e exclusão fora do grupo, com as consequentes desigualdades sociais, o racismo e genocídio e com todo o nosso ambiente natural parecendo estar "fora" de quem somos. Soa familiar? Uma lente estreita de identidade restringe nossos círculos de senso de pertencimento. Sabemos por pesquisas que quando colocamos um indivíduo na categoria de grupo externo, mesmo quando distinguido pelo que parecem ser os sinais mais sutis de separação, desligamos nossos circuitos de compaixão. Essa vulnerabilidade neural contribui para a construção do self-solo, tanto como "eu" singular quanto como "em grupo" plural.

No entanto, nossa espécie evoluiu em grupos cooperativos, imersos na colaboração da aloparentalidade e na vida comunitária, não isolados como selves individuais. Se na educação direcionarmos o crescimento das mentes de nossos jovens para abraçar um foco mais amplo em nossas lentes identitárias, ampliando seus círculos de compaixão com base na ampliação de nosso senso de pertencimento, podemos trazer essas mudanças de identidade e senso de pertencimento para a cultura mais ampla, além das páginas deste livro e do currículo nas escolas. O desafio é desenvolver uma mentalidade de crescimento, que Carol Dweck (2006) sugeriu que pode nos capacitar a ver as oportunidades de crescimento diante das dificuldades, e não entrar em colapso como poderíamos com uma mentalidade fixa em que ver os desafios como reveladores de nossa fraqueza. Com uma mentalidade de crescimento, esses desafios contemporâneos podem ser experimentados como uma oportunidade de aprender e crescer em nossos esforços coletivos para mudar. Mas mudar como? Na conversa desta jornada em que estamos, consideramos a noção de que a integração é o que está faltando nos tempos modernos e que encontrar uma maneira de integrar a identidade — diferenciar e vincular nossa experiência de identidade e nosso senso de pertencimento — pode ser um caminho a considerar, juntos. Enquanto a evolução genética é lenta, a evolução cultural é rápida — e pode ser dirigida intencionalmente.

Qual pode ser nossa intenção compartilhada? Concentrar-se em como o desenvolvimento humano, moldado em casa, nas escolas, no trabalho e em nossa sociedade mais ampla, pode ser guiado para um modo de vida com sistemas inteligentes.

As Histórias de Nossa Vida, a Vida de Nossas Histórias

Você deve se lembrar do capítulo CRIANÇAS em que a narrativa é iniciada quando há uma violação da expectativa, o que os cientistas chamam de "violação canônica". Um "cânon" é uma lei ou um princípio geral pelo qual algo é julgado — ele coloca nossa mente em uma certa posição sobre o que esperar da vida. As histórias de nossa vida são como lutamos com as expectativas e como o mundo se conforma, ou não, a esses filtros de experiência. Quando algo não acontece como aprendemos que a vida "deveria" ser, contamos uma história sobre o que aconteceu e as experiências mentais dos envolvidos, na tentativa de entender o que aconteceu e por que, dentro de nossa compreensão de como a vida funciona. Isso nos ajuda a aprender com a experiência e a transmitir esse aprendizado aos outros, compartilhando nosso conhecimento e nossas lições de vida para o bem do todo.

Embora a narrativa seja útil, também vimos como ela pode aprisionar. As expectativas atuam como filtros de cima para baixo que canalizam a experiência para construções mentais com base no que aconteceu antes. É assim que um platô fortemente tecido em nossa estrutura 3-P filtra os picos que podem surgir de maneira limitada e limitante. Esses modelos mentais moldam como pensamos que o mundo realmente é, determinando quais picos emergem e se tornam a "coisa" da qual temos consciência. Porque passamos a perceber o que acreditamos, isso acrescenta uma sensação de que é preciso, que é verdade — apenas a "maneira como as coisas são". Ter um self narrativo que constrói histórias significa que, após a entrada sensorial inicial — a condução inicial —, quanto mais experiência tivermos na vida, menos realmente veremos: nos perdemos em nossas próprias crenças, presos em nossa própria história de vida. A narrativa e a crença moldam a percepção.

Os próprios processos de autorreforço da mente tornam a compreensão do nosso self narrativo crucial para nos libertarmos para abordar modos desaprender de viver no mundo que foram, mesmo sem saber, limitantes e inúteis, e então liberando nossa mente narradora para encontrar novas histórias para nós, novas formas de fazer sentido, de maneira individual e coletiva como uma família da humanidade vivendo em nosso mundo natural compartilhado. Essas narrativas autobiográficas, ou histórias de nós mesmos, são literalmente as histórias que contamos, para nós mesmos e para os outros, sobre quem somos. Tais narrativas, conforme estudadas pelos pesquisadores do apego, podem ser vistas como coesas (isto é, aderentes) e coerentes (isto é, resilientes e flexíveis, reconhecendo os componentes agradáveis e desagradáveis da realidade). Uma narrativa coesa, mas incoerente, pode ser um tanto lógica, mas muitas vezes nega ou restringe aspectos da realidade para se manter unida. Nosso impulso inato de fazer sentido, ligando elementos diferenciados de nossa própria história de vida, pode ser restringido por uma narrativa de vida estritamente coesa, mas não coerente.

A neurociência identificou uma rede dentro do cérebro que viola uma crença previamente estabelecida nesse campo: o cânone que dividia regiões anatômicas do cérebro tem funções claras e distintas, como percepção aqui, ação motora ali. Essa rede que viola o cânone compreende o que foi chamado de "neurônios-espelho", que têm propriedades perceptivas e motoras e são ativados quando observamos as ações de outra criatura. Por exemplo, em um estudo, se um pesquisador ou outro macaco comeu um amendoim, os mesmos neurônios motores de um macaco assistindo ou ouvindo essa ação foram ativados como se estivessem comendo o amendoim. Um único neurônio estava envolvido tanto na percepção quanto na ação motora, daí o nome "neurônio espelho" — porque há um espelhamento da percepção e da ação em uma célula. Pesquisas posteriores revelaram que agrupamentos desse tipo de função celular, "sistemas de neurônios-espelho", estão amplamente distribuídos por todo o cérebro humano. Embora essa descoberta ainda seja controversa, as implicações do sistema de neurônios-espelho são relevantes para nossa discussão sobre o self, a identidade, o senso de pertencimento e as histórias que contamos interna e coletivamente.

Imitamos o comportamento dos outros e sentimos seus sentimentos como uma parte natural de nosso self relacional. Com a imitação comportamental, preparamos nosso sistema motor para imitar uma ação que estamos percebendo e, então, podemos executar um movimento semelhante. Com a simulação de estado, mudamos nosso próprio estado interno, incluindo fisiologia corporal e processos emocionais, para se assemelhar ao do indivíduo que estamos percebendo. As funções dos neurônios-espelho nos oferecem uma maneira de entender como ressoamos uns com os outros tanto na experiência sentida subjetivamente quanto na ação — eles ligam diretamente nossa experiência do self além do crânio e da pele. E se não estivermos conscientes de que fizemos essa mudança na preparação e no sentimento, se não percebermos que nosso estado interno atual é devido à entrada de outra pessoa e não apenas de nossa fonte interna do eu, podemos nos tornar confuso, talvez semelhante a ser fundido como um "eu" e um "outro". O papel do sistema de neurônios-espelho em permitir que nos juntemos sem nos tornarmos o outro, para diferenciar e vincular, pode ser uma maneira importante de distinguir entre o individualismo em um extremo e o coletivismo no outro. Se mantivermos nosso "eu" totalmente distinto, se não absorvermos os estados internos dos outros em nossa experiência emergente, podemos estar no piloto automático como separados; se perdermos a distinção de um self corporal das experiências dos outros, então a percepção do outro indivíduo pode nos inundar com simulação de estado e imitação comportamental e nos tornamos fundidos em vez de integrados. Talvez o medo que impulsiona a individualidade nos tempos modernos seja esse medo de perder o próprio ser diferenciado. A ideia e a implicação prática dos dois componentes da integração — diferenciação e ligação — podem apoiar um caminho integrador adiante, evitando os extremos de desconexão e fusão como polaridades individualistas e coletivistas de identidade.

Essas descobertas também sugerem que nosso sistema nervoso corporificado usa o corpo como um todo, com sua fisiologia e seus estados cerebrais, para entrar em ressonância com os outros e, então, essa ressonância do corpo age como uma antena e um amplificador — muitas vezes abaixo da consciência. Sentimos outro indivíduo; essas sensações penetram em nosso processamento perceptivo. E se interpretarmos o estado de outra pessoa como tendo organização, uma intenção, temos uma maneira de prever o que provavelmente acontecerá e nos preparamos para iniciar a ação como imitação ou para simular o estado como ressonância emocional. É assim que podemos nos unir como um nós sem perder um senso.

Se você dançar com um parceiro, poderá sentir a música ligando você ao seu parceiro; o fluxo contínuo de uma leve inclinação da cabeça ou pressão no braço permite que dois se tornem um, com uma sinergia ligando você. Se você toca música em grupo, pode sentir essa ressonância em sua diferenciação enquanto toca seu instrumento e ainda permanece ligado à peça geral. Se você canta em um coral, pode sentir a harmonia surgir à medida que as vozes diferenciadas se conectam com a melodia e o ritmo. Esses são estados de união, momentos em que nós (talvez envolvendo nossos neurônios-espelho) temporária e voluntariamente suspendemos nosso senso de um self individual para nos permitir expandir nossa experiência do self e abrir mão da separação. Compartilhamos a sensação subjetiva, participamos da percepção e atuamos em nome do todo sinérgico. Essa capacidade nos permite escolher estar no fluxo de união dentro da totalidade intraconectada do relacionamento.

Quando percebemos outra pessoa como tendo uma experiência subjetiva, fazemos nosso próprio mapa mental do estado interno desse indivíduo. Os neurônios-espelho podem fazer parte desse processo, permitindo-nos sentir o estado mental, a intenção, o humor, o significado de um estado organizado de ser dentro de outro e, em seguida, mapear esse estado em nossa própria fisiologia e estados mentais.

Os mapas de visão mental vêm em pelo menos três formas fundamentais: um “mapa do eu”, nosso próprio estado interior; um “mapa do você”, o estado interior do outro; e um “mapa do nós”, o estado do coletivo. Um mapa do eu nos permite saber como estamos nos sentindo internamente, quais são nossas intenções individuais, qual é o nosso significado emocional naquele momento. Um mapa do você me permite inferir a partir do meu mapa de mim o que está acontecendo dentro de você. Esses são mapas do estado interno com o corpo como ponto de referência espacial.

Um mapa do nós traça o sistema que somos nós, uma identidade relacional e nossas intenções, sensações e significado emocional como uma unidade coletiva. Um mapa do nós é como representamos o nós relacional, referido como um “campo relacional”. Este é o relacionamento como um centro de experiência — a fonte, a localização do fluxo de energia e informação. Os mapas do nós nos ajudam a usar a percepção sistêmica e o pensamento sistêmico para nos tornarmos conscientes das conexões interdependentes, interativas, interconectadas e entrelaçadas das partes — para sentir o todo intraconectado.

Quando estamos sob ameaça, aumentamos nosso processo avaliativo de endogrupo versus exogrupo e tratamos os do endogrupo com mais gentileza e os do exogrupo com mais hostilidade. Se considerarmos que um indivíduo não é como eu, os circuitos de empatia e compaixão são desligados — eles literalmente se tornam inativos. Paramos de ressoar com essa pessoa, desligando a conexão. Em termos de visão mental, isso significa que não fazemos mapas de visão mental dessa pessoa e não percebemos essa pessoa como tendo uma mente. Em termos relacionais, nós os desumanizamos — eles deixam de ser humanos e não fazem mais parte do nosso mapa-nós. Assim, restringimos nossa própria lente identitária e restringimos nosso próprio senso de pertencimento. Esse pode ser um meio pelo qual a ameaça de escassez cria a mentalidade de separação.

Ao tomar consciência e nomear essa vulnerabilidade, talvez possamos reenquadrá-la e ampliar nossa lente e nosso senso de pertencimento. Poderíamos usar nossos mapas de visão mental para ver todas as pessoas, não apenas aquelas como nós, e poderíamos ver o self em todas as espécies, não apenas nos humanos. Pode ser assim que passamos de uma mentalidade de escassez para a de otimismo, abundância e regeneração — o OAR (REMO, em inglês) de que precisamos para remar nosso barco biodiverso da desconexão e do desastre para a conexão e a prosperidade. Talvez possamos usar esses mapas de visão mental para criar um senso de identidade — um centro de experiência — dentro do sistema como um todo, um ecossistema vivo e respiratório da vida na Terra. Embora essa vulnerabilidade que restringe nossa lente de identidade faça parte de nossa história humana, ela precisa controlar nosso destino?

Nossa consciência dos processos internos e interpessoais que moldam a emergência contínua de nossa experiência do self, da identidade e do senso de pertencimento pode oferecer a oportunidade de cultivar mais bem-estar interno e relacional, se assim o desejarmos. Qual é essa escolha que enfrentamos? Mecanismos automáticos, embutidos nas tendências do cérebro humano corporificado, podem nos levar a um conjunto restrito de critérios "como eu" ao determinar a participação no "grupo interno" versus no "grupo externo". Sem consciência, os ensinamentos de uma cultura de dominância de substantivos — transmitidos em casa, na escola, na sociedade, por meio das formas como nos comunicamos uns com os outros na rua, no trabalho, na internet — podem nos restringir, limitar nossa identidade, confinar nosso senso de pertencimento.

Para viver de forma mais plena e livre a fim de enfrentar as principais pandemias de nossos tempos de maneira eficaz, podemos escolher cultivar uma consciência, tornar-se intencionalmente conscientes dessas forças atuais em jogo na nossa vida, para que possamos ter a capacidade de anular essas formas herdadas de divisão e as mensagens aprendidas de separação que assumimos como verdadeiras.

O que a consciência nos permite fazer? O cérebro humano tem redes neurais que permitem que a identidade seja construída usando uma lente estreita ou grande angular, para restringir ou ampliar nosso senso de pertencimento, para limitar ou expandir as experiências definidoras do que chamamos de nosso "eu". A consciência permite a escolha e capacita a mudança. Se a mensagem dos tempos modernos é a do self-solo, um senso de pertencimento confinado apenas àqueles "como nós", com "nós" estritamente definido, então construiremos uma vida de isolamento e divisão. A consciência nos permite superar essas construções contemporâneas de separação, uma vida excessivamente diferenciada, em direção a um modo de vida integrador, honrando os dons de cada indivíduo e, ao mesmo tempo, conectando como um todo coletivo.

Quem somos com tal consciência pode ser libertado como uma emergência dinâmica semelhante a um verbo, liberado dos limites estagnados e sufocantes de uma construção linear do self semelhante a um substantivo. O medo da fusão, de se perder na experiência da união, ou o medo da desconexão e de estar completamente isolado e sozinho podem ser os extremos emocionais pendulares que nos empurram para aquela frágil fantasia de certeza, o desejo de saber, semelhante a um substantivo, quem nós realmente somos. No entanto, abraçar a incerteza pode ser o que realmente significa "tornar-se consciente", acessando aquele plano de possibilidade no qual podemos perceber que os sinônimos de incerteza são abertura, liberdade e possibilidade. A escolha emerge daquele plano de possibilidade de onde surge a consciência.

E assim, nossa escolha começa com a abertura da consciência. Mas o que vem a seguir? Para ir além de uma construção do self como separado, podemos aprender com a sabedoria milenar dos ensinamentos indígenas e práticas contemplativas, que são apoiadas por explorações mais recentes da ciência moderna, que uma visão sistêmica da realidade ilumina um mundo de partes profundamente entrelaçadas — uma realidade de interligação de componentes que, vista do todo, é intraconectada. Quando pensamos em termos lineares, nosso foco da realidade está principalmente em suas partes. Uma visão de sistemas nos permite sentir a experiência subjetiva, assumir a perspectiva e ter a ação de um verbo como eu e nós, um desdobramento dinâmico de um todo interativo. Como Eós viu, integrar o self interior com o nós interno cria a intraconexão que é Eós.

Nessa consciência e seus sistemas de detecção, torna-se possível abandonar a ilusão de solidez e certeza, abandonar a vulnerabilidade que leva a nos apegarmos a noções lineares e substantivas de nós mesmos e, em vez disso, nos abrirmos para a liberdade de tornar-se semelhante ao verbo. Essa é uma mudança que pode parecer desorientadora no início, mas, no final das contas, fundamentada quando passamos a viver a verdade de como as coisas realmente são. Com essa mudança na sensação, perspectiva e agência, com essa mudança no self, o que surge é o interior, o inter e o intra como uma emergência em constante mudança no fluxo de energia e informação. Em vez de construir uma aparência de separação, sentimos a realidade da intraconexão. Em vez de ver o corpo nodal como o self sozinho, passamos a ver o corpo como um rico canal, ou parte, desse todo — a parte interna; e acrescentamos a essa realidade interna não apenas as interconexões com outras partes, mas a intraconexão à medida que passamos a abraçar o sistema como um todo a partir da experiência do self, da identidade e do senso de pertencimento. Eu é o interior; Nós é o entre, o interno; e Eós é o todo intraconectado.

Seu corpo e cérebro podem construir um senso de identidade separado, que, em nossos anos escolares, pode ser continuamente reforçado por mensagens que recebemos no processo de educação. Mas se percebermos como a neuroplasticidade permite que o cérebro mude em qualquer idade, podemos ver como nossos mapas de visão mental também podem mudar à medida que ampliamos o ângulo de nossas lentes de identidade. Consiliente de muitas maneiras com a teoria de Robert Kegan de um "eu em evolução" (1982, 1994), e com o movimento através de estágios de capacidades cada vez mais complexas para sentir os estados mentais do self e dos outros, aqui estamos explorando não estágios, mas um continuum de habilidades de criação de mapas de visão mental que se desenvolvem ao longo do desenvolvimento, desde o mapeamento interno da autoexperiência como "eu-mapas" até as representações dos estados internos dos outros como "mapas do eu" e do todo relacional como "mapas do nós". A estrutura de desenvolvimento da neurobiologia interpessoal que estamos explorando sugere que a integração é o cerne do impulso para estados cada vez mais complexos do fluxo de um sistema. A auto-organização surge naturalmente em direção à harmonia com o fluxo do FACEE, de ser flexível, adaptável, coerente, energizado e estável. Como aprendemos a nos adaptar à nossa família de origem com padrões de apego adquiridos, a tentar nos encaixar na vida escolar e, mais tarde, a cultivar um papel na sociedade, cada um se tornará as maneiras de cima para baixo que aprendemos a ser e nos comportar na sociedade. Mergulhamos no mundo interior dos outros por meio das várias redes do cérebro social, incluindo neurônios-espelho e nossos circuitos de criação de mapas mentais que são continuamente moldados por nossas imersões experienciais, especialmente no mundo social. Dessa forma, passamos a focar nossas lentes de identidade nas sensações, moldar nossas percepções e decretar nosso arbítrio pelo que aprendemos de maneiras autorreforçadas. Quando as mensagens modernas de isolamento e a necessidade de ter certeza moldam repetidamente nossa experiência do self como isolado, o fluxo auto-organizado em direção à harmonia de uma vida FACEE pode ser comprometido com tais impedimentos à integração, e experiências perturbadoras de caos e rigidez podem surgir dentro de nossa vida pessoal, pública e planetária. Esse pode ser o resultado infeliz — mas mutável — do self-solo nos tempos modernos.

Com respeito, intenção e propósito, podemos aprender a reconhecer nossa vulnerabilidade de viver separadamente como selves individuais semelhantes substantivos ao longo de nossa vida; começando em nossas casas, estendendo-se às nossas escolas e, em seguida, movendo-se para a sociedade. Podemos nos elevar acima dessa vulnerabilidade e nos mover para uma identidade mais saudável, plena e integrativa, honrando o corpo interior, as inter-relações e a realidade do todo. Podemos, juntos, reconhecer onde chegamos agora e, então, com intenção, mover nossa construção compartilhada do self para um modo de vida mais integrador.

ADOLESCÊNCIA

Durante nossos primeiros doze anos de vida, tendemos a ter um cérebro que absorve todas as lições a que somos expostos, desenvolvendo novas conexões sinápticas que nos ajudam a lembrar nossas experiências, aprender habilidades sociais para nos adaptarmos, lidarmos e assumirmos a cosmovisão que nos ensinaram. Mas, à medida que avançamos para a segunda dúzia de anos, nosso cérebro começa a adotar uma nova estratégia de crescimento: ao deixarmos a idade escolar primária e nos prepararmos para o ensino médio e além, nosso crescimento cerebral entrará em um estágio de remodelação.

A adolescência é uma época em que a identidade e o senso de pertencimento serão o foco principal do nosso crescimento. Começamos a experimentar modos de ser bastante distintos — nossas personas públicas — que revelam os diferentes papéis que desempenhamos em vários ambientes dentro dos diferentes agrupamentos sociais aos quais nos sentimos atraídos, como a sala de aula e as ruas. Nossa participação nesses grupos, por sua vez, alterará a forma como experimentamos nossa identidade. A identidade molda o senso de pertencimento; o senso de pertencimento molda a identidade.

Um dos grandes desafios da passagem da pré-adolescência para a adolescência é o afastamento de nossos pais biológicos quando começamos a nos voltar para nossos colegas em busca de conforto e conexão. Nosso sentido interior da ordem da vida, a imagem do mundo como nos foi dito que deveria ser, ficará instável quando começarmos a questionar a natureza da realidade e até mesmo o significado da própria vida. Por que estamos aqui? E se o que nos disseram sobre o mundo não for verdade?

Na adolescência, pode surgir uma nova consciência das grandes pandemias que enfrentamos — os desafios de um vírus, da injustiça social, da polarização, da obsessão por atenção e da destruição ambiental — e podemos nos sentir inspirados a fazer a diferença ou oprimido e levado a evitar tal conhecimento. No entanto, durante este período delicado — esta transição da dependência da infância para a responsabilidade da idade adulta —, podemos ter poucos recursos que nos encorajem a considerar que a validade inerente do que nos foi ensinado, o que nos foi dito sobre o self estar separado, é mesmo algo a questionar. A sexta e subjacente pandemia, a do self-solo, pode nem mesmo aparecer.

A ESSÊNCIA da Adolescência

Visto em muitas espécies além da nossa, a adolescência envolve desafios e oportunidades fundamentais, bem como um conjunto básico de características que moldam nossa experiência individual ao longo da vida. A essência da adolescência — e talvez até a saúde ao longo de nossa vida — como sugiro em *Brainstorm*, pode ser simbolizada com o próprio termo "ESSÊNCIA":

Faísca Emocional — a paixão para sentir plenamente uma ampla gama de emoções
Engajamento Social — a conexão para participar e colaborar interpessoalmente
Busca por novidades — a coragem para tentar coisas novas e às vezes arriscadas
Exploração Criativa — a imaginação para vislumbrar e inovar de novas maneiras

A ESSÊNCIA do período adolescente é cultivar essa paixão, conexão, coragem e imaginação de maneiras que apoiem nosso crescimento e o bem maior. Durante a adolescência, o cérebro elimina algumas conexões e fortalece outras. Essa importante remodelação cerebral cria esses recursos de ESSÊNCIA, que podem durar uma vida inteira, durante a qual continuam a apoiar nossa saúde e resiliência à medida que criamos integração por dentro e por fora.

Durante a idade adulta, podemos deixar de lado nossa imaginação e viver uma vida focada principalmente no que é, em vez de explorar criativamente o que poderia ser ou mesmo considerar o que poderia ou deveria ser. No entanto, manter a imaginação viva em nossa vida adulta nos permite liberar nosso cérebro para se tornar ativo de várias maneiras que sustentam nossa saúde. Quando somos imaginativos, nos abrimos para novas possibilidades, refletimos sobre nossos valores, mantendo o que tem significado para nós, encontramos propósito e repensamos hábitos que não ajudam ou são baseados em informações e crenças imprecisas. Essas explorações criativas incluem até mesmo você lendo este livro e considerando esses componentes de sua própria ESSÊNCIA e como eles podem ser nutridos ou reacendidos se tiverem diminuído, para que paixão, conexão, coragem e imaginação possam ajudar a apoiar sua jornada a partir deste momento.

Se você achar que algumas das características desta ESSÊNCIA estão faltando em sua vida, a boa notícia é que você pode recuperar sua ESSÊNCIA a qualquer momento — Certa vez, trabalhei com uma pessoa de 90 anos de idade que era capaz de fazer exatamente isso. Graças à neuroplasticidade, nosso cérebro pode continuar a crescer ao longo da vida: para onde vai a atenção, o disparo neural flui e a conexão neural cresce. Os correlatos neurais de viver uma vida com ESSÊNCIA são um cérebro mais integrado e integrador — e essa integração neural, revela a pesquisa, é o melhor indicador de nosso bem-estar. É uma situação ganha-ganha: a integração fortalece nossa ESSÊNCIA, e nossa ESSÊNCIA constrói integração, ao longo de nossa vida.

Quando nos aproximamos da adolescência, algo começa a acontecer em nosso cérebro que fará com que o sentido de quem somos — nossa identidade — comece a mudar em relação ao que sabíamos em nossos primeiros anos. A quem e a que pertencemos também começam a mudar. Sentimo-nos de uma forma com alguns amigos, de outra forma com os colegas na escola e ainda de outra forma com as crianças em um time de atletismo. Estudos no cenário dos Estados Unidos mostram que, no início da segunda dúzia de anos de vida, temos esses diferentes estados de identidade, mas não temos muita consciência deles. Na metade desses anos, por volta dos 14 e 15 anos ou mais, começamos a nos tornar conscientes desses estados distintos, mas ainda não temos clareza sobre como lidar com eles. E então, no final da adolescência, no meio da adolescência (nosso cérebro continua se remodelando até os 20 anos de idade), podemos nos deparar com a necessidade de sair de casa.

Mas para aqueles de nós em lares que são mais confortáveis do que o mundo "externo", por que diabos iríamos querer sair? No entanto, a natureza precisa que partamos, precisa que nos misturemos com outros membros não familiares, para o benefício de nossa prole em potencial e de nossa espécie. O que a natureza fez para nos preparar para essa transição?

Os adolescentes que atingiram os quatro componentes de sua ESSÊNCIA — centelha emocional, engajamento social, busca por novidades e exploração criativa — têm maior probabilidade de estar prontos para sair. A centelha emocional pode ser pensada como a paixão que serve como combustível para evocar o movimento — essa é uma maneira de pensar no termo "emoção": evoca o movimento. O lado negativo dessa centelha são as intensas ondas de emoções e os significados que são entrelaçados a elas, que às vezes podem parecer avassaladores — estados de espírito imprevisíveis e ondas de sentimentos difíceis de entender ou conter. Mas o lado positivo é a recompensa de uma vida significativa e exuberante. Como aprendemos a navegar nessas ondas de emoção é essencial para aproveitar nossa centelha emocional.

Também somos direcionados ao engajamento social. Na natureza, é mais provável que um adolescente isolado se torne o almoço de um predador — engajamento social significa sobrevivência. A conexão com os colegas ajuda a nos preparar para sair de casa e enfrentar as lutas adultas que nos aguardam. A desvantagem dessa necessidade de conexão social e senso de pertencimento é que podemos ceder à pressão dos colegas, às vezes deixando de lado a moralidade para ganhar a adesão. A vantagem é que, durante o período da adolescência, aprendemos as habilidades sociais de afirmação da vida e de promoção da saúde de que precisaremos por toda a vida.

Outra maneira pela qual a natureza nos prepara para sair de casa é aumentando nosso desejo de novidades. A natureza dá aos adolescentes um impulso interno para procurar, ou pelo menos tolerar, condições que são desconhecidas, arriscadas e inseguras, às vezes, e cheias de incertezas, mudando nosso cérebro em remodelação para mudar o circuito de recompensa que usa o neurotransmissor dopamina. Esse grupo de redes distribuído verticalmente é um conjunto interconectado de neurônios que se estende de nosso córtex até nossa área límbica e nosso tronco cerebral. Quando a dopamina é secretada, nos sentimos satisfeitos; quando a dopamina se esgota, podemos sentir um impulso de fazer algo que a libere novamente. Durante a adolescência, a natureza altera esses níveis de dopamina. Algumas descobertas sugerem que os níveis de liberação de dopamina são maiores durante a adolescência, de modo que somos recompensados ainda mais por tentar coisas novas — a novidade é um dos melhores ativadores do sistema de recompensa. Outros estudos sugerem que nossos níveis basais de dopamina podem ser mais baixos durante a adolescência, induzindo-nos a nos sentirmos inquietos, como se algo estivesse faltando e como se precisássemos fazer algo, tentar algo novo — como sair de casa!

Outra mudança que a natureza criou é centrada mais nas áreas límbicas e corticais que avaliam risco e recompensa, um processo chamado "pensamento hiperracional". Essa mudança cria mais foco nos aspectos positivos de uma atividade e minimiza nosso foco nas desvantagens das ações que consideramos. Quando um mundo desconhecido e incerto nos apresenta o desconhecido, o impulso da dopamina pela novidade e os pensamentos hiperracionais enfatizando possíveis resultados positivos nos ajudam a superar a hesitação.

Durante a adolescência, também experimentamos um impulso para ir além do que os adultos nos dizem sobre o mundo, para experimentar a exploração criativa, para nos ajudar a usar essa tolerância à incerteza para explorar nossas possibilidades e usar nossa imaginação. Mas há uma desvantagem para essa imaginação? Talvez uma sensação de desilusão de que o mundo que nos foi entregue não é o que imaginávamos que poderia ser, ou um sentimento de decepção, desespero, desânimo e desconexão? A maneira como passamos por esses sentimentos em direção ao otimismo realista e ao idealismo prático — como chegamos a ver que as rachaduras em nossos sistemas são de fato onde a luz pode entrar e nos guiar adiante — é como nossa imaginação e nosso senso de exploração criativa podem nos capacitar. Esta é a vantagem da exploração criativa: alcançar as estrelas enquanto nossos pés estão firmemente plantados no chão.

Romance, Relacionamentos, Identidade

Um conjunto importante e emergente de experiências que moldam nossa identidade e nosso senso de pertencimento envolve gênero e sexo: papel de gênero, expressão de gênero, identidade de gênero e orientação sexual.

"Papel de gênero" é uma expressão usada, especialmente no passado, para indicar o que nossa cultura espera de nós com base no sexo que nos foi atribuído ao nascer. Por exemplo, se você tem um cromossomo X e um Y, como eu, provavelmente tem características sexuais externas — sua genitália — que fizeram com que o médico do parto e seus pais o chamassem de "menino"; e se você tem dois cromossomos X, provavelmente nasceu com órgãos genitais que fizeram essas pessoas chamá-lo de "menina". Alguns indivíduos nascem com o que é chamado de genitália "ambígua", o que torna incerto o gênero que devem ser atribuídos ao nascer; o termo "intersexo" às vezes é usado para essa situação. Outros indivíduos têm cromossomos extras, como XXY, ou efeitos induzidos geneticamente em hormônios que criam uma inconsistência entre sua composição genética e sua aparência (seu fenótipo). Esses e outros fatores em nossa fisiologia afetam nosso "sexo designado".

"Expressão de gênero" é um termo para nossas manifestações externas de gênero. A Campanha dos Direitos Humanos oferece um glossário de palavras importantes e cuidadosamente articuladas para essas questões de identidade e senso de pertencimento, incluindo a expressão de gênero: "A aparência externa da identidade de gênero de uma pessoa, geralmente expressa por meio de comportamento, roupas, corte de cabelo ou voz, e que pode ou não conformar-se com comportamentos e características socialmente definidos, tipicamente associados a ser masculino ou feminino" (Campanha dos Direitos Humanos, 2022).

A expressão de gênero é muitas vezes gerada e julgada por expectativas culturais. Quando eu era jovem, as pessoas ao meu redor esperavam que eu gostasse de caminhões, o que eu gostava, e de esportes, o que eu não gostava. As pessoas esperavam que eu gostasse de competir no campo de beisebol, o que geralmente não acontecia, mas eu adorava dançar — o que significava que eu era um dos dois únicos homens em uma aula de dança do ensino médio com cinquenta adolescentes. Essa foi uma ótima situação para mim, mesmo que os meninos da minha série pensassem que eu era estranho. Podemos dizer que não correspondi à expectativa deles quanto à minha expressão de gênero.

Como podemos ver, a expressão de gênero que os outros esperam de nós e o papel de gênero que os outros nos atribuem nem sempre combinam com nossas próprias tendências, muitas vezes por causa de algo bastante distinto acontecendo dentro de nós. Por dentro, uma característica distinta de nossa identidade é nossa identidade de gênero — como nos identificamos em termos de gênero. Quando eu era adolescente — nos Estados Unidos, na segunda metade do século XX —, parecia haver apenas duas opções de identidade de gênero: homem ou mulher. Desde então, houve uma mudança cultural no sentido de reconhecer que esse conjunto binário de masculino ou feminino é, na verdade, uma construção mental e social, uma divisão artificial da categoria de gênero que não é coerente com a realidade de um espectro de valores de gênero que podemos e experimentamos. A Campanha dos Direitos Humanos afirma isso sucintamente em sua definição de identidade de gênero: "O conceito mais profundo de si mesmo como homem, mulher, uma mistura de ambos ou nenhum deles — como os indivíduos percebem a si mesmos e como se chamam. A identidade de gênero de uma pessoa pode ser igual ou diferente do sexo atribuído no nascimento" (Campanha dos Direitos Humanos, 2022).

Uma identidade de gênero em desacordo com o sexo designado pode acontecer por vários motivos. Uma breve revisão do desenvolvimento sexual no útero é esclarecedora. Normalmente, todos os fetos começam com um cérebro feminino. Os fetos com cromossomos XY desenvolvem testículos, que secretam o hormônio testosterona, que entra na corrente sanguínea e atinge a cabeça, onde "masculiniza" o cérebro. O resultado é que certas tendências podem ser criadas por mudanças sutis na conectividade do cérebro — invisíveis para um *scanner* — moldadas pela exposição a hormônios no útero. Em outras palavras, um radiologista ou pesquisador que examina uma neuroimagem (uma varredura estrutural do cérebro) não será capaz de determinar a identidade de gênero, o sexo atribuído ou outras características de gênero desse indivíduo. Por exemplo, se um feto jovem com dois cromossomos X for exposto a andrógenos excessivos (por exemplo, testosterona) — como das glândulas suprarrenais da mãe e/ou devido a certas condições médicas — o cérebro inicialmente feminino desse feto geralmente se torna masculinizado. Alternativamente, se por algum motivo a testosterona em um feto XY não atravessar a barreira hematoencefálica, mesmo que esse hormônio seja secretado pelos testículos, esse cérebro pode permanecer mais ou completamente em seu estado feminino original. Em outras palavras, essas mudanças na estrutura e função do cérebro não são tudo ou nada — elas variam em um espectro de nenhuma masculinização a uma masculinização enorme. Por essas razões, ao contrário dos estados binários habituais da aparência da genitália, o cérebro se desenvolve ao longo de um espectro notavelmente amplo e pode ser algo diferente de apenas masculino ou feminino.

Meu próprio sexo atribuído é masculino, e minha identidade de gênero determinada internamente — moldada no útero, acreditamos, por meu cérebro masculinizado — é masculina. Dessa forma, alguns podem me chamar de "cisgênero", como a Campanha de Direitos Humanos define, "um termo usado para descrever uma pessoa cuja identidade de gênero se alinha com aquelas tipicamente associadas ao sexo atribuído a ela no nascimento". Você pode dizer que minha identidade como homem me permitiu pertencer ao grupo chamado "machos", mas essa história é muito mais complexa, como você verá em breve.

Mesmo na minha juventude, conheci pessoas que sentiam que seu senso interior de quem eram, sua identidade interior, não se ajustava a essa divisão — essa escolha forçada — de masculino ou feminino. A Campanha de Direitos Humanos oferece um termo que teria sido bem-vindo por esses amigos naquela época: "não-binário", que eles definem como:

> Um adjetivo que descreve uma pessoa que não se identifica exclusivamente como homem ou mulher. Pessoas não binárias [sic] podem se identificar como sendo homem e mulher, em algum lugar no meio, ou como estando completamente fora dessas categorias. Embora muitos também se identifiquem como transgêneros, nem todas as pessoas não binárias [sic] o fazem. Não-binário [sic] também pode ser usado como um termo genérico que abrange identidades como *agender*, *bigender*, *genderqueer* ou *gender-fluid*. (Campanha dos Direitos Humanos, 2022)

Como você pode ver, nossa identidade de gênero, junto com nosso papel de gênero e expressão de gênero, influencia muito nosso senso geral de identidade. E temos uma quarta faceta em nossa experiência de self, senso de pertencimento e identidade: a orientação sexual. Aqui está a definição da Campanha dos Direitos Humanos para orientação sexual: "Uma atração emocional, romântica ou sexual duradoura inerente ou imutável por outras pessoas." (Campanha dos Direitos Humanos, 2022). Nossa atração é voltada para certos tipos de pessoas — o "tipo" pode ser de gênero diferente ou do mesmo gênero. Para descrever uma variedade de orientações, a Campanha dos Direitos Humanos sugere termos como "bissexual", "gay", "lésbica", "amante do mesmo gênero", "pansexual", "hétero" e, para aqueles que não possuem atração sexual, "assexuada".

Quando usamos a experiência adolescente de crescimento e mudança para iluminar essas importantes facetas da identidade, passamos a respeitar o quão desafiador pode ser para uma variedade de indivíduos. Em primeiro lugar, esses novos sentimentos sexuais e românticos podem ser tão intensos que nos dominam. Em segundo lugar, como os adolescentes são tipicamente profundamente relacionais, o envolvimento com outras pessoas para explorar a atração romântica e as interações sexuais pode nos fazer sentir muito vulneráveis. Em terceiro lugar, como aprendemos no capítulo INFÂNCIA, como a rejeição social é mediada pela mesma região do cérebro que a dor física — o córtex cingulado dorsal anterior —, essa vulnerabilidade e os inevitáveis mal-entendidos, falhas de comunicação e eventuais rejeições podem ser muito dolorosos. Em quarto lugar, conforme as mensagens de nossa cultura sobre o papel de gênero combinam ou não com nossa expressão de gênero, pode haver uma sensação de aceitação ou rejeição pelo grupo social maior chamado sociedade. Encontrar a adesão — a experiência de pertencer e ser totalmente aceito como um autêntico você, em que o você interior e o exterior podem corresponder e são vistos e respeitados pelos outros — pode ser complicado e arriscado para qualquer um de nós. Em quinto lugar, enquanto crescemos como adolescentes e tentamos sentir como nos sentimos, essas facetas distintas de nossa vida — incluindo sexo atribuído, papel de gênero na cultura mais ampla, expressão de gênero, identidade de gênero e orientação sexual — desempenham um papel importante em nosso sentimento de pertencimento.

Sabedoria Atemporal, Ação Oportuna

Considere sua própria posição nesta vida: como suas várias facetas de autoexperiência moldam sua identidade e como você pertence aos contextos culturais em que vive agora ou onde viveu antes? Você descobriu que pode, intencionalmente, focalizar sua lente de identidade para ver de perto e depois ampliá-la para sentir uma identidade maior, um senso de pertencimento mais amplo, além de seu corpo ou daqueles cujos corpos se parecem com o seu? Como sentir sua identidade, tanto de suas fontes internas quanto das construções externas da comunidade e da cultura, foi para você? Como ter uma consciência desse aspecto interior e interno do que molda sua experiência do self — sua sensação, perspectiva e ação — influenciou sua vida?

Se você sabe há muito tempo ou só agora está percebendo pela primeira vez que está em um estado de incompatibilidade entre seu senso interno de identidade e seu senso interno de pertencimento, de que maneiras você comprometeu seu comportamento? Como você tem agido, o que do seu self autêntico você escondeu, para proteger sua vida da rejeição? Houve momentos em que você ficou confuso sobre quem você é por tentar se encaixar no que o mundo esperava que você fosse? Essa adaptação ficou com você em sua vida pública? Como isso influenciou sua vida privada?

Embora essas questões possam se apresentar de forma intensa durante a adolescência, elas permanecem conosco pelo resto de nossa vida. Se fomos marginalizados, se nossas características externas de identificação fizeram com que fôssemos maltratados, desumanizados, desrespeitados ou rejeitados, como lidamos com isso? Para alguns, essa característica seria uma atribuição do sexo feminino em um mundo dominado pelos homens; para alguns, essa característica seria a pele que tem cor em uma sociedade de maioria branca. Esses impactos podem ser diretos — a dor dessa rejeição social — e também podem incluir como tentamos nos adaptar: o que fizemos, da melhor maneira que sabemos, em nossas tentativas de sobreviver e prosperar. Como revela o documentário *High on the Hog*, levamos adiante a jornada de dolorosa marginalização e desumanização através das gerações, enquanto nos adaptamos da melhor maneira possível.

Em uma cultura que valoriza implicitamente a pele branca sobre a pele escura, a atribuição sexual masculina sobre a feminina e a atração heterossexual sobre outras orientações sexuais, uma grande porcentagem de nossa população pode estar passando por uma marginalização significativa. Para aqueles de nós em posições privilegiadas e não desumanizadas em nossa cultura, é nosso dever, nossa responsabilidade moral, ser um participante ativo em trazer proteção e empoderamento ao mundo — viver com integridade absoluta. Um dos significados dessa integridade seria, essencialmente, aspirar a trazer a integração, em todas as suas formas, para o mundo.

A integração tem este fundamento simples: honramos as diferenças e cultivamos vínculos compassivos. Isso significa que tentamos acordar e ir além de quaisquer preconceitos raciais e/ou de gênero automáticos e filtros aprendidos de cima para baixo, e em direção a um modo de vida mais inclusivo, de estar ciente, de se comportar, de convidar uma mutualidade de pertença e participação. Isso significa não apenas tolerar as diferenças, mas aprender a prosperar por causa das diferenças. Em um excelente exemplo de consiliência, uma ampla gama de ciências, com uma ampla gama de perspectivas, concorda que quando temos mais diversidade, temos um sistema mais rico, complexo e adaptativo. Em nossa diversidade, podemos alcançar mais, resolver mais, prosperar mais. A integração revela como a auto-organização, a criatividade e o bem-estar ideais são baseados na prosperidade com a diversidade. Mas vai além de apenas dar espaço para muitas diferenças: a integração é o encadeamento desses componentes diferenciados. Nós nos conectamos com a comunicação compassiva. Nós nos conectamos estando interessados nas experiências, perspectivas e na capacitação — o self — de todos os membros do nosso sistema.

Nossa experiência da adolescência envolve diretamente nossa sensação, perspectiva e ação subjetivas — nosso self emergente — no exame dos fundamentos internos e relacionais da identidade e do senso de pertencimento. Gênero, raça, orientação sexual, crenças religiosas e muitas outras características de nosso self em desenvolvimento, cada uma impacta quem vemos nosso self ser e a quem e a que pertencemos durante este importante período de remodelação cerebral. Quando integrados, saímos da adolescência completos e prontos para assumir responsabilidades adultas, para participar e trazer ao mundo um sentido pleno de quem somos. Com essa integração, nossa identidade e senso de pertencimento tecem a autêntica diferenciação de nosso senso interno de identidade que é totalmente aceito com nosso senso interno de quem somos. Somos um "eu" e um "nós".

O Eós, como uma identidade integrada, traz um sentimento de pertencimento mais amplo, expandindo-se para além do indivíduo sozinho para também abarcar o campo relacional cultural que é o Eós. Buscamos uma maneira de ter tanto o amplo senso de pertencimento quanto a identidade integrada que permitem o amplo foco de atenção em nosso mundo geral, ao mesmo tempo em que honramos a importância de nosso foco individual e estreito em nossa experiência pessoal interior. O Eós convida tanto à ligação integrativa da conexão quanto à diferenciação da individualidade.

Conforme discutido nas seções "Tradições de Sabedoria" e "Um Convite Antigo para Tempos Modernos" do capítulo SEJA BEM-VINDO, por milhares de anos os ensinamentos das culturas indígenas e das práticas contemplativas focaram a importância de ver nosso lugar na vida como tecido dentro de um universo maior como um todo — o que nós, em termos científicos contemporâneos, chamaríamos de perspectiva sistêmica. A suscetibilidade do cérebro humano de confundir o corpo — uma parte do todo — como o único centro do self não é apenas uma velha tendência de nossa vida humana, é uma perigosa identidade equivocada se perdermos a visão sistêmica mais ampla de nossa totalidade. Sim, nosso self, nossa identidade e nosso senso de pertencimento são moldados pela experiência corporal interna dessa manifestação na realidade, esse fluxo de energia que leva cerca de cem anos para viver na Terra. Somos descendentes e ancestrais de uma longa linhagem de animais, um membro da família de todos os seres vivos; estamos fundamentalmente entrelaçados com toda a vida: aqui, agora, ali e depois. Também somos a emergência da energia que flui da possibilidade para a realidade, manifestando-se nesta vida corporal com nossa identidade pessoal e, ao mesmo tempo, uma parte do todo intraconectado não apenas de toda a vida, mas de toda a realidade.

Conforme discutido no início de nossa jornada, a maioria das tradições indígenas — dos Tayuna da América do Sul aos povos aborígenes da Austrália — enfatiza a importância do indivíduo pertencer à comunidade. A identidade de cada um, nesses sábios ensinamentos, é maior que o limite definido pelo corpo e faz parte de toda a humanidade. Nosso senso de pertencimento humano, sugere o conhecimento indígena, é ainda mais amplo do que nossas conexões dentro da humanidade — ele se estende para abranger toda a natureza. Somos irmãos da família de todos os seres vivos da Terra. Recuperar esse equilíbrio, individualmente e como sociedade, trará a conexão de volta à nossa vida, mantendo as maneiras igualmente importantes pelas quais prosperamos com nossa diversidade.

O mecanismo fundamental de integração é potencialmente a base de como os sistemas funcionam bem em nosso mundo para promover a harmonia e a saúde. Ao delinear os componentes de diferenciação e ligação da integração, ganhamos uma maneira prática de identificar as fontes de caos e rigidez em nossas vidas — individual, social e ecologicamente — e agir para liberar os vários níveis de integração prejudicada na raiz dessas formas de sofrimento. Nossas culturas contemporâneas podem moldar nossa mente moderna em direção ao pensamento linear e longe da sabedoria dos sistemas ao longo da vida — que pode se estabelecer na adolescência, criando padrões de vida —, mas qualquer que seja nosso lugar na vida, nossa posicionalidade, nosso estágio de desenvolvimento, podemos participar desse caminhar para a integração.

Preparação para Separação e Mudança

A adolescência ajuda a nos preparar para nos separar da familiaridade do lar, para nos mudarmos para o mundo, para ampliar nossas lentes de identidade para que possamos abraçar um conjunto maior de experiências que nos definirão, expandindo nossos círculos de conexão, ampliando nosso senso de pertencimento. Essa preparação se baseia em nossa ESSÊNCIA para que nossa paixão alimente nossa centelha emocional, para que nosso impulso para conexões estabeleça engajamento social para nos apoiar enquanto nos aventuramos, nossa coragem nos permite buscar novidades e assumir novas experiências, e nossa imaginação nos capacita a explorar criativamente o mundo. Há desvantagens em cada um desses quatro fundamentos: sentir-se oprimido por nossas emoções, sentir-se pressionado a se conformar para pertencer, ser prejudicado por comportamentos de risco e experimentar a desilusão ao ver o mundo como diferente do que imaginamos. No entanto, podemos nos apegar a essa ESSÊNCIA para nos enriquecer pelo resto de nossa vida — e nos ajudar a dissipar o mito do self-solo na sociedade moderna.

Como adultos, carregamos a visão de que trabalhamos duro para encontrar nosso nicho na vida, nos acomodamos no mundo ao qual nos adaptamos e agora estamos tentando manter, e podemos nos sentir ameaçados pela ESSÊNCIA dos adolescentes, as próximas gerações, que desafiam o status quo. Embora nosso cérebro adulto possa desejar que as coisas permaneçam as mesmas, a evolução programou adolescentes — adolescentes e indivíduos na casa dos 20 anos — para ter paixão, ansiar por conexão colaborativa, expressar coragem e imaginação, o que pode nos deixar desconfortáveis. Se nós, como adultos, esquecemos nossa ESSÊNCIA, cujas principais características nos ajudam a viver uma vida vital e integrativa, evitamos essas características quando as vemos em outras pessoas, adolescentes ou adultos, que desafiam os negócios como sempre.

No entanto, valendo-nos dos três caminhos subcorticais profundos para corrigir, conectar e proteger, descritos no capítulo INFÂNCIA, também temos o poder de ir além das reações de sobrevivência mais profundas de lutar, fugir, congelar e desmaiar. Sim, as pandemias mundiais — e o intenso desejo dos adolescentes de sentir sua ESSÊNCIA em resposta a elas — podem nos fazer sentir ameaçados. E essa ameaça é sobre questões de vida e morte. Nosso desafio à frente é ir além dessa sensação de ameaça, apoiar uns aos outros para nos libertarmos dos estados de piloto automático de reatividade e cultivar um estado de espírito receptivo que nos permita encontrar soluções, trabalhando juntos — para permitir que nossa ESSÊNCIA coletiva aborde essas ameaças existenciais para toda a vida na Terra.

À medida que os adolescentes se preparam para sair de casa, eles incorporam esses fundamentos do desenvolvimento em sua vida e seguem efetivamente o conselho de Louis Pasteur: "O acaso favorece a mente preparada." Conhecer esses fatos pode nos ajudar a encontrar um caminho a seguir, longe do conforto de nosso mundo estabelecido, além da fixação de negócios como sempre em nossa cultura moderna. À medida que reaprendemos importantes habilidades de conexão, à medida que nos tornamos mais conscientes de nossa vida mental interior e aprendemos a viver além das respostas automáticas de pensamento e comportamento, podemos explorar intencionalmente nossa capacidade de trazer integração ao mundo. Todos Eós precisam apoiar as formas uns dos outros de encontrar e manter nossa ESSÊNCIA e fortalecer uns aos outros na jornada coletiva de nossa família humana e da família de todos os seres vivos como um sistema intraconectado da Terra.

DEIXANDO O LAR

NO LAR E DURANTE NOSSOS PRIMEIROS ANOS DE EDUCAÇÃO, EDIFICAMOS a base para uma construção mental compartilhada da realidade, à medida que nosso cérebro é moldado pelas mensagens que recebemos sobre a natureza do mundo. Essa "vida doméstica" também pode ser uma fase de desenvolvimento metafórica do *business-as-usual* [BAU, tudo como de hábito, em tradução livre] para nosso estado atual de evolução cultural. BAU é a base para crianças e adultos. A adolescência pode ser aquela janela de oportunidade para abrir mão da familiaridade do lar, para nós individualmente, e da familiaridade da BAU, para nós coletivamente. Em nossos primeiros doze anos de vida, aprendemos como o mundo é e quais conhecimentos e habilidades precisamos para sobreviver. A adolescência, ao nos preparar para sair da familiaridade do lar, nos oferece a chance de repensar o que tem sentido na vida e de imaginar como o mundo pode ser e como pensamos que deveria ser.

Então saímos do lar. Este momento da vida — deixar o lar — nos apresenta um profundo desafio: tentar sobreviver com base nas habilidades aprendidas na vida doméstica, mas por conta própria, longe de casa, mas com nossos pares — um mundo que pode exigir muito mais do que nossos aprendizados domésticos. Para a humanidade, a noção metafórica de sair de casa pode exigir um conjunto semelhante de habilidades além do BAU, uma nova maneira de perceber que pode nos convidar tanto a desaprender nossos aprendizados domésticos de BAU quanto a aprender de novo com uma lente mais ampla da realidade.

Se essa proposta de ver a transformação da adolescência como verdadeiramente paralela ao que agora nos desafia como espécie é útil, o que podemos fazer para nos remodelarmos para lidar bem com esses desafios contemporâneos e cultivar não apenas a resiliência, mas também um modo de vida regenerativo? Podemos aproveitar a ESSÊNCIA — como uma família humana em desenvolvimento — para ter a centelha emocional e a paixão, o envolvimento e a conexão social, a busca pela novidade e a coragem, a exploração criativa e a imaginação para ir além do BAU e criar o mundo que nossa intuição e sabedoria sabem profundamente que precisamos?

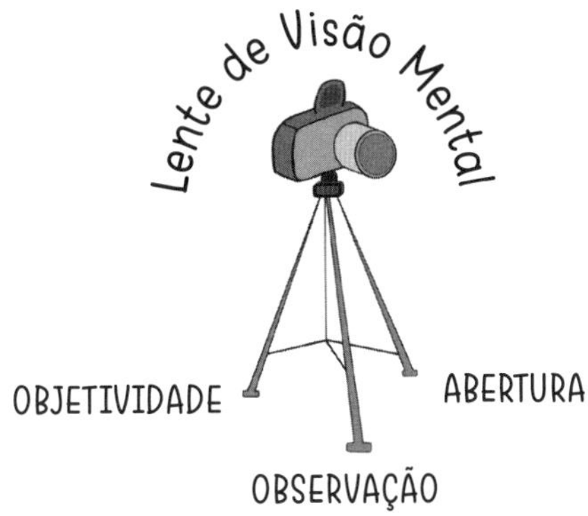

Figura 8.1 Lente de Visão Mental.

Uma Lente da Visão Mental

Para começar a jornada de sair de casa, precisamos estabilizar uma lente através da qual absorvemos a experiência. Uma metáfora visual simples é a de uma câmera para imaginar como sentimos o fluxo de energia da experiência — uma "lente da visão mental" (Figura 8.1). Assim como as lentes de uma câmera focam a energia da luz do mundo ao redor, as lentes da visão mental focam nossa atenção e captam o fluxo de energia daquilo que focamos internamente, em nossa vida mental. Se a lente estiver instável, o que sentimos ficará embaçado — sem foco, sem detalhes, pouco claro e indecifrável. Se estabilizarmos a lente, podemos focar o que vemos e captar detalhes com profundidade e amplitude, as imagens ficam claras para percebermos.

Como estabilizamos a lente da visão mental? Continuando a analogia da câmera, podemos utilizar um tripé (Figura 8.1), composto por três pernas:

1. Abertura — ser receptivo ao que é
2. Objetividade — absorção de detecção como objetos da mente
3. Observação — saber que existe um agente de detecção

A abertura é um estado de receptividade para receber tudo o que surge com filtragem mínima do que emerge; deixando de lado a expectativa e o aprendizado prévio da melhor maneira possível. A objetividade é a capacidade de perceber que o que estamos absorvendo é um produto da mente — um objeto — que podemos ver a certa distância, em vez de nos perdermos em fusão ou confusão. A observação nos capacita a ter camadas de atenção. Uma camada pode estar no fluxo de energia que está sendo compartilhado com nosso self interno, os relacionamentos que temos em nossas conexões com as pessoas e o planeta; outra camada manteria contato direto com nosso self interior, nosso fluxo interno de energia e informação dentro do corpo. Essa capacidade de observação nos permite escolher onde focar nossa atenção, nos faz ajustar nossas lentes identitárias, usar o conteúdo dessa consciência de maneira integradora e, então, selecionar, momento a momento, comportamentos adaptativos e flexíveis em resposta ao nosso mundo em rápida transformação.

Quando estabilizamos nossas lentes de visão mental com abertura, objetividade e observação, podemos trabalhar diretamente com nossas próprias vulnerabilidades, incluindo uma propensão a estar no piloto automático com questões como preconceito racial implícito e com nossos estados reativos de luta, fuga, congelamento ou desmaio. Também podemos nos conscientizar da tendência automática de sermos dominados pelas três redes subcorticais de angústia, criando raiva, tristeza e medo, que nos levam a corrigir, conectar ou proteger. Com uma lente mental estabilizada de abertura, objetividade e observação, podemos ver mais claramente as estratégias de sobrevivência de apego desadaptativos que podem ser ativadas quando estamos sob estresse.

De muitas maneiras, estabilizar ou fortalecer nossa lente de visão mental é a habilidade fundamental de que todos precisamos: individualmente, para estarmos prontos para o mundo quando deixarmos a familiaridade de casa e, como família humana, para transformar nossos hábitos culturais BAU e abordar coletivamente as pandemias que enfrentamos hoje.

Como estabilizamos e fortalecemos nossa lente de visão mental? Que desafios enfrentamos ao aprender essas capacidades essenciais? Como podemos aprender como nossa mente individual — nosso próprio senso de identidade e pertencimento — apoiam ou atrapalham como trabalhamos de maneira coletiva para ver o mundo com clareza e movê-lo em uma direção positiva e integradora?

Se mantivermos uma mentalidade fixa, podemos sentir — individualmente e talvez coletivamente — como se essas condições que enfrentamos, esses desafios da vida moderna, revelem nosso fracasso. Embora possamos nos apegar ao que é familiar e conveniente, lá no fundo, abaixo da consciência, podemos ter uma sensação de desesperança e desânimo. Uma mentalidade fixa pode trazer à tona o desamparo e o desespero do que é chamado de "estado de vergonha".

Esse sentimento de vergonha, que muitos de nós guardamos profundamente, carrega consigo a crença de que somos fundamentalmente inadequados como somos, falhos de alguma forma essencial, talvez defeituosos em nosso âmago. A vergonha pode ser tão dolorosa que muitas vezes persiste sob nossa consciência, mas o modelo mental — o platô de um estado mental de vergonha em nossa estrutura 3-P — continua a filtrar nossos pensamentos, nossas emoções, narrativas e nossos comportamentos, limitando quais picos de realidade podem emergir.

Um estado mental é representado em nosso diagrama 3-P como um platô, com suas emoções, seus pensamentos, suas memórias, crenças, atitudes e seus comportamentos específicos representados como aqueles picos que surgem diretamente dele. Nesse diagrama, um "estado de vergonha" pode ser visto como um filtro que envolve seletivamente atividades mentais negativas — do pensamento às ações — que refletem esse estado de espírito no qual o self interior é visto como defeituoso. Os platôs — nossos estados mentais — muitas vezes podem estar abaixo da consciência, mas seus resultados — os picos de emoção e memória — podem preocupar a vida mental do indivíduo.

Aqueles de nós que têm um sentimento de vergonha também podem ter um sentimento de desamparo. Ao contrário da culpa, quando realmente cometemos um ato errado — um comportamento passado que podemos corrigir no futuro —, com vergonha, sentimos e acreditamos que somos inerentemente inadequados ou fundamentalmente falhos e que não há nada que possamos fazer a respeito. Para aqueles de nós que experimentam isso, uma intensa convicção de que tais crenças são precisas torna até mesmo conversas simples como estas dolorosas e, por esse motivo, muitas vezes evitadas.

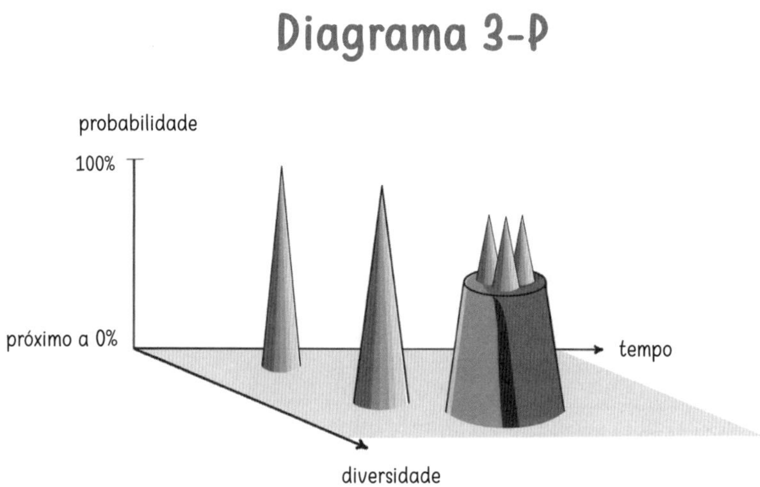

Figura 8.2 O platô da vergonha.

Quaisquer platôs fixos que desenvolvemos a partir de nossas experiências e quaisquer maneiras de nos adaptarmos melhor aos desafios da vida que aprendemos, se esses estados de espírito são muito rígidos, se não permitem o acesso aos muitos outros modos de ser que surgem do plano de possibilidade, então podemos nos sentir aprisionados pelo passado e presos, impedidos de seguir em frente. Mesmo o BAU de como aprendemos a ser e agir no mundo, incluindo o que é habitual do self-solo da cultura moderna, pode ser um platô subjacente que restringe nossa capacidade de avançar em nossa vida individual e coletiva na Terra. Encontrar acesso ao plano da possibilidade — o centro da nossa metafórica Roda da Consciência — oferece uma maneira de visualizar como podemos abordar os desafios futuros de maneira mais eficaz e duradoura. Para aqueles que praticam a Roda, como talvez você tenha explorado no Apêndice, aprender como acessar o centro oferece uma ferramenta prática para construir resiliência à medida que, individual e coletivamente, trabalhamos para trazer um crescimento mais integrativo ao nosso mundo e confrontar as muitas pandemias que nos desafiam nestes tempos modernos.

Do Luto ao Crescimento

Sair de casa nos convida a reimaginar quem somos e quem podemos nos tornar. Às vezes, esse processo reflexivo dá origem a uma profunda sensação de tristeza de que o que pensávamos ter — segurança, certeza e solidez — era apenas uma ilusão que nossa mente criou em um esforço para fazermos o melhor que poderíamos. Na consciência do plano de possibilidade, podemos chegar a sentir os platôs de expectativa e os picos específicos de pensamento e emoção que planejamos ter em nossa vida. No entanto, para nós, como família humana, seguir em frente pode envolver sentir o que os filósofos ambientais Glenn Albrecht e colegas (2007) chamaram de "emoções da Terra" — incluindo a solastalgia, o sentimento de saudade que sentimos em nossos ossos por um planeta biodiverso que agora está desaparecendo: "uma angústia produzida pela mudança ambiental que afeta as pessoas enquanto elas estão diretamente conectadas ao seu ambiente doméstico." (Albrecht et al., 2007, p.S95)

O luto é necessário para crescermos diante da perda, por isso, devemos reservar um tempo para ele. Por exemplo, a ativista e estudiosa de sistemas Joanna Macy, em sua abordagem chamada "Trabalho que Reconecta", primeiro convida os participantes a lamentarem a perda do mundo que eles pensavam ter para se abrirem totalmente ao mundo como ele é. Esse primeiro passo do luto é necessário para o crescimento e para nós, como indivíduos, estarmos presentes para o mundo e termos abertura, objetividade e observação. E essa dor nos permite colaborar para ver os desafios do mundo, as muitas pandemias que enfrentamos, e encontrar soluções para injustiça social, desinformação e polarização, obsessão por atenção, destruição ambiental e até mesmo um vírus que se espalha rapidamente e compromete nosso bem-estar como irmãos na família da vida na Terra como "pessoas do planeta". (Macy e Johnstone, 2022)

Para nos permitir sentir tudo o que está surgindo, podemos visualizar a capacidade do eixo da Roda da Consciência sendo fortalecida à medida que construímos resiliência ao expandir nossa consciência. Lembre-se de que o eixo da roda metafórica simboliza o conhecimento da consciência, de estar atento. Se tivermos um recipiente de consciência de tamanho limitado, um estressor da vida tornará nossa consciência sobrecarregada, assim como uma colher de sopa de sal em um copo de água deixa a bebida salgada demais para alguém tomar. Se tivéssemos um recipiente de tamanho muito maior para nossa consciência (se, em vez de um recipiente do tamanho de um dedal ou de uma xícara de café expresso, que muitos de nós podemos ter, nossa consciência fosse expandida para o tamanho de 380 litros), teríamos a capacidade de administrar esse estressor, assim como 380 litros de água com uma colher de sopa de sal misturado é potável — o sal é indetectável. Para abordarmos de forma resiliente e criativa os desafios que nosso mundo enfrenta agora, precisamos nos tornar receptivos às experiências emocionais que surgem. Podemos começar a fazer isso usando práticas que abrem nossa consciência, deixando-nos sentir plenamente a dor do que perdemos e, assim, ficar disponíveis para abraçar as possibilidades do que pode vir a ser. É assim que "treinamos a mente" para nos preparar para o trabalho à frente — para construir resiliência ao estresse "esperando o inesperado". (Epel, 2022)

Manter nossa mente interior saudável para enfrentar os desafios de contribuir para uma mente vibrante é essencial. A pesquisa revela que fazer o treinamento mental de "três pilares" (Figura 8.3) pode construir nosso bem-estar de formas demonstradas de maneira empírica. Fazer essa prática regularmente, por no mínimo cerca de 12 minutos por dia — uma dúzia diária — tem efeitos positivos em nosso bem-estar, aumentando a função integradora e a estrutura no cérebro da cabeça, incluindo o crescimento útil de (1) o corpo caloso (ligando as duas metades corticais); (2) o hipocampo (ligando sistemas de memória dispersos); (3) o córtex pré-frontal (ligando as regiões anatomicamente distintas do córtex, áreas límbicas, tronco cerebral e corpo e interligando-os com informações de outras pessoas — o mundo social de outros cérebros corporificados); e (4) as interconexões do conectoma (interligando, em função e estrutura, áreas distintas e anatomicamente separadas do cérebro). Essas são quatro maneiras pelas quais desenvolvemos estruturalmente e funcionalmente a integração neural — a ligação de partes diferenciadas de nosso cérebro corporificado. Estudos de Smith e colegas (2015) sugerem que um cérebro mais integrado, como evidenciado por um conectoma mais interconectado, prediz de forma robusta muitas medidas de bem-estar. Além disso, conforme resumido por Villamil e colegas (2019), estudos de práticas envolvendo os vários componentes da prática mental dos três pilares resultam em melhorias em várias medidas de bem-estar fisiológico, incluindo: 1) diminuição do hormônio do estresse cortisol; 2) melhor funcionamento do sistema imunológico; 3) melhoria da saúde cardiovascular; 4) diminuição da inflamação sistêmica por meio de modulações na regulação epigenética da resposta inflamatória; e 5) otimização da telomerase, a enzima que repara e mantém as pontas vitais dos cromossomos, nossos telômeros. No geral, essas melhorias (especialmente a última) mostram que o que fazemos com a atenção e a consciência de nossa mente pode retardar o processo de envelhecimento e melhorar o bem-estar médico.

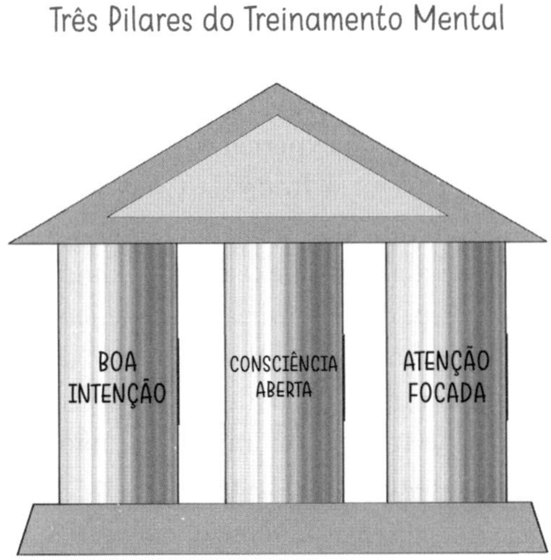

Figura 8.3 Três Pilares do Treinamento Mental.

Uma maneira de entrar em seus três pilares diários é com a prática da Roda da Consciência que descrevo no capítulo PRIMEIRA INFÂNCIA (e exploro com mais detalhes no Apêndice 1). Talvez você tenha experimentado a prática da Roda durante sua jornada com este livro. Se ainda não o fez, pode perceber pela descrição que esta prática inclui o fortalecimento do foco de atenção, a abertura da consciência e a construção de boas intenções em relação ao self interior, interno e integrado. Embora a pesquisa geralmente tenha sido feita em práticas diferentes e separadas para cada um dos pilares, a Roda da Consciência combina todos os três em uma experiência fluida. Se você tentar esta ou qualquer prática que integre os três pilares, poderá ver isso como uma maneira prática de abrir sua consciência para a intraconexão, sentir seu sentido relacional mais plenamente e acessar a sabedoria da inteligência de sistemas em sua vida.

Lições da Roda da Consciência

A prática da Roda da Consciência tem várias etapas. Resumidamente (veja o Apêndice 1), neste exercício reflexivo, visualiza-se o centro da consciência — o conhecimento da consciência, de estar ciente — como o centro de uma roda metafórica, cercada por um aro que representa uma ampla gama do que podemos tomar conhecimento (os conhecidos), que estão ligados ao centro por um único raio de roda, representando a conexão entre o conhecimento e o conhecido. Na prática, a atenção é sistematicamente focada e direcionada ao longo da borda; com a prática, isso fortalece nossa consciência, nosso senso de conexão e nossa capacidade de focar nossa lente de atenção em uma ampla gama de experiências.

Quando comecei a ensinar a Roda da Consciência fora do meu consultório — com alunos, terapeutas e participantes do workshop —, algo muito poderoso emergiu: a angústia existencial começou a desaparecer. A sensação de estar completo, de se sentir à vontade, começou a preencher a vida dos participantes. Embora eu soubesse, através da prática clínica, que a Roda da Consciência era útil para deficiências específicas da integração, que assumiam a forma de trauma ou ansiedade, não sabia o que esperar de um grupo não clínico mais amplo usando essa prática de integração da consciência.

Para compartilhar com você essas observações e suas implicações para nossa discussão sobre self, identidade e senso de pertencimento, deixe-me guiá-lo por uma etapa avançada da prática (consulte a Figura 8.4): Depois de focar a atenção em cada um dos três primeiros segmentos da borda, agora dobramos o raio e apontamos para o próprio cubo, para o nosso conhecimento. Para alguns, a imagem visual de girar o raio foi útil; para outros, foi útil visualizar o raio alcançando a borda e depois voltando para o centro. Essas imagens guiaram sua experiência para tomar conhecimento da consciência, caindo na própria consciência aberta.

Todas as manhãs, quando faço a prática da Roda, experimento uma mudança de várias sensações — cada dia é diferente do anterior, mas todos envolvem a experiência do sentido subjetivo (a textura sentida da experiência, a sensação do fluxo de energia), a perspectiva (a direção perceptiva, o ponto de vista desse fluxo) e ação (a intenção e a ação que surgem desse fluxo, uma fonte de movimento — mesmo que apenas movendo o raio ao redor da borda ou de volta ao centro). A imersão no centro tem uma sensação de abertura, atemporalidade, conexão; uma perspectiva da totalidade; uma atuação que sente não a ação, mas um centro de possibilidade, de ação potencial sem movimento. Dessa forma, cada um dos três aspectos da experiência do "eu" que estamos explorando muda durante a prática da Roda — sensação, perspectiva e ação se desdobram de novas maneiras a cada dia e de maneiras emergentes ao longo dos elementos da prática.

Praticar a Roda da Consciência permite que uma experiência fixa do self, semelhante a um substantivo, se expanda e se transforme em uma emergência mais semelhante a um verbo.

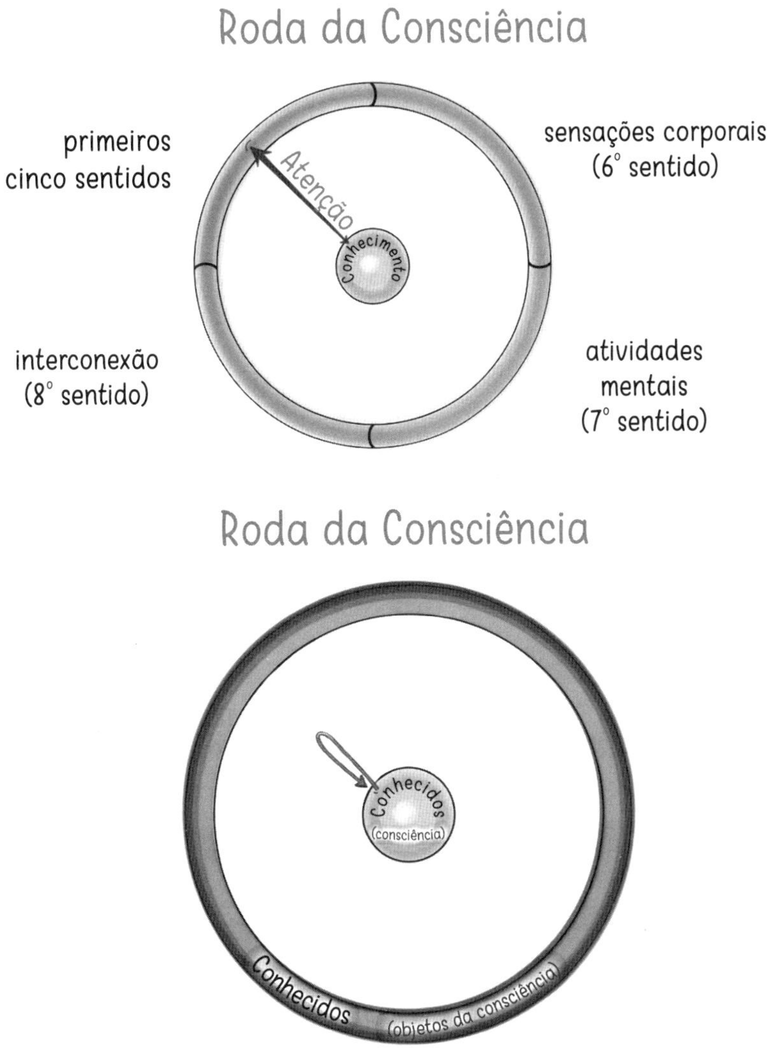

Figura 8.4 A Roda da Consciência: A prática padrão (topo) desloca a atenção, emanando do centro, ao longo de uma variedade de locais para várias categorias de conhecidos, representados ao longo da borda. Um passo avançado (abaixo) volta o raio para o centro para a experiência de consciência aberta, de estar receptivamente consciente e de estar consciente da consciência.

Se nos capacitarmos para viver a partir do plano da possibilidade e cultivar intencionalmente nosso senso relacional, podemos nos libertar da visão frequentemente restrita de platôs persistentes e suas definições limitadas de várias versões do self-solo, singular ou plural. Podemos deixar que os picos surjam diretamente do plano, sem serem filtrados por aqueles platôs de separação inatos ou aprendidos que segregam e restringem nosso potencial. Podemos, assim, nos liberar para participar livre e plenamente no fluxo integrativo de um mundo compassivo e bondoso, o direito inato de todos nós.

Ciência, Espiritualidade e Subjetividade

Como chegamos à experiência de estar atento, de abrir nossa consciência para um sentido mais amplo de quem somos? Não muito tempo atrás, meu amigo Jack Kornfield me fez essa pergunta quando nos conhecemos e, por motivos que não entendi na época, mencionei o acidente com o cavalo que compartilhei com você no início de nossa jornada. Algumas horas depois, ele me ligou e, durante nossa conversa, disse algo como: "Você percebe que as pessoas tentam por décadas conseguir o que você conseguiu por acaso?" Isso não fazia sentido para mim, eu disse a Jack. "As pessoas meditam para afrouxar o controle de seu senso de identidade como separado. A meditação liberta você de uma ilusão de separação — esse é um ensinamento básico da prática budista." Eu não tinha falado muito sobre o acidente nas décadas desde que fiz 20 anos, mas sempre me perguntei sobre a sensação de liberdade que senti — se poderia ser de uma lesão cerebral ou despertar existencial ou qualquer outra coisa. Foi revigorante e, de alguma forma, um alívio, eu disse a Jack, compartilhar essa experiência com ele. "Bem-vindo à família", disse ele.

Ao longo dos anos, aprendi, em parte por meio de meu relacionamento e ensino com Jack Kornfield, sobre a tradição contemplativa do budismo e, como mencionei, tive a oportunidade de ensinar ao lado de Sua Santidade, o Dalai Lama. As percepções que obtive desses e de tantos outros indivíduos de várias tradições ocidentais, orientais e indígenas, bem como o que aprendi diretamente da imersão na reflexão meditativa, abriram as portas para que eu encontrasse consiliência — um terreno comum — sob uma série de tradições religiosas. O que me impressiona profundamente nas conversas abrangentes e fascinantes que tive entre a ampla gama de pensadores religiosos, espirituais, indígenas e contemplativos é como a consiliência entre esses vários modos de viver e pensar, modos de ser nesta vida, iluminam como podemos discutir identidade e senso de pertencimento.

No entanto, conversas colaborativas entre essas tradições, de acordo com aqueles com quem tive a oportunidade de compartilhar essas ideias, parecem ser raras. Eu até encontrei a noção de que qualquer narrativa que temos é falsa: tudo é tudo, tudo é um, e dividir de qualquer maneira em uma história que você acredita ser verdadeira é um erro — uma forma de "pensamento dualista" que impede a descoberta da verdade do todo. Outros — como alguns dentro da tradição budista (por exemplo, o Dalai Lama e o mestre zen Thich Nhat Hahn), onde o não-dualismo às vezes é discutido — expressam uma visão de que temos o que pode ser chamado de "relativo", "convencional" ou "close-up" e também temos uma perspectiva mais ampla, "última" ou absoluta. Eles acreditam que cada um é válido, ambos são importantes: a visão de perto corresponde ao nosso foco estreito de autoexperiência, e a visão mais ampla, ao nosso foco de grande angular como parte do todo universal.

Uma visão integradora abrange a diferenciação de elementos e suas ligações em um todo sinérgico como a maneira pela qual sistemas complexos se auto-organizam de maneira ideal para alcançar os estados mais adaptativos, flexíveis, coerentes, energizados e estáveis — para fluir em harmonia. O self, a identidade e o senso de pertencimento têm uma faceta interior, uma faceta interna e uma faceta intra. Cada um é importante, cada um desempenha um papel em nossa vida. Sentimos essas facetas ajustando nossa lente identitária de estreita — dentro — e ampla — entre e dentre — abrindo para a integração do self e do senso de pertencimento como um todo intraconectado.

Essa é uma história de nosso self interior, as preocupações talvez de um cérebro movido por uma compulsão de fazer sentido, de construir uma narrativa que esperamos que abrace coerentemente a realidade? Sim, talvez seja. No entanto, este é o nosso legado, como seres humanos, como espécie narrativa: nascemos em um corpo, um corpo animal, uma realidade somática com uma longa, longa história ancestral. Negar essa realidade, como sugere Melanie Challenger (2021), é uma negação de nosso "ser animal" que tem consequências terríveis para nós individual e coletivamente. A suscetibilidade do cérebro de construir uma identidade separada quando reforçada por pensamento linear e mensagens culturais de individualidade pode nos tornar propensos a limitar nosso senso de pertencimento, a nos desconectarmos de outros membros de nossa família humana, a acreditar que somos separados não apenas de outras espécies dos animais, mas de toda a natureza. Acreditar que estamos separados é uma história limitante — uma narrativa que nesta jornada estamos nomeando como uma violação da confiança epistêmica — uma história que, se tomada como toda a verdade, pode explicar o sofrimento que estamos vivendo, o sofrimento que estamos criando a partir da falsa narrativa do self como algo separado.

Como uma espécie contadora de histórias, então, podemos refletir sobre onde estamos e até mesmo reconhecer — repensar — como nossa própria narrativa moderna de nosso self, nossa identidade e nosso senso de pertencimento nos desviaram de viver uma vida saudável. Podemos intencionalmente corrigir o curso; não é tarde demais. Despertando para nossa identidade equivocada como um self-solo, podemos agora construir novamente o que o termo "eu" realmente indica: facetas internas, inter e intra de sensação, perspectiva e agência. Podemos cocriar essa história desperta enquanto nos movemos, com intenção, abertura, cuidado e colaboração, para um futuro que não é algo sobre o qual relatamos passivamente, mas que podemos viver e criar com propósito e significado.

As histórias não precisam nos limitar ou nos enganar; é pela construção conjunta de narrativas que criamos cultura. E a cultura pode evoluir. A narrativa em si não é boa nem ruim — as histórias são a maneira como lembramos e construímos nossa vida; é a natureza dessas histórias, não o processo narrativo, que determinará nosso presente e futuro. Qual será a nova história de nossa família humana surgindo nestes tempos desafiadores? Que narrativa integrativa de nossa vida como uma família da natureza — além dos membros de nossa família pessoal e até mesmo de nossa família humana, como uma família intraconectada de toda a vida na Terra — podemos sentir e viver?

Às vezes, nossas propensões narrativas, muitas vezes imbuídas de um impulso para a segurança da certeza e da previsibilidade, podem atrapalhar a construção conjunta de uma história coerente de nossa identidade e de quem somos capazes de nos tornar coletiva e individualmente. Quando investigamos as histórias sobre a neurociência de *mindfulness*, reunimos pistas sobre o que pode estar nos desafiando, como espécie, a assumir as mudanças de desenvolvimento necessárias para enfrentar nossas condições contemporâneas. O impacto positivo da prática de *mindfulness* — aprender a focar a atenção, abrir a consciência e (parte desta definição, para alguns) cultivar boas intenções — pode ser correlacionado com acalmar uma RMP hiperativa, aquela rede de modo padrão que discutimos como um meio conjunto da linha média de regiões corticais no cérebro. Uma vez que uma RMP hiperativa e altamente diferenciada está associada à ansiedade, depressão e preocupação com o self-solo, quando nos libertamos dessa prisão, passamos a nos sentir conectados internamente e conectados entre si. Uma RMP integradora e bem equilibrada desempenha um papel crítico em nosso bem-estar, contribuindo para nossa percepção e empatia como uma porta de entrada para a compaixão. Quando os caminhos da RMP são excessivamente diferenciados e não estão bem ligados às redes gerais do cérebro, isso contribui para o caos e a rigidez da vida não integrativa, uma fonte de desconexão e sofrimento em nossa vida.

O treinamento de *mindfulness*, que inclui focar a atenção, abrir a consciência e cultivar a gentileza — o que chamamos de "treinamento mental dos três pilares" — pode ajudar a reduzir nossos níveis de estresse e demonstrou aumentar a compaixão. Essas descobertas sugerem que treinar a mente de maneiras mais integrativas do que apenas focar a atenção por um breve período de prática nos ajuda a abraçar o senso mais amplo do self de que precisamos para apoiar mudanças pró-sociais no comportamento. Alguns estudos preliminares que precisam ser mais elaborados sugerem que nossa autoimagem pode impactar diretamente como esses treinamentos influenciam nosso desenvolvimento de comportamento pró-social. Se tivermos uma postura individualista em comparação com uma autointerpretação interdependente, como sugerem Michael Poulin e colegas (2021), talvez não sejamos tão propensos a estender a mão para ajudar os outros, mesmo que nossa atenção seja brevemente treinada para ser mais focada. Se pesquisas adicionais verificarem essa observação, então tentar construir uma imagem do self mais ampla, combinada com práticas de fortalecimento da mente, pode ser útil enquanto nos esforçamos para cultivar um mundo mais colaborativo e compassivo.

No campo aparentemente distinto que estuda como respondemos à exposição à natureza, o pesquisador Dacher Keltner e seus colegas (2003, 2016) descobriram que sentir admiração leva a um maior senso de pertencimento e conexão — e a comportamentos pró-sociais. Em minhas discussões com Keltner, exploramos como o termo histórico "emoções transcendentes do self" para o agrupamento de admiração junto com gratidão e compaixão pode ser mais apropriadamente denominado emoções "expansíveis do self". Descobertas coletivas no estudo da admiração e do impacto da interpretação no comportamento pró-social sugerem que a chave pode ser não perder, ir além ou "transcender" o self, mas expandir o self — dissolver a dominação do self-solo e integramos nossa identidade abrindo-nos para as muitas camadas de experiência do self, close-up e grande angular, à medida que ampliamos nosso senso de pertencimento e passamos de ser um substantivo apenas para viver a vida também como um verbo.

Às vezes, queremos descobrir o que devemos fazer para ajudar. Isso faz sentido em nosso mundo orientado para o corpo — agiremos neste mundo das coisas. No entanto, podemos começar não com o fazer, mas com o ser. Acessando um senso de identidade integrativa, um Eós que emerge abaixo dos planaltos de separação do plano mais profundo de possibilidade, acessamos uma maneira de estar abaixo e antes mesmo das atividades compassivas. Qual é esse estado de ser que pode nos ajudar a explorar formas mais integrativas de agir, de fazer no mundo — de "estar atento ao fazer"? Na linguagem de pesquisa atual sobre autointerpretação, um indivíduo separado constrói um self independente, enquanto uma interpretação do self interdependente envolve tanto a identidade relacional ou grupal quanto a interpessoal ou coletivista. Como Hazel Markus e Shinobu Kitayma (1991) propuseram inicialmente:

> Pessoas em culturas diferentes têm interpretações notavelmente diferentes de si mesmas, dos outros e da interdependência do 2 [sic]. Essas interpretações podem influenciar e, em muitos casos, determinar a própria natureza da experiência individual, incluindo cognição, emoção e motivação. Muitas culturas asiáticas têm concepções distintas de individualidade que insistem na relação fundamental dos indivíduos uns com os outros. A ênfase está em prestar atenção aos outros, ajustando-se e construindo uma interdependência harmoniosa com eles. A cultura americana não assume nem valoriza uma conexão tão aberta entre os indivíduos. Em contraste, os indivíduos procuram manter sua independência

> dos outros cuidando de si mesmos e descobrindo e expressando seus atributos internos únicos. (p. 224)

Ao desenvolver a avaliação da pesquisa de interpretação do self, Theodore Singelis (1994) elaborou essas ideias, afirmando:

> Seguindo os conceitos introduzidos por Markus e Kitayama, este estudo descreve o desenvolvimento teórico e empírico de uma escala para medir a força das interpretações do self interdependentes e independentes de um indivíduo. Essas duas imagens de si são conceituadas como refletindo a ênfase na conexão e nas relações frequentemente encontradas em culturas não-ocidentais (interdependentes) e a separação e singularidade do indivíduo (independente) enfatizadas no Ocidente. Argumenta-se que essas duas imagens do self podem e coexistem nos indivíduos e que podem ser medidas. (p. 580)

Como discutimos, a noção de uma interpretação do self metapessoal também foi proposta por Teresa DeCicco e Mirella Stroink (2007), que vê o self como pertencente a toda a humanidade e ao universo. As experiências que temos — em casa, na escola, em nossa cultura mais ampla — moldam quais formas de interpretação do self estão ativas em nossa vida. Os pesquisadores podem descobrir, como sugeriu Singelis, que um determinado indivíduo pode conter aspectos de cada uma dessas interpretações do self. Estudos futuros podem mostrar como podemos diferenciar e vincular — como conseguimos integrar — uma autoimagem individualista com uma interdependente relacional e coletiva e, ainda mais, como podemos tecer em nossa vida um senso de identidade e pertencimento para toda a natureza, não apenas para outros seres humanos — uma interpretação do self metapessoal. Como seria manter todas as três formas de interpretação do self em nossa vida como indivíduos? Manter um "eu" interior diferenciado e, ao mesmo tempo, cultivar um "nós" relacional, em sua extensão mais ampla, de interdependente a metapessoal, combinaria os aspectos diferenciados e vinculados da autoconstrução — de ajustar nossas lentes do estreito ao amplo, abrangendo nossos vários círculos de pertença. Sim, quem somos é a totalidade de nosso pertencimento em nossas conexões, nosso nós — e quem somos é nossa experiência corporal interior, nosso self. Talvez possamos chamar esse modo de vida integrado em nossa gama de centros de experiência de "interpretação do self intraconectada".

Do ponto de vista do desenvolvimento, a adolescência é uma época em que saímos de casa e, idealmente, cultivamos as habilidades para ir além de nossos afazeres pessoais e culturais como de hábito — que nos tempos modernos é uma vida individualista, solo-self — para uma ação sábia e integradora no mundo que podemos chamar de "estar atento à prática". Ao cair no plano da possibilidade, esse espaço de ser que é nossa origem na jornada da vida, nos reconectamos com um modo de viver que nos permite fazer a partir de um lugar de conexão aberto e espaçoso — no qual os termos linguísticos que denotam o self ou o outro, eu ou você, interior e exterior, começam a perder a solidez de seus significados implícitos semelhantes a entidades. Quando ganhamos vida diretamente do plano da possibilidade, cheios de conexão, consciência aberta e amor, estamos realizando ações a partir do espaço integrador de ser, de ser completo.

VIAGENS

Assim que deixamos o lar, nos sentimos convidados a viajar pelo mundo, focando a tentativa de sobreviver e tentar prosperar. Quão bem nossas habilidades nos ajudam a ir — além de nossos afazeres pessoais e culturais como de hábito —, promover uma ação sábia e integradora no mundo determina em grande parte a natureza e a extensão de nossas viagens futuras.

Selfing Como Substantivo e Como Verbo

As viagens que somos convidados a fazer na vida podem expandir nossos limites, nos guiar de volta àquela mente de principiante, nos encorajar a abrir mão do que conhecemos conceitualmente e então perceber com mais clareza tudo o que está ao nosso redor e dentro de nós. No entanto, ao longo de nosso desenvolvimento, coletamos filtros de informações que servem como limites cognitivos — categorias, conceitos e símbolos — ilusões de certeza que devemos superar para alcançar uma perspectiva sistêmica mais ampla além da visão linear que a vida moderna tantas vezes enfatiza.

Mesmo nossos nomes próprios podem transmitir limites desnecessários de certeza, de entrada e saída, de separação, em vez de integridade e conexão. Que palavra geral você usaria para quem você é, além de termos como seu nome ou "eu" e "mim"? Quando a pandemia do COVID-19 começou e muitos de nós nos encontramos em reuniões virtuais, primeiro digitei meu nome, aquele que aparece na parte inferior de nossas imagens de vídeo retangulares na tela, em reuniões online como "Dan Siegel"; então, depois de alguns meses, mudei para todas as letras minúsculas, "dan siegel", para diminuir a solidez desse substantivo; então simplifiquei para "dan". Mas mesmo aquele termo linguístico parecia muito parecido com um substantivo, muito específico e concreto. À medida que a pandemia viral avançava e as reuniões virtuais continuavam a ser uma maneira importante de tentarmos nos manter conectados, tentei uma abreviação que me pareceu um pouco mais próxima do que estamos explorando — abaixo da minha imagem na tela agora apareceu "uccd" — um acrônimo para a frase mais simples para expressar o que aquela imagem estava retratando: um corpo chamado dan. Quem eu sou é mais do que este corpo; ainda na tela, o que é visível é esse corpo — real, mas como exploramos, não é tudo. Como afirma o poderoso poema do mestre zen Thich Nhat Hanh, "Contemplação sobre o não-vir, o não-ir", (2007, p. 262), "Eu sou a vida sem limites". Que maneiras você escolheria para descrever o centro de sua identidade além da simples palavra "self"? Como você interpreta o seu self? Em inglês, adicionar "-ing" ao final de "self" — "selfing" — transforma a noção substantiva de self em uma palavra semelhante a um verbo: Eu estou selfing. Você pode sentir um selfing com a fonte somática de sensação, perspectiva e ação como sua interpretação do self individual e independente? Você pode ampliar esse SPA do self para se estender além do corpo para incluir o elemento interno de seus relacionamentos com outras pessoas — sua interpretação do self interdependente com pessoas que você conhece em relacionamentos e pessoas com quem você compartilha um terreno comum como em sua identidade coletiva? E ainda mais, você pode ampliar sua lente de identidade, além dessas relações humanas, para abraçar o senso de pertencimento a toda a natureza — e todo o universo — como sua interpretação do self metapessoal? O que isso significa para você sendo você? Como você experimenta e expressa o quem de você, do interior para o interno e para o intra?

Um dia, me vi vagando pela praia e refletindo sobre a física da energia. Quando vemos uma onda que está longe no mar, depois a 100 metros de distância, depois a 50, 20, 10 metros da costa e depois quebrando aos nossos pés, o que acabamos de ver? Moléculas de água se movendo em nossa direção? Não. Parece que sim. No entanto, embora as ondas pareçam ser coisas separadas movendo-se em nossa direção, essa aparência superficial é uma ilusão: a própria água não está viajando em nossa direção. O que chega aos nossos pés é energia vinda de longe, viajando como uma onda no tempo e espaço da água, não moléculas específicas no processo de viajar de lá para cá.

De maneira semelhante, somos energia — ondas oscilantes de energia dentro desse corpo em que nascemos e em toda a vida em que sempre existiremos. Gabrielle Roth (1998), criadora da técnica de dança dos Cinco Ritmos, sugere que somos energia em movimento, composta de padrões, ondas e ritmos. Essa capacidade de sentir que quem somos é energia permite que nos afastemos de uma visão de entidade fixa e semelhante a um substantivo, uma capacidade também reconhecida pelo antropólogo Gregory Bateson. Ele percebeu que a vida surgiu em fluxos padronizados, oferecendo a noção de um metapadrão desta forma:

> O padrão que conecta... É um padrão de padrões... pense nisso principalmente como uma dança de partes que interagem apenas secundariamente amarradas por vários tipos de limites físicos... um mundo de algo que não está separado de outra coisa. (Bateson, 1972, p. 425)

A energia está sempre se desdobrando, sempre fluindo da possibilidade para a probabilidade, para a realidade e de volta para a possibilidade. Todas as coisas devem passar — não precisamos nos prender ao medo da incerteza. Quando abandonamos o impulso de controlar, nos abrimos para a liberdade dessa fonte expansiva sem forma de todas as formas, esse plano de possibilidades. Sim, vivemos em um corpo newtoniano com todas as experiências semelhantes a substantivos de ser uma entidade somática, com separação no tempo e espaço. E sim, também vivemos com uma mente que emerge do fluxo de energia; e a energia, afirmaram estudos empíricos, pode se mover no reino quântico em que não há substantivos, apenas desdobramentos verbais sem separação, sem mesmo as dimensões newtonianas de tempo e espaço. Uma das coisas mais impressionantes sobre o diagrama 3-P é sua representação visual de que a incerteza máxima, o plano de possibilidade, é na verdade liberdade e potencialidade. Como sugerem os físicos, uma "fonte sem forma de todas as formas" é o mar de potencial do qual as realidades emergem de um amplo espaço aberto de possibilidades. Podemos acessar aquela "dança das partes que interagem", semelhante a um verbo, que tem a liberdade do todo intraconectado.

Adaptando-se à sabedoria indígena, contemplativa e consiliente em toda a ciência e espiritualidade, essas perspectivas do self emergindo como fluxo de energia em nossos mundos internos e relacionais nos libertam para viver tanto como substantivo quanto como verbo, tanto no reino macro quanto no microestado de nossa realidade única. Podemos andar eretos em terra e mergulhar profundamente nas ondas do mundo aquático do oceano. Podemos montar os metapadrões que se desdobram infinitamente e dançar os ritmos que nos conectam através do tempo e espaço.

Quem somos é um self semelhante a um substantivo e um self semelhante a um verbo com padrões emergindo através de um centro de fluxo de energia baseado no corpo que está fundamentado, em parte, no reino do espaço e tempo em seu reino baseado na entidade. E quem somos também é aparente em um modo mais verbal, o selfing de um "eu" corporal interno, bem como o "nós" dinâmico e em constante mudança na emergência extremamente conectada que inclui e transcende a física clássica distinções de espaço e tempo, cavalgando os metapadrões que nos conectam a todos. Em uma vida integrativa, não precisamos escolher — dançamos em ambos os polos aparentes da ampla gama de experiências: substantivo e verbo, o macro do clássico e o micro dos reinos quânticos, interior e interno, eu e nós.

Eós pode nos lembrar dessa verdade coerente. Eós pode aprender a ampliar nossa lente de identidade e nosso pertencimento e vir a abraçar a totalidade de quem, juntos, Eós pode ser, e quem, no fundo, sob esses conceitos construídos e categorias de separação, Eós já é.

Diversidade e Possibilidade

O documentário *A Pequena Grande Fazenda* narra a jornada de um casal, com a orientação de um mentor, para transformar terras áridas em uma próspera comunidade ecológica ao longo de vários anos. O casal se muda para um pedaço de terra onde a monocultura (cultivando apenas um tipo de cultura por vez) e a lavoura (rasgando o solo de forma destrutiva) contribuíram para o que muitas vezes resulta das modernas megafazendas em todo o mundo: a perda de biodiversidade e esgotamento do solo.

O segredo do sucesso do casal em transformar a terra em uma fazenda altamente produtiva é revelado quando a biodiversidade do ecossistema serve como fonte de amplo potencial aberto. A agora diversificada fazenda, ao contrário das fazendas de monocultura vizinhas, teve a resiliência para manter suas coberturas de solo e sua variedade de flora e fauna e para absorver em seu aquífero milhões de litros de água preciosa durante uma forte tempestade. As outras terras próximas, sem biodiversidade, viram sua camada superficial ser arrastada pelo mar.

A matemática dos sistemas complexos nos dá uma visão de como e por que a diversidade é a porta de entrada para a possibilidade. Dentro da disciplina de matemática está o campo dos estudos de probabilidade, e dentro dos estudos de probabilidade está o subcampo de coleções de componentes chamados "sistemas". Um tipo de sistema que estamos explorando é o de um sistema complexo, que tem as características de estar aberto a influências externas, de ser capaz de ser caótico e de ser não linear — o último significa que uma pequena entrada pode levar para um resultado relativamente grande e difícil de prever. O estudo de sistemas complexos às vezes é chamado de teoria da complexidade ou dinâmica não linear. Os sistemas dinâmicos têm uma diversidade de componentes, conexões entre esses elementos do sistema e influências uns sobre os outros que são interdependentes — o que significa que a direção da influência não é apenas unidirecional. Essa ligação de partes diversas e interdependentes permite que o sistema seja adaptável e aprenda — a organizar o self. Podemos dizer que cada um de nós, sendo aberto, caótico e não linear, faz parte de um sistema complexo.

Um princípio geral de sistemas complexos, simplesmente, é que quanto mais coisas acontecem no sistema, mais possibilidades existem para que as coisas aconteçam; com menos diversidade, potencial e pontos de escolha. No entanto, há também um fluxo entre desdobramentos completamente previsíveis e imutáveis, ou o que pode ser chamado de "caos", e desdobramentos completamente rígidos, ou o que pode ser chamado de "ordem" ou "rigidez".

Se os vários componentes de um sistema agem independentemente uns dos outros, o sistema se move para um estado muito caótico — imagine uma dúzia de membros do coro, cada um cantando uma música diferente ao mesmo tempo. Mas, no outro extremo, se esses doze cantores cantassem a mesma nota da mesma forma e ao mesmo tempo, o resultado seria previsível, rigoroso e uniforme. Agora imagine esses mesmos cantores escolhendo uma música juntos. A união de suas vozes distintas em harmonia pode produzir uma magnificência arrepiante de uma música, cheia de vitalidade e alegria — a harmonia é o resultado natural da auto-organização ideal que surge com a ligação de partes diferenciadas de um sistema complexo.

Na fazenda biodiversa, os agricultores tiveram que descobrir, dia a dia, como viabilizar sua biodiversidade e equilíbrio emergentes. Embora os sistemas complexos não precisem de um condutor, às vezes seu fluxo de auto-organização precisa ser nutrido para apoiar a diferenciação e ligação necessárias para liberar a harmonia natural que surge com a auto-organização ideal. Desde encontrar maneiras de os cães protegerem as galinhas dos coiotes, permitindo que os coiotes mantenham a população de roedores baixa para não destruir os pessegueiros, até manter a população potencialmente excessiva de caracóis sob controle pelos patos que podem ser transportados com segurança para fora de sua lagoa protegida da zona aos pomares — a cada passo, o documentário mostra como a biodiversidade dá origem ao derradeiro sentido de harmonia, que podemos sentir ao ver a fazenda crescer.

A biodiversidade revela um ecossistema integrador, um mundo vivo generativo. Chamamos esse equilíbrio de componentes diversos, porém conectados, de “integração”, o mecanismo por trás da harmonia. A integração é o mecanismo da saúde, de ser inteiro, de ser resiliente, de prosperar.

A Figura 9.1 ilustra como a integração — um fluxo na “borda do caos” à medida que se move entre a previsibilidade rígida e a imprevisibilidade caótica — emerge entre a ordem e a aleatoriedade, misturando o familiar e o não familiar em um fluxo em constante evolução de diferenciação e ligação. A integração nos lembra que a diversidade não é algo que simplesmente passamos a tolerar — prosperamos com a diversidade. Quando nutrimos tanto a diversidade quanto a ligação, podemos alcançar nosso potencial infinito na emergência em constante mudança de uma vida dinâmica e harmoniosa.

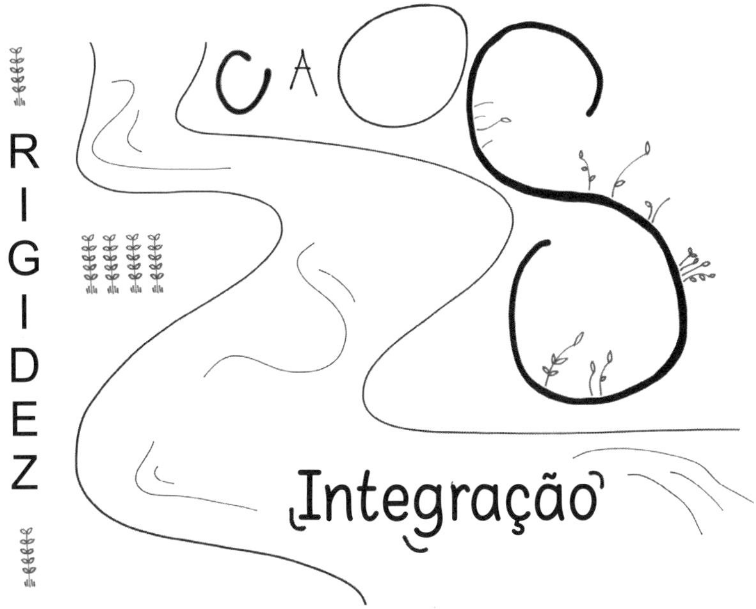

Figura 9.1 Integração é o fluxo entre rigidez e caos.

O mestre zen Thich Nhat Hanh (2017) propõe o termo "interexistência" para captar esse sentido de nossa interdependência:

> A visão do "ser" é uma visão extrema, e a visão do não-ser é outra visão extrema. Precisamos transcender essas duas noções. O termo "interexistência" pode ajudar. Acrescentando o prefixo "inter" à palavra "ser" temos um termo que não é mais o oposto de não-ser. O interser não tem oposto, então podemos fazer uso dele para evitar cair na armadilha do pensamento dualista. (p. 58)

Na experiência contemplativa, esse esforço para encontrar as ligações entre aparentes polaridades pode ser semelhante à experiência de integração. Thich Nhat Hanh (2017) observa que:

> interexistência significa que você não pode estar sozinho; você só pode interser. O interser pode conectar a verdade convencional à verdade última, a verdadeira natureza da realidade. Nesse nível, não há começo nem fim. Não há nascimento e não há morte. E as noções de ser e não-ser são removidas... Você está vazio de um

> self separado, mas está cheio do cosmos. Portanto, "vazio" é uma expressão que poderíamos dizer equivalente a "Deus". Deus é o supremo, e a vacuidade é o supremo. (p. 58)

Ele elabora mais (p. 56): "No nível da verdade convencional, há discriminação e separação. As coisas estão fora umas das outras. Uma coisa não é outra", mas no "reino do supremo, onde tudo está em tudo — tudo se interpenetra, então as noções de dentro e fora não se aplicam".

Do ponto de vista da consiliência, a verdade convencional pode ser vista como nosso domínio newtoniano, da física clássica, do macroestado, e a verdade última como nosso reino quântico, do microestado. Thich Nhat Hanh (2017) propõe que:

> não apenas o corpo humano, mas todos os fenômenos são vazios de um self permanente e separado... O insight da interexistência é que nada pode existir por si só, que cada coisa existe apenas em relação a tudo o mais. O insight da impermanência é que nada é estático, nada permanece o mesmo. Interexistência significa vacuidade de um self separado, porém impermanência também significa vacuidade de um self separado. Olhando da perspectiva do espaço, chamamos o vazio de "interser"; olhando da perspectiva do tempo, chamamos isso de "impermanência". (p. 45)

Poderia o vazio aqui ser a fonte sem forma de todas as formas — vazia de forma, mas cheia de possibilidades? E essa noção de Deus pode ser o gerador de diversidade, o plano de possibilidade, o portal através do qual surge a integração, essa fonte vital de amor, consciência e conexão?

Quem somos é tanto potencial quanto real, tanto o plano de possibilidade quanto as posições acima desse plano, como platôs de probabilidade aumentada e picos de atualização. Quem somos é o fluxo de energia, sempre emergindo eventos semelhantes a verbos no reino do microestado atemporal, no qual a separação física não impede nossas conexões relacionais; e também somos o reino do macroestado com a experiência e aparência de fronteiras espaço-temporais que distinguem uns dos outros como entidades semelhantes a substantivos. Somos substantivo e verbo, limitados pelo tempo e atemporais.

Vemos a consiliência entre os ensinamentos contemplativos e nossa jornada nos reinos físicos do macro e do micro, entrelaçando-os com nossa exploração de si mesmo, a identidade e o pertencimento e a exuberância gloriosa, o modo alegre de viver, a liberdade, como Thich Nhat Hanh afirma que surge com essa percepção de que "tudo está vazio de um self separado". (Hanh, 2017, p. 45) Podemos viver esta realidade em nossa vida diária uns com os outros como uma família humana, e podemos viver isso em nossa família de todos os seres vivos: "Quando somos capazes de ver que a natureza de todas as coisas é a nossa verdadeira natureza, nos tornamos livres." (Hanh, 2017, p. 101)

Deixando de Lado as Certezas

Se o amor e a conexão são realmente os "fios naturais" da tapeçaria da vida, por que eles simplesmente não emergem naturalmente em nossas vidas individual e coletiva? Se a integração é o impulso inato de um sistema complexo para otimizar sua organização do self em direção à harmonia e os FACEE — flexíveis, adaptativos, coerentes, estimulados e estáveis — características desse fluxo, o que atrapalha esse processo natural emergente de organização do self?

Em nossa jornada juntos, vimos que as vulnerabilidades da mente humana, a mente interna e a mente interior podem — muitas vezes sem escolha consciente ou consciência — nos tornar propensos a inibir a diferenciação e a ligação. Quando a integração é bloqueada, IDIDI — inflexível, desadaptativo, incoerente, desestimulado e instável (o oposto de FACEE) — se desenvolve com caos e rigidez, moldando nossa vida de modo interno e relacional.

Exploramos como, ao longo da vida, desde a infância até a vida adulta, muito de nossa vida doméstica, escolar e adulta nos leva a ter certeza. É raro um professor nos convidar a aceitar o não-saber como forma de responder a uma prova. Uma vez que construímos essa postura compreensivelmente preditiva, de maneira interna e relacional tendemos a reforçar esse impulso para saber, o impulso para a certeza.

Esse impulso para a certeza pode estar na raiz de "sinonimizar" nossos selves para que tenhamos a aparência de previsibilidade quando construímos uma visão do nosso self como uma entidade. Esse impulso de sobrevivência, especialmente diante da escassez, pode criar uma necessidade de ser especial, único, separado e melhor do que os outros. E esse mesmo esforço para ter certeza e sobreviver pode estar na raiz da diferenciação excessiva de nossa espécie do resto do mundo natural ao ver nossa espécie — e nós mesmos — como excepcionais; como diferente do resto. Como sugere a pesquisadora histórica e escritora Melanie Challenger (2021):

> Por um lado, é óbvio para a maioria de nós que somos animais. Quando questionadas, as pessoas estão convencidas de que isso deve ser verdade. No entanto, ainda nos dizem que a sociedade deve ser abordada como se não fôssemos. Por milênios, nos vimos separados de todas as outras criaturas. O pensamento de que pertencemos ao mesmo mundo físico que o resto da vida na Terra é algo que sucessivas gerações de pessoas acharam impossível de aceitar. (p. 201)

Vivemos o paradoxo de ter um corpo animal com uma história animal de evolução e ancestrais, compartilhando muito do nosso DNA com nossos irmãos animais, e temos uma mente capaz de refletir sobre sua própria vida, criando um mapa que une passado, presente e futuro. Essa capacidade mental de viajar no tempo não apenas nos ajuda a planejar e criar a civilização, mas também nos capacita e nos sobrecarrega com a consciência de nossa mortalidade. Challenger (2021) aborda a relevância central desse dilema existencial desta forma:

> À medida que nos tornamos autoconscientes, nossa visão pessoal ilumina o que pode ser um perigo para nosso corpo e expõe o perigo inevitável da morte. Nós nos tornamos o enigma de um animal que não quer o corpo de um animal. O que era sobrevivência ressurgiu, por um longo e curioso caminho, como imperativo psicológico... Se não pertencemos ao resto da natureza, seus perigos não podem nos atingir" (p. 203). Mas, em vez de nos tranquilizar, essa estratégia nos deixou dependentes de uma falsidade. O mito do excepcionalismo humano é tão perturbador quanto irracional. ...E assim nossa vida é passada silenciosamente assombrada pela verdade de uma conexão com a natureza que mal podemos admitir. (p. 204)

Em suma, diferenciamos excessivamente nosso senso de identidade como identidade e pertencimento à parte da natureza como um exemplo de violação da confiança epistêmica pela cultura moderna. Na verdade, não somos apenas uma parte da natureza, interligados com todos os seres vivos, somos a natureza, intraconectados como um todo do sistema de vida na Terra. Esse medo de se conectar diante de um impulso existencial de diferenciação, de "excepcionalismo" — de se separar dos outros, como observa Challenger — está levando a humanidade e o mundo natural a estados não integrativos de caos e rigidez. Ao refletir sobre nosso estado atual de coisas, Challenger (2021) postula:

> Nossa inteligência fez uma descoberta que não é só nossa... Descobrimos que a vida, apesar de toda a dor e predação, carrega em sua jornada o cerne da generosidade. Podemos até pensar em quais seriam os desejos, se quisermos chamá-los assim, de um ecossistema. Quando nossa mente gerou insights, o amor escapou dos limites do self, dos parentes, do próximo e se espalhou... É possível que, quando vemos o mundo vivo com inteligência, não pareça um lugar tão ameaçador." (p. 217)

A inteligência dos sistemas sugere que o surgimento natural da diversidade e da ligação — da integração — permite o surgimento de uma organização do self ideal. Tal abrir mão do controle requer abrir mão da certeza enquanto nos aventuramos na incerteza, e isso pode ser o que atrapalha a harmonia em nossa vida humana moderna. O impulso para a certeza age como um véu, impedindo-nos de ver plena, livre e claramente. Esta perspectiva da integração como uma possível direção a seguir nos ajuda a ver como podemos precisar atravessar esta cortina de certeza, abrindo-nos intencionalmente à incerteza, para deixar a luz da realidade brilhar em nossa vida e iluminar um caminho claro para a integração libertadora.

Outra diferença a considerar à medida que avançamos em nossas viagens adultas é a distinção entre fazer algo acontecer e deixar que algo surja. Ao cair na incerteza máxima do plano da possibilidade — fonte de "estar em paz" — ao deixar a mente entrar nesse espaço de ser, de estar presente, de não forçar uma coisa ou outra acontecer, nos juntamos ao natural fluxo de integração à medida que se desenvolve, momento a momento. Estamos livres do planejamento e nos concentramos no futuro, que foi impulsionado por nossa necessidade de certeza e, em vez disso, podemos experimentar o livre fluxo de energia à medida que surge.

Podemos descobrir que precisamos passar por um processo de luto, para deixar de lado o impulso de certeza e lamentar a perda da identidade semelhante a um substantivo de nossos tempos modernos — nosso self-solo. O potencial liberado de tal processo de luto é a liberação da possibilidade — de conexão, consciência aberta, amor — que não precisa mais de certeza, que pode abraçar totalmente a liberdade de ser.

Como afirma a escritora Maria Popova: "É assim que o mundo muda: soltamos o estrangulamento de nossos dados, dobramos e esticamos nossa mente para imaginar o que antes era inimaginável, testamos nossas teorias contra a realidade e emergimos com uma visão expandida para novas dimensões da verdade." (Popova, 2017, parágrafo 1). Deixar de lado as definições fixas do self pode ser "desmoronar", mas a paz que surge desse espaço do ser permite que uma nova experiência de selfing se desenvolva.

Transcendendo o Self-Solo com Admiração

A reverência poderia ser um estado de queda sob platôs fixos e seus picos limitados à medida que acessamos o plano da possibilidade? Essa abertura de nossa experiência consciente a partir desse gerador de diversidade e o livre surgimento de picos que podem surgir não filtrados pelo aprendizado anterior seria nossa maneira de estrutura 3-P de visualizar o que a reverência pode envolver. Como a experiência do self é afetada com reverência? Nossos platôs de cima para baixo da experiência aprendida seriam afrouxados ou dissolvidos, dando-nos uma sensação subjetiva de ampla possibilidade e vastidão além do que já aprendemos. Nossa perspectiva se expandiria para abranger uma sensação de conexão que pode ter sido ocultada. A reverência também pode incluir um sentimento que a princípio se assemelhava à opressão e paralisia, mas que se abriria para uma sensação de poder para agir — para ter atuação — em nome de um pertencimento que se estende além do self privado. Dessa forma, a reverência transforma nossa experiência do SPA do self de restrita em ampla, de isolada para coletiva. Como Keltner (2016) descreve:

> descobrimos que a reverência — mais do que emoções como orgulho ou diversão — leva as pessoas a cooperarem, compartilharem

> recursos e sacrificarem-se pelos outros, todos requisitos para nossa vida coletiva. E ainda outros estudos explicaram a ligação admiração-altruísmo: estar na presença de coisas vastas desperta um self mais modesto e menos narcisista, o que permite maior bondade para com os outros. (parágrafo 10)

Keltner explora as maneiras pelas quais nossos padrões culturais modernos de isolamento e individualismo criaram grande sofrimento em nossa vida. Dadas essas maneiras pelas quais construímos nossa vida desconectada na contemporaneidade, ele oferece estas sábias sugestões:

> Diante dessas grandes tendências culturais, nossas próprias ações individuais podem parecer sem sentido. No entanto, a pesquisa sobre admiração sugere que passos modestos podem ter um grande impacto em nosso bem-estar. Portanto, não subestime o poder dos arrepios — busque vigorosamente as experiências que alimentam sua própria fome de admiração, seja apreciando as árvores da vizinhança, uma peça musical complexa, padrões de vento na água, a pessoa que pressiona contra todas as probabilidades, ou a nobreza cotidiana dos outros. Reserve um tempo para fazer uma pausa e abrir sua mente para as coisas que você não entende completamente. Você ficará melhor com isso — e, à medida que seus sentimentos de admiração se manifestam por meio de atos de bondade, o mesmo acontece com o resto de nós. (Keltner, 2016, parágrafos 17, 18)

Essas descobertas de saúde e uma expansão do self podem estar no cerne do que inspirou Keltner a sugerir que façamos "caminhadas impressionantes" e melhoremos nossa experiência desse estado emocional de cura — atingindo a completude. A prática da Roda da Consciência (veja o Apêndice 1) oferece um exercício reflexivo para acessar o que estou sugerindo que pode ser o mecanismo subjacente da reverência: o plano de possibilidade. Quando Keltner e eu ensinamos juntos em um workshop, ele fez perguntas de uma escala de experiências místicas para os participantes seguindo a prática da Roda da Consciência e encontrou altos graus de sensação de reverência. Mas caminhar pela vida cotidiana fora dessas práticas mentais que induzem a admiração também pode envolver muitos momentos de oportunidades para experimentar admiração. Como sugere a socióloga Emma Stone (2017):

> Muitos de nós tradicionalmente associam o temor a eventos transcendentais ou extraordinariamente raros, como êxtase religioso ou experiências de quase morte, mas o temor também ocorre em contextos cotidianos... As oportunidades de sentir admiração estão sempre presentes no cotidiano, mas devemos estar abertos e atentos a esses momentos mais sutis que podem facilmente escapar de nós. Keltner sugere música ao vivo, galerias de arte, teatro, museus, passar o tempo ao ar livre e permitir tempo não estruturado para exploração a fim de convidar mais admiração em nossa vida cotidiana. A admiração potencial que temos em nossa vida por fornecer significado e transformar nossa experiência do mundo talvez tenha sido expressa de maneira mais eloquente por Albert Einstein, que certa vez disse: "A coisa mais bonita que podemos experimentar é o misterioso. É a fonte de toda verdadeira arte e ciência. Aquele a quem essa emoção é estranha, que não consegue mais ficar extasiado de admiração, está quase morto: seus olhos estão fechados." (parágrafos 4, 5)

Se tomarmos essa perspectiva da ciência do temor e considerarmos a noção de experiências "transcendentes" como transcendendo as lentes limitadas do self-solo, poderíamos então chamá-las de "expansíveis" em vez de "transcendentes" do self? Quando fiz essa pergunta a Keltner naquele workshop, achei sua resposta entusiástica e positiva "incrível".

A admiração evoca uma sensação de algo que inicialmente é difícil de compreender e uma sensação de fazer parte de algo maior do que o nosso self individual — transcendemos o que normalmente sabemos para nos tornarmos, talvez, inicialmente oprimidos e incertos. Em nossa estrutura 3-P, diríamos que, em vez de viver dos platôs do aprendizado anterior, nos abrimos para as novas possibilidades que surgem do plano. À medida que nossa experiência subjetiva, perspectiva e atuação mudam, a experiência do self se expande — assim como nossa identidade e nosso pertencimento ao mundo.

Com estados de admiração, ao acessar o plano, podemos abrir essa experiência de selfing para incluir um pertencimento relacional a algo mais amplo do que nosso corpo, nossa família ou nosso círculo imediato de amigos. Nós agora "transcendemos" esses limites mais confinados de pertencimento e expandimos o self para incluir um estado mais amplo e expandido de estar conectado a toda a nossa família humana, toda a natureza, todo o universo. O interior e o relacional tornam-se um só. Passamos de estar conectados dentro de pequenos limites para interconectados no tempo e espaço, expandindo com compaixão universal e uma identidade estendida e pertencimento mais amplo. Mesmo que seja apenas um vislumbre dentro de uma breve janela de experiência, passamos a sentir a totalidade da intraconexão.

O Anseio por Certeza em um Mundo Incerto

A mentalidade de controle leva à desconexão, não à união. No impulso das reações de sobrevivência no cenário de escassez e ameaça, a separação daqueles que consideramos "não como nós" é o impulso instintivo para longe de uma conexão mais ampla, de um pertencimento mais amplo. Este é o desafio que enfrentamos em nosso mundo moderno. Muitas vezes, tentamos controlar na tentativa de prever diante de um mundo confuso, a realidade caótica e confusa da vida. De muitas maneiras, essa compulsão de previsão nos torna vulneráveis ao uso de substâncias ou comportamentos entorpecentes para nos distrair da solidão ou do medo que acompanham a desconexão que tememos. Além do mais, infelizmente, essa previsão compulsiva e o próprio ciclo de controle reforçam e aprofundam a desconexão.

Somando-se a essas vulnerabilidades estão nossas construções mentais, que nos levam a manter nossa visão das coisas como pensamos que deveriam ser, um impulso para manter nossa realidade construída, apesar de qualquer entrada contrária. Mesmo com a dissonância cognitiva, a resistência psicológica que venhamos a sentir, podemos continuar a tentar evitar o conflito, a manter nosso ansiado senso de controle pelo menos um pouco moderado, mesmo que não estejamos totalmente satisfeitos. Isso descreve um estado mental profundo e potencialmente letal de negação. Um comportamento adicto (ou comportamento aditivo) é um comportamento desadaptativo, mas gratificante, que é repetido compulsivamente, apesar de suas consequências prejudiciais. Seja a dependência em álcool ou em negócios como sempre, essa construção final de negação — não ver, não pensar nessas consequências às vezes devastadoras, não receber as informações — é um movimento mental persistente e penetrante que nos faz voltar para mais, apesar de suas consequências desastrosas.

De uma perspectiva 3-P, o comportamento aditivo é um platô construído, tenaz e restritivo que permite que surja apenas um conjunto muito limitado de picos que se encaixam em seus limites prescritos. O fluxo de energia da experiência real no mundo pode ser filtrado, bloqueando nossa consciência — o que está acontecendo no mundo está literalmente bloqueado em nossa experiência interna de consciência. Estarmos perdidos, como indivíduos e como sociedade contemporânea, na narrativa moderna de um self-solo é um tipo de comportamento aditivo?

Ao olharmos para a cultura humana moderna ao longo do século passado — desde os primeiros relatos do impacto das emissões de carbono em nosso mundo natural até o movimento pelos direitos civis na década de 1960 e os esforços para lançar luz sobre a injustiça social que existe há séculos para a maior percepção do potencial para pandemias virais para o aumento da polarização e desinformação para a invenção mais recente de dispositivos e plataformas digitais que capturam excessivamente a atenção — podemos ver um paralelo semelhante de negação dentro do diagrama 3-P de nossa família humana contemporânea.

Vivemos em tempos VUCA — isto é, voláteis, incertos, complexos e ambíguos. Essas condições nos levam a tentar, da melhor maneira possível, nos sentir à vontade enquanto nosso cérebro, que busca previsões, luta para fazer sentido, antecipar e controlar o que acontece no mundo. E, assim, nós naturalmente recuamos, encolhemos nosso self, limitamos nossa identidade com um close-up, lentes estreitas, focando fortemente o corpo como a única fonte de nossa identidade e agora restrito pertencimento. Restringimos nossas conexões com outras pessoas, com outras espécies. Também sob estados de ameaça, discernimos mais intensamente quem é membro do grupo interno e quem está no grupo externo — cuidando do primeiro, desumanizando o último. Estudos cerebrais revelam, por exemplo, que as redes de empatia e compaixão são ativadas para aqueles que consideramos membros do nosso grupo, e essas mesmas redes são desligadas para aqueles que percebemos como "não pertencentes a nós".

Essas são adaptações evolutivas infelizes, embora compreensíveis, a um mundo VUCA da humanidade moderna; no entanto, com nossa postura de autodefesa individual, estamos na verdade intensificando as mesmas qualidades às quais estamos reagindo. Muito desse processo de negação é uma construção mental — a mente humana, talvez em grande parte, criou essa confusão degenerativa. Essa é a triste "má notícia". Mas a boa notícia é que, se nossa mente o criou, então, concomitantemente, a mente humana de Eós pode nos ajudar a superar essa fase conturbada, para ser a fonte de soluções generativas. É realmente possível interromper nosso caminho de um sistema falho, interromper os negócios como sempre e reimaginar e recriar o mundo como ele poderia ser. Como Aldous Huxley sugeriu uma vez, o hábito que nós, humanos, temos de não parar para refletir sobre o que deu errado para aprender com os erros que cometemos no passado é um dos maiores erros que continuamos a cometer. Em vez disso, poderíamos despertar desse comportamento repetitivo e mudar esse hábito? Poderíamos aprender com os negócios como sempre e suas obsessões do self-solo, aprender com essa identidade equivocada, de confundir o corpo como a única fonte de identidade, para agora evoluir culturalmente para ver nosso caminho para uma abordagem de vida mais integrativa que podemos escolher cultivar?

As viagens que estamos fazendo agora podem nos levar para longe de casa, longe do desenvolvimento e reforço dessas construções mentais agora tão familiares, e em vez disso, em direção a um possível caminho a seguir, além desse desejo de certeza e do medo de perder o controle para liberando nossa capacidade inata de coragem, criatividade, conexão e colaboração.

Viva e Deixe Viver: Gerador de Diversidade

A ponte entre o espiritual — uma vida de significado além da sobrevivência e conexão além do corpo — e o ativismo, significando ação em nome do bem maior, não precisa mais ser um vaivém exaustivo entre duas vidas de significado aparentemente separadas. Quando sentimos e percebemos o todo como a teia relacional da vida dentro da qual Eós está intraconectado, uma autoexperiência sinérgica à qual Eós pertence, a integração do interior e do relacional leva a ações que apoiam e reforçam a auto-organização ideal do todo.

Nos sistemas de crenças teístas da religião, Deus é evocado na narrativa da criação; em outros sistemas de crenças, uma "força vital" pode ser vista como uma fonte de tudo o que existe, a sabedoria da natureza, o ritmo do universo maior que a compreensão humana — cada um pode ser considerado a história de origem de como chegamos a ser. A estrutura 3-P do plano de possibilidade, baseada no potencial quântico, oferece um mapa conceitual de um gerador de diversidade, um deus, a fonte sem forma de todas as formas — preenchida com possibilidade antes que a energia potencial seja transformada em realidade.

À medida que passamos a sentir essa fonte de diversidade como o plano de possibilidades, podemos escolher desenvolver a habilidade de acessar o que já existe em cada um de nós. Usando práticas meditativas como a Roda da Consciência, construída sobre uma base de interdependência de diferenciação e ligação no centro da integração, podemos aprender a acessar o plano de possibilidade, aprender a acessar o amor, a consciência aberta e a conexão que podem ser os fios entrelaçados da tapeçaria da vida revelada neste espaço do ser.

Uma colega minha que lutava contra um impulso de certeza e controle, manifestando-se em sua vida como dependência de álcool, encontrou um caminho a seguir ao aceitar o princípio "Let go and let God" (Deixe ir e deixe Deus, em tradução livre. No Brasil, Viva e Deixe Viver) do programa de Alcoólicos Anônimos — apesar do fato de que sua interpretação pessoal de Deus diferia do senso comum — reinterpretando para si mesma como "Let go and let the g.o.d." — *the generator of diversity* [o gerador de diversidade, em tradução livre], a fonte sem forma da qual toda forma surge; isto é, o plano de possibilidade. Isso ajudou a lembrá-la de que agora ela poderia acessar esse espaço de ser e simplesmente deixar a vida acontecer, em vez de tentar controlar seus picos particulares com platôs rígidos em busca de certeza.

Até agora, apresentar o plano de possibilidade da perspectiva 3-P como o gerador da diversidade, o deus, não foi considerado ofensivo ou desdenhoso para nenhum líder religioso com quem tive o privilégio de dialogar e, em vez disso, levou a conversas frutíferas e explorações intrigantes de pontes potenciais entre crença e ciência. A consiliência com as tradições religiosas e espirituais teístas e não teístas, bem como com os ensinamentos contemplativos e indígenas, tem sido fascinante e gratificante de testemunhar ao longo dessas décadas de discussões colaborativas. Em sua própria narrativa de vida, como é para você o plano de possibilidade e a estrutura geral que estamos explorando? Como essas perspectivas encontram um ajuste ou uma incompatibilidade com a forma como você passou a viver em seu desenvolvimento até este momento de sua vida?

A ampla consiliência embutida na estrutura 3-P é que a consciência pode surgir de um plano de possibilidade e que a atenção conecta vários estados de probabilidade como platôs e picos. De uma perspectiva da mente ligada à física, podemos dizer que a atenção direciona o fluxo de energia. Isso implica que o próprio ato de mudar intencionalmente nosso foco de atenção, vinculado à consciência como a ponte, nos aproxima do plano da possibilidade, liberando-nos para acessar uma gama mais ampla de probabilidades. Dessa forma, os processos mentais de atenção e intenção e a experiência da consciência, de uma perspectiva 3-P, tratam da mudança do fluxo de energia, mudando nossas posições ao longo de uma gama de probabilidades. A partir dessa estrutura, parece claro que a mente humana, junto à experiência de estar consciente, molda como surgem os processos mentais — incluindo nossa experiência de si mesmo.

A capacidade mental de moldar a percepção, o pensamento e a ação implicaria a mudança de como a energia está se movendo ao longo de suas dimensões de probabilidade, da consciência aberta no plano, aos estados mentais e humor em platôs, até a atualização do pensamento, emoção e memória, por exemplo, como picos. A vida mental envolveria então o fluxo de energia e a capacidade de monitorá-lo e modificá-lo — para alterar seu estado de probabilidade ao longo dessas posições do plano ao pico. A proposta dessa estrutura 3-P da mente é bastante distinta do que parece ser uma interpretação controversa da pesquisa física por alguns de que a mente cria a própria energia — que a consciência, por exemplo, pode construir uma buganvília ou a existência de um oceano: ou seja, a interpretação de que a mente humana cria a própria realidade. Em contraste, nossa proposta é que a mente molda a experiência do fluxo de energia, em microestados ou como matéria; energia condensada. Ele não cria energia em si. Como implicação dessas visões alternativas, com sete bilhões de seres humanos criando a realidade, como poderíamos caminhar por uma rua ou nadar no mar com outra pessoa se cada indivíduo estivesse construindo a realidade? Embora exista uma área tremendamente excitante de pesquisa relevante sobre o papel da observação e da consciência nos estados de energia de elétrons e fótons, por exemplo, é uma questão fascinante e debatida acaloradamente que deve ser reconhecida aqui, com respeito. Uma abordagem conservadora oferecida ao tópico de energia e consciência, para manter a consiliência dessa estrutura em sua consistência com a física aceita e em toda a ampla gama de disciplinas que parecem se correlacionar com as implicações dessa abordagem da energia e da mente, é discutida em detalhes, para aqueles que desejam explorar mais, em *The Developing Mind*.

É importante, à medida que avançamos em nossas viagens adultas, perguntar como — individual e coletivamente — a experiência de nossas mentes de si mesmo, identidade e pertencimento afeta o mundo ao nosso redor. A mente não cria energia tanto quanto molda nossas experiências de fluxo de energia, dentro desses corpos nascemos dentro e fora deles, em nossas conexões com outras pessoas e com toda a natureza. Esta é uma perspectiva consistente, fundamentada na ciência aceita e oferecendo uma estrutura para nosso senso de identidade que pode ser útil para trazer mudanças ao nosso mundo em espera.

ESCOLHA

Ao nos aproximarmos do segmento final de nossa jornada neste livro — desde nosso relacionamento com o espaço e tempo, passando pelo nascimento e desenvolvimento, trazendo-nos até aqui, viajando pelo mundo em plena idade adulta — sintetizaremos até onde chegamos e exploraremos como podemos escolher maneiras de ser e fazer em nossa jornada de vida — como podemos fazer escolhas para entender nossa sinergia do self, da identidade integrada e do senso de pertencimento ampliado para nos ajudar a viver uma narrativa de liberdade, uma história de nossa vida que pode dar sentido tanto à realidade quanto a como podemos viver plenamente, em direção a uma forma generativa de estar no mundo.

Vivemos em uma realidade, abrangendo o reino macro de nosso corpo e os aspectos micro de nossa vida mental. Exploramos a noção de que nosso corpo, nosso macroestado, nos permite experimentar a vida com um conjunto de propriedades que inclui tempo e espaço como dimensões de separação de entidades no mundo físico em que vivemos. Também exploramos como várias mudanças em nossos sentidos desse mundo, iluminados com práticas reflexivas como a Roda da Consciência, podem nos dar acesso ao reino do microestado de um campo quântico, onde experimentamos eventos semelhantes a verbos em vez de entidades semelhantes a substantivos. Nesse reino, há uma sensação de conexão ligando esses eventos, emergência sem separação de tempo ou espaço — uma continuidade de um todo massivamente conectado.

A sensação de reverência nesses estados abertos de consciência — o que também experimentamos ao caminhar por uma vasta extensão de oceano, ouvir um coro cantando em harmonia ou sentir uma brisa dançando em uma floresta — nos permite transcender o foco de close-up de nossa lente de identidade que está moldando nosso self-solo com sua visão do self apenas como corpo. Sentimos a sensação de algo maior, a perspectiva do mundo maior ao nosso redor. Com admiração e outros "estados transcendentes" de gratidão e compaixão, e talvez com muitas outras experiências repletas de amor e conexão, chegamos a perceber a realidade de um sentido mais amplo de vida, um selfing maior que é mais amplo do que o corpo — um que, nesta forma corporal, pode parecer a princípio opressor, difícil de entender e assustador.

E, no entanto, quando nosso senso de tempo e espaço relaxa, voltamos à consciência aberta e deixamos que esse senso de sinergia do self seja simplesmente um espaço de ser. Mesmo como uma forma de corpo, quem somos é algo que faz parte de um sistema maior do que os limites definidos pela pele implicariam — somos parte de todo o desenvolvimento do universo desde o início dos tempos e no futuro infinito, e existimos dentro do intrincado espaço das redes da vida e dos sistemas que compreendem o agora de nosso universo, nosso planeta, nossa vida, nosso conectoma. Essas experiências nos lembram das limitações de ver o self como sinônimo de corpo. O todo ao qual pertencemos é maior que a soma de suas partes. Nossa identidade torna-se integrada, não mais restrita apenas ao corpo, ao sentido separado e isolado de um self-solo. Um senso de pertencimento mais amplo e uma identidade integrada são experimentados como um Eu, dentro desses corpos reais, e um Nós, dentro de nossas conexões uns com os outros e dentro de toda a natureza, através do espaço e tempo: Eós emerge como uma experiência totalmente vivida e intraconectada de self.

Sinergia do self, identidade integradora, senso de pertencimento mais amplo — essas são maneiras de visualizar a escolha de como estar na vida, como viver de maneiras que tragam mudanças positivas para nossa perda de conexão pessoal e para as muitas pandemias compartilhadas que assolam nosso mundo moderno. A premissa básica que exploramos ao longo desta jornada, ecoada pelos antigos ensinamentos de tradições indígenas e contemplativas, é que viver com uma identidade tão integradora será uma mudança fundamental em nossa cultura humana contemporânea que nos capacitará a viver de forma mais generativa, uns com os outros como uma família humana e dentro da natureza como uma família de todos os seres vivos na Terra.

Self

Nós podemos escolher como sentimos nossos centros de experiência, a definição fundamental que exploramos desse simples termo "self". A sinergia do self é revelada em como os muitos componentes que compõem esses centros se entrelaçam como facetas formando um todo funcional. Naturalmente, em pequena escala, temos os muitos átomos que se ligam uns aos outros para formar moléculas, combinam-se para formar células e suas partes; as células colaboram para criar órgãos corporais e sistemas inteiros, cuja anatomia e função formam o tecido de nosso corpo. Parte desse corpo inteiro é o cérebro corporificado, um conjunto de processadores distribuídos paralelos interconectados que moldam o fluxo de energia em fluxos de informação, alimentando as redes neurais que ajudam a criar a fonte interna de nossa vida mental, nossas emoções, memórias, nossos pensamentos, nossas esperanças, nossos sonhos e nossas definições do que pensamos ser o self.

Moldada por um impulso interno de certeza baseado na sobrevivência, nossa vida mental interior constrói categorias, conceitos e símbolos — às vezes sob a superfície de nossa consciência, às vezes compartilhada com nossa própria consciência e às vezes comunicada com os outros — em uma tentativa de alcançar segurança. Nos tempos modernos, nossa cultura contemporânea compartilha a mensagem de que a única fonte do self é o self-solo centrado no corpo. A rede de modo padrão (RMP) recebe essa mensagem e é moldada por ela, tornando-se excessivamente diferenciada. Isso pode não apenas nos dar a "sensação" de separação, mas também contribuir para nossa experiência de isolamento, ansiedade e depressão. Em contraste, quando a RMP é integrativa — ligando regiões diferenciadas umas às outras — ele está em equilíbrio com outros aspectos de nosso cérebro corporificado e faz contribuições importantes para nosso senso de percepção, empatia e compaixão. Experiências integradoras, como a meditação, podem moldar a função do nosso cérebro e, assim, sua estrutura, tornando o cérebro — e nós — mais integrados. A RMP se torna menos um renegado e mais um colaborador para um todo agora mais harmonioso.

O self não está apenas dentro de nós, não está apenas definido e confinado pelo invólucro da pele que forma os limites desses corpos nos quais nascemos. Também temos centros de experiência que se estendem além do corpo: somos interiores e relacionais. Podemos escolher quais centros de experiência destacar em nossa vida cotidiana. Sentimos esse centro como a sensação subjetiva, a perspectiva e o agente de nossa autoexperiência. À medida que deixamos o fluxo maior de um centro de experiência se expandir, passamos a sentir algo mais do que um corpo isolado surgindo, uma parte separada, o centro de experiência do self-solo; passamos a sentir a sinergia do self, sua vitalidade e uma sensação emocionante de nossa autoexperiência dentro do todo-que-é-maior-do-que-a-soma-das-partes. Aprender a expandir como sentir diretamente esse centro de fluxo de energia, assumir a perspectiva desse fluxo e agir em nome desse fluxo fortalece e expande nossa experiência do selfing.

Cabe a nós desenvolver as habilidades de uma maneira tão iluminada de viver. A admiração, gratidão e compaixão de aprender a viver dessa maneira, com um senso de identidade tão expandido e sinérgico, são nossos para deixar entrar em nossa vida, se assim o desejarmos.

Identidade

A maneira como escolhemos focar nossas lentes de identidade determinará quais centros de experiência usaremos para definir nosso self e suas características. Com uma lente bem focada, vemos o corpo singular como a única fonte das características fundamentais do self e, então, contrastamos essa identidade com todos os "outros". Quando ajustamos essa lente estreita baseada no corpo e expandimos nosso foco apenas o suficiente para ver o self como plural — nós — incluímos apenas aqueles como eu, aqueles com elementos-chave (como características corporais, história corporal e crenças corporais incorporadas) que se encaixam em nossa visão de identidade. Vimos que o processo de "interpretação do self" pode ser independente com uma perspectiva individualista, e pode ser interdependente, seja relacional e conectado a outros indivíduos como os membros de uma família ou comunidade, ou coletivista e baseado na filiação com grupos maiores compostos por pessoas que podem compartilhar valores e crenças, mas que nunca conhecemos. Como vimos, também foi proposta uma interpretação do self metapessoal que inclui nossa conexão relacional com toda a natureza e o universo. Quaisquer que sejam as controvérsias acadêmicas sobre os detalhes da medição, o conceito de uma gama de autointerpretação nos ajuda a visualizar as maneiras pelas quais construímos nosso senso de identidade em vários contextos e ambientes culturais. No entanto, nossa identidade também pode ser vista além dessas polaridades de independente versus interdependente versus metapessoal, e podemos imaginar a combinação do interior separado e do interconectado em uma identidade integradora — abraçando a sinergia que surge de ser um centro interno e relacional da experiência do self. A integração implica que os elementos sejam diferenciados e depois ligados; e dentro da ligação, a integridade única das partes não é perdida ao se tornar parte do todo integrativo.

Nossos padrões externos de comunicação nas sociedades modernas, seja em casa, na escola, no trabalho ou na cultura mais ampla, muitas vezes oferecem uma mensagem de que o self só é identificável como o corpo ou, em sua forma plural, como um nós que compreende apenas aqueles corpos com feições como as nossas. Isso leva ao desenvolvimento de um self separado, solo, singular ou plural. Esse foco social restrito e altamente diferenciado em uma identidade separada torna-se então reforçado dentro dos circuitos neurais internos, incluindo a RMP, que agora constrói essa visão do self como corpo para formar nossa identidade, informar nossas maneiras de ver o mundo e conformar-nos às mensagens contínuas da perspectiva social sobre si mesmo. A energia então flui para padrões de separação desconectados dentro de nossas conexões limitantes entre si e dentro das conexões neurais dentro de nosso cérebro corporificado. O sistema cultural e interno do self-solo torna-se um padrão de fluxos internos de autorreforço de informações que nos fazem aceitar a verdade dessa perspectiva sem questionar.

Como podemos nos capacitar para escolher uma maneira diferente de ser, para acordar de um ciclo tão autorreforçado, limitador e restritivo de mensagens externas e busca interna de certeza? Uma maneira seria ampliar o foco de nossa lente de identidade para incluir uma gama mais ampla de centros de experiência que, juntos, definem o que sentimos como self. Saber que temos uma lente de identidade nos permite escolher focar tanto de perto quanto de grande angular, dando-nos as ferramentas para experimentar e abraçar os muitos sistemas de fluxo de energia e informação em que vivemos: nosso corpo; nossas relações interpessoais com a família, os amigos, membros da comunidade, colegas e concidadãos da Terra — toda a família humana; e nosso relacionamento fundamental com toda a natureza. Os sistemas de nossa identidade estão dentro e entre — nosso self está dentro do corpo e entre as muitas camadas de sistemas relacionais de nossa vida que formam nossa identidade multifacetada e intraconectada.

Senso de Pertencimento

Podemos optar por focar nossas lentes de identidade para que possamos sentir o fluxo de energia que caracteriza nossa experiência de senso de pertencimento — nosso sentimento de união total, de ser uma parte fundamental, um membro ou estar conectado. Quando nossas lentes de identidade são focalizadas de perto, podemos usar a experiência de pertencer para descrever como nos "sentimos conectados" ao nosso próprio corpo. Ampliando um pouco nossas lentes, passamos a sentir que pertencemos a uma família pessoal, temos uma conexão profunda com um círculo de amigos íntimos; e se ampliarmos um pouco mais nossas lentes, sentiremos nossas conexões com um conjunto cada vez maior de círculos de amizade, conhecidos, colegas, vizinhos, concidadãos e aqueles que compartilham nossa origem ancestral em identidades étnicas ou raciais, e aqueles que compartilham nossos sistemas de crenças e interesses. E então podemos optar por ampliar nosso senso de pertencimento a todos os membros de nossa família humana; e ainda mais amplo, podemos sentir um pertencimento ainda mais amplo ao abraçar nossas conexões dentro de toda a natureza.

Esta é a nossa jornada: integrar nosso self relacional com nosso self interior — uma jornada que podemos escolher embarcar para escapar da prisão da mensagem de separação da cultura moderna. Essa mensagem é revelada na sensação de desconexão que muitas vezes sentimos, que nos aprisiona na experiência de uma versão reduzida do pertencimento como um eu solo. A grande, poderosa, esperançosa e boa notícia é que a imagem do self é um processo ativo e vitalício, não importa como possamos medi-lo e nomeá-lo, moldado por mensagens que recebemos e conceitos em que acreditamos. Como o trabalho de Jane Goodall com esperança em sua mensagem de ativismo *Roots and Shoots* [Raízes e **Broto**, em tradução livre] transmite, "Juntos podemos, juntos iremos" (https://rootsandshoots.org).

O mundo nem sempre é gentil e compassivo — tampouco integrativo. Nossa história humana de evolução baseada na sobrevivência nos inclina para o tribalismo, e junto a essa tendência está nossa propensão geneticamente herdada, mediada neuralmente e socialmente reforçada para avaliações dentro e fora do grupo. Por essas razões evolutivas e baseadas na sobrevivência, nossa espécie evoluiu culturalmente com práticas de exclusão que externamente nos dizem a que e a quem podemos pertencer. Essas propensões culturais e genéticas, em nosso mundo moderno, muitas vezes atrapalham nosso senso de totalidade, roubando uns dos outros e da Terra uma forma generativa de viver juntos. Essas são tendências — propensões para construir padrões específicos de transformação de energia em informação — que podemos escolher combater. Com otimismo realista e o que Joanna Macy chama de esperança ativa, podemos superar esses padrões do passado, se trabalharmos juntos nessa direção de mudança. Podemos alterar a mensagem da cultura moderna de uma construção do self-solo e expandir intencionalmente nossa experiência como uma sinergia do self, uma integração da identidade, uma ampliação do nosso senso de pertencimento.

Estar conectado de forma saudável e positiva — o que estamos denotando como um estado de aceitação e bondade na associação usando o simples termo "senso de pertencimento" — é um dos indicadores mais robustos de nosso bem-estar. Pertencer é um direito de nascença, não um luxo. Ao pertencer, mantemos nossas características únicas e individuais enquanto estamos conectados — nos juntamos, fazemos parte, ganhamos adesão, nos tornamos um "nós" sem perder o "eu". Desta forma, o termo "pertencer" significa as facetas mais profundas da união integrativa — não apenas se encaixar ou apenas seguir para se dar bem, e não perder nossa individualidade sob a pressão dos colegas para se tornar parte de um grupo. Com esse senso de pertencimento integrado, nos diferenciamos e nos vinculamos para permitir que a sinergia do Eós seja liberada: o Eu existe, o Nós existe e o Eós é o todo integrativo intraconectado ao qual pertencemos mutuamente.

Integração

Podemos escolher aprender a nos tornar conscientes, a absorver o mundo ao nosso redor e dentro de nós e a sentir quando o caos ou a rigidez estão preenchendo nossa vida e entender que eles surgem de estados de integração prejudicada. Podemos escolher entender como nosso próprio senso individual de diferenciação ou ligação pode ser bloqueado, e podemos escolher nos fortalecer com novas habilidades e novos conhecimentos, para dar os passos para desenvolver e integrar nosso self como nossos centros de experiência em nossa vida. A integração, a ligação de partes diferenciadas, é a base para a saúde em nossas vidas — a vida de nosso self interior e a vida de nosso self relacional em nossas conexões com outras pessoas e com o planeta: a intraconexão dentro de toda a natureza. No Apêndice 2, você encontrará uma Prática Integrativa Incorporada que o guia por uma sequência de movimentos conscientes que simboliza nove domínios de integração — incluindo os da consciência, memória, narrativa, dos relacionamentos e da identidade.

Podemos cultivar essa integração em nossa experiência do self, close-up e grande angular. Com uma lente flexível de identidade e um senso expandido de pertencimento, podemos escolher focalizar intencionalmente de perto as características do self interior baseado no corpo — nossa história pessoal na jornada deste corpo como uma forma somática e nossa história ancestral através das gerações ligando-nos em uma linha familiar. E podemos optar por focar nossa lente de identidade de forma mais ampla, em direção a um conjunto cada vez maior de características de identificação: não estou sozinho neste corpo, não me identifico com aqueles que se parecem comigo, meu self interior, individual, singular ou plural; também sou um self relacional, relacionado com toda a família humana e natureza.

Uma identidade integrada é nossa escolha, não importa o quanto o mundo externo possa marginalizar nossa identidade ou insistir na visão de um self-solo separado, baseado apenas no corpo. Uma identidade integrada diferencia as facetas reais do self como interno e relacional, nesta simples equação de identidade: Eu mais Nós somos facetas diferenciadas do self que podem ser ligadas dentro do Eós.

A ligação de componentes diferenciados do self e da identidade não apaga nossos aspectos únicos à medida que experimentamos a harmonia de um fluxo integrativo — uma identidade integrativa abrange as distintas facetas de nosso self interior e individual, ao mesmo tempo em que nutre nosso self relacional dentro dos campos de conexões criados interpessoal e dentro da natureza. Essa honra das diferenças — como eu e como nós —, enquanto as integra sinergeticamente como Eós, revela como nossas muitas camadas de identidade contribuem para nosso senso de identidade ao longo do tempo, em vários estados de ser e ao longo da vida.

Cultivar a natureza integrativa de nossa identidade como Eós revela o poder do todo intraconectado de nutrir sua própria inteligência de sistemas, de honrar e liberar o impulso inato de integração no coração do desdobramento auto-organizacional de sistemas complexos. Viver como Eós nos permite avançar individualmente e relacionalmente em direção à harmonia, liberando o surgimento natural da sinergia integrativa e liberando a conexão, a consciência e o amor em sua fonte. Tudo isso podemos sentir dentro do sistema integrado e intraconectado que chamamos de "self".

Sistemas

Podemos escolher honrar e reconhecer os muitos sistemas que fluem através de nós à medida que fluímos através deles. A energia flui em várias formas, como luz, som e o fluxo eletroquímico dentro de nosso sistema nervoso, e o fluxo de energia pode ser moldado em informações que simbolizam algo diferente de si mesmo — como essas palavras que compartilhamos ao longo de nossa jornada e como os significados de termos como "self" e "sistema".

A reunião de energia em uma rede de componentes interconectados é o que chamamos de "sistema": um centro de fluxo de energia, com nós constituintes entrelaçados ligados uns aos outros através do que nós, em nossos corpos macroestados newtonianos, chamamos de espaço e tempo, essas dimensões cotidianas através das quais compartilhamos energia. Dessa forma, podemos ver como, num sentido muito real, um sistema é uma forma de self — o self como centros de experiência; experiência como fluxo de energia; padrões de fluxo de energia entrelaçados reunindo-se como um sistema: um sistema como self.

No estudo profundo dos sistemas dentro da matemática, o termo "organização do self" indica que o sistema tem propensões inatas para regular seu próprio desenvolvimento — sua emergência como padrões de fluxo de energia. Em sistemas complexos, vemos padrões de padrões, conhecidos como fractais; e nos referimos poeticamente a esse sentido da natureza intrincada e envolvente dos sistemas com frases como "o universo em um grão de areia" e "a gota refletindo todo o oceano". Há uma sensação de totalidade que essas implicações matemáticas sugerem — sentimos o sistema como um todo, com a perspectiva do todo, agindo em nome do todo. Sentido subjetivo, perspectiva, ação — o self intraconectado.

Como afirmam a autora Maria Popova e a artista Ping Zhu, "emergir desta vida singular é um convite lírico universal para não confundir diferença com defeito e acolher, através das escalas sanfonadas de tempo e espaço, a diversidade como fonte da beleza e resiliência do universo." (Popova & Zhu, 2021). A integração envolve a aceitação das diferenças e o cultivo de vínculos compassivos e colaborativos na emergência da sinergia do todo.

O físico quântico David Bohm (1980) explora essas ideias:

> A palavra "implícito" é baseada no verbo "implicar". Isso significa "dobrar para dentro" (como multiplicação significa "dobrar muitas vezes"). Assim, podemos ser levados a explorar a noção de que, em certo sentido, cada região contém uma estrutura total "envolta" nela. (p. 149).

Bohm (1980) postula ainda que:

> toda a ordem implícita está presente a qualquer momento, de tal forma que toda a estrutura decorrente dessa ordem implícita pode ser descrita sem atribuir qualquer papel primário ao tempo. A lei da estrutura será então apenas uma lei relacionando aspectos com vários graus de implicação (p. 154) ... O que é é sempre uma totalidade de conjuntos, todos presentes juntos, em uma série ordenada de estágios de envolvimento e desdobramento, que se misturam e interpenetram-se mutuamente em princípios ao longo de todo o espaço... Se o contexto total do processo for alterado, modos inteiramente novos de manifestação podem surgir... (p. 183-184). A ordem implícita geralmente dá uma explicação muito mais coerente das propriedades quânticas da matéria do que a ordem mecanicista tradicional. O que estamos propondo é que a ordem implícita, portanto, seja tomada como fundamental. (p. 185)

Quando sentimos, percebemos e agimos através de um sistema-como-um-centro-de-experiência, o centro do fluxo de energia, temos a liberdade de sentir nossas muitas camadas de sistemas de self — começando, mas não terminando, com o sistema do corpo. Quais são os muitos sistemas de experiência dentro dos quais existimos? Como cada um desses sistemas revela uma sensação de totalidade? Existe um padrão de harmonia ou esse sistema é propenso ao caos ou à rigidez? Como os sistemas distintos em que vivemos interagem uns com os outros? Como eles revelam seus limites e padrões distintos de fluxo de energia? Como eles podem ser tecidos um no tecido do outro, talvez revelando um desdobramento implícito de um todo do que inicialmente pode ter parecido sistemas bastante distintos?

Temos a opção de desenvolver nossa própria percepção de sistemas, consciência e pensamento que fornecem as bases para nossa inteligência de sistemas sempre emergente. Combinar essa forma de conhecer o mundo com nosso pensamento linear e inteligência conceitual comumente ensinados nos permite vincular formas diferenciadas de conhecer, dentro de nós mesmos e com nosso próximo relacional — a integração que fundamenta a sabedoria.

Em *O Livro da Esperança* (2021), a ativista e cientista Jane Goodall é entrevistada pelo ativista e mestre literário do *feng shui* Doug Abrams para explorar como podemos encontrar esperança ao explorar esse estado natural de sabedoria. Em sua conversa, eles citam as palavras de Albert Einstein desta forma:

> Doug: E então, de certa forma, você se torna um canal — você se abre para uma sabedoria maior que a sua?
>
> Jane: Bem, sim, com certeza. Existe uma sabedoria que é muito, muito, muito maior que a minha. Fiquei tão emocionado quando descobri que o grande cientista Albert Einstein, uma das mentes mais brilhantes do século XX, chegou à mesma conclusão com base na ciência pura... Está em seu livro, *O Mundo Como o Vejo*:
>
> [Einstein declara], "A harmonia da lei natural... revela uma inteligência que, comparada a ela, todo pensamento e toda ação sistemática dos seres humanos é um reflexo absolutamente insignificante." (p. 205)

Podemos nos abrir para essa capacidade despertando nossa inteligência sistêmica para reconhecer — para "trazer de volta à mente" — a harmonia da lei natural, a sabedoria inata da natureza da qual todos nós surgimos e continuamos a emergir? Dessa forma, os ensinamentos indígenas nos lembram dessa verdade fundamental que Einstein extraiu do raciocínio científico. Como afirma Wall Kimmerer (2013) sobre o equilíbrio inerente aos princípios e às práticas indígenas que oferecem formas de cultivar a harmonia na troca de vida por vida conhecida como "Colheita Honrosa":

> A Colheita Honrosa nos pede que retribuamos em reciprocidade o que nos foi dado... A reciprocidade é um investimento em abundância tanto para quem come como para quem é comido. Essa ética da reciprocidade foi eliminada junto com as florestas,

> a beleza da justiça trocada por mais coisas... está morta. Mas quando você está na agitada floresta da primavera, você conhece o contrário. É uma Terra animada que ouvimos nos chamando para alimentar as martas e beijar o arroz. Alho-poró selvagem e ideias selvagens estão em perigo. Temos que transplantar os dois e nutrir seu retorno às terras de seu nascimento. Temos que carregá-los através da parede, restaurando a Colheita Honrosa, trazendo de volta o remédio. (p. 184-195)

Se o "muro" que devemos cruzar é comum nos tempos modernos, poderíamos explorar nossa ESSÊNCIA para permitir a paixão, colaboração, coragem e imaginação para visualizar e abraçar as "ideias selvagens" da sabedoria da natureza que precisamos para proceder de maneira honrosa ao enfrentarmos os tempos desafiadores que temos pela frente?

Amor e Ligação

Podemos escolher expressar nosso sentimento de amor e a alegria que ele traz ao nos conectarmos entre nossos círculos de reciprocidade, nosso senso de pertencimento mútuo. Talvez as muitas variações de amor — amor de apego, amor romântico, amor sexual — sejam maneiras pelas quais expressamos uma força vital fundamental entre indivíduos específicos, em ambientes específicos, dentro de contextos particulares de conexão relacional. Também podemos ter amor por uma coisa ou atividade específica — amor por um lugar, como montanhas ou florestas; ou um amor pela leitura; ou o amor por caminhadas ao longo da costa. No entanto, abaixo e antes desse foco em indivíduos, lugares ou atividades particulares, está um estado central básico do ser, essa força vital da vida, esse potencial fundamental que impregna o surgimento do fluxo de energia que podemos simplesmente chamar de "amor".

O que todos eles podem compartilhar é o profundo processo de vinculação. Quando amamos um indivíduo de várias maneiras, nos ligamos a ele. Quando amamos um lugar, nos conectamos com ele. Quando amamos uma atividade, nos ligamos a ela. A ligação é um fluir para o senso de pertencimento, uma adesão, uma união que parece um aspecto natural do amor. Em termos de ressonância, a vinculação acontece quando os indivíduos diferenciados se conectam — quando se integram. Integração é a ligação de partes diferenciadas.

Como médico e cientista, o treinamento que recebi nunca incluiu discussões sobre amor; e até mesmo mencionar o termo era frequentemente recebido com comentários depreciativos e declarações desdenhosas de que falar de amor "não era profissional" e "não era científico". No entanto, como uma pessoa neste mundo, treinada como este corpo pode ser nestas abordagens ocidentais lineares para conhecer, não posso ignorar o fato de que milhares de relatos dos praticantes da Roda da Consciência incluíram o termo "amor" para descrever a mudança que experimentaram no centro da roda, aquele centro metafórico de estar consciente correlacionado com o plano de possibilidade. Da perspectiva do raciocínio estritamente científico, essa expressão muitas vezes repetida da experiência de primeira pessoa torna-se dados de segunda pessoa — a tradução para o que ouvimos que eles disseram sobre sua experiência subjetiva. Em seguida, examinamos dados de terceira pessoa de estudos empíricos "objetivos" para ver se pode haver alguma sobreposição nas descobertas entre esses relatórios e dados científicos. Ignorar essas descobertas frequentes seria anticientífico. Aceitar as propostas cegamente sem contestá-las também seria anticientífico. E é esse processo de desafio e exame que leva à proposta de que essa experiência de "amor" pode de alguma forma se relacionar com a profunda potencialidade de conexão, de ligação, de repousar no vácuo quântico, aquele mar de potencial, a fonte sem forma de toda forma, geradora de diversidade. Essa fonte de amor seria então o plano de possibilidade, o portal através do qual surge naturalmente a integração.

Podemos optar por estar abertos para identificar e destacar essa ligação através dos limites do senso de pertencimento que antes nos desconectavam uns dos outros e da natureza. Podemos escolher estar abertos para vincular e diferenciar, para integrar todos os domínios que, de uma perspectiva, são expressões de amor. Essa força vital do amor, central e vinculante, pode ser apenas um fio de união, entrelaçado com presença e conexão, na tapeçaria da vida.

O emparelhamento do termo "amor" com o termo "ligação" pode ajudar a esclarecer esse estado universal de ser, esse combustível de nossa vida, essa força vital. Se procurarmos exemplos nas emoções autoextensíveis de admiração, gratidão e compaixão, podemos vê-los como emergindo de um vínculo, uma ligação na vida. Expandimos nosso senso de "quem somos" com admiração, gratidão pela vida, ressonância e ação compassivas.

No entanto, talvez aqui esteja nossa vulnerabilidade em poucas palavras: vivemos em corpos semelhantes a substantivos, que tendem a limitar nossa percepção e concepção de quem somos, tornando-nos propensos a viver apenas como entidades separadas semelhantes a substantivos. Uma entidade é definida como "uma coisa com uma existência distinta e independente". Com amor, percebemos que somos mais do que uma entidade de separação. Nas palavras de Lynne Twist, "a escassez é a mentalidade da separação" e, portanto, a suficiência e abundância natural são a mentalidade da conexão. Nos termos de Robin Wall Kimmerer, "reciprocidade é um investimento em abundância". O amor é um estado de ser que liberta e destaca nossas ligações recíprocas, revelando a natureza verbal profundamente intraconectada de quem realmente somos.

O amor nos conecta — quando liberamos a mente dos filtros macroestados de separação construídos de cima para baixo, percebemos a realidade da intraconexão. Não precisamos "criar" essa conectividade; precisamos apenas revelar a nós mesmos a verdade de nossa intraconexão, desfazendo os filtros que criam a ilusão e a desilusão da separação, a separação que cria o self-solo.

Mas, embora isso possa ser um conceito simples, nos tempos modernos isso raramente é uma tarefa fácil. No entanto, em conexão com a comunidade e as práticas reflexivas, nossa crescente consciência do Eós nos permite abraçar uma identidade integrada como um "eu" em um corpo e um "nós" em nossa intraconexão com as pessoas e o planeta. Não precisamos ter medo de liberar quaisquer filtros que nos impeçam de estar totalmente presentes e perceber a realidade de nossa intraconexão — de capacitar a cura, a realização — que a ligação do amor cria.

Intraconexão

Podemos optar por nos abrir para os centros de experiência além dos limites do corpo isolado, ligando-nos com amor a círculos cada vez mais amplos de conexão, deixando que os componentes naturais e diferenciados dos muitos sistemas de energia surjam em nossa consciência, sentindo a ordem implícita do todo — as formas envolventes, desdobradas e emergentes nas quais experimentamos a realidade intraconectada da vida. Essa escolha nos leva além do foco do self-solo de nossas lentes de identidade para um senso de pertencimento mais amplo, uma sinergia que revela a totalidade de nosso sentido subjetivo, nossa perspectiva e ação.

Se um sistema é composto de elementos interativos, de nós ligados uns aos outros, a perspectiva solo-self vê o self como o nó sozinho. E se uma visão mais ampla — do self integral e integrador — mostrar que o self é a totalidade do sistema, revelando que nos tempos modernos confundimos os nós com a única fonte do self?

A intraconexão é o sentido, a perspectiva e a ação do self do todo. Nesses corpos, podemos escolher desenvolver a lente de identidade que recebemos ao nascer, para manter sua flexibilidade de foco. Close-up, sentimos o corpo como o centro da experiência; grande angular, sentimos nossas conexões relacionais com as pessoas, e ainda mais amplas, com toda a natureza, todo o universo; e tomados em conjunto, podemos sentir toda a gama de nossos centros internos e relacionais como o self intraconectado.

Experiência é fluxo de energia. Quando esse fluxo forma valores simbólicos, é informação — e com a sensibilidade da RMP moderna às mensagens sociais, a informação que construímos dentro de nosso cérebro apoia a noção do self apenas no corpo — o self-solo. No entanto, a energia de fato flui além dessas redes corticais da linha média, não apenas por toda a totalidade do cérebro, mas por toda a totalidade do corpo envolto em pele, e a energia flui além do crânio e da pele — por todos os mundos das pessoas e do planeta, a totalidade de nossa vida relacional. Compartilhamos energia com o sol e seu sistema solar e com nossa galáxia, a Via Láctea — e, dessa forma, as lentes de grande angular da identidade nos permitem perceber que o centro de quem somos, em sua pertença mais ampla, não está apenas no corpo, mas dentro de todo o universo e o gerador de diversidade, o espaço matemático do mar de potencial. Desta forma, somos a emergência da energia da possibilidade em probabilidade e realidade e somos a fonte sem forma de todas as formas. Nós somos o todo intraconectado, da possibilidade à realidade.

Agora sabemos que a experiência, um fluxo de energia, envolve dois domínios: 1) acumulações de macroestado de energia com as propriedades de entidades separadas semelhantes a substantivos, como moléculas, corpos e planetas, que interagem uns com os outros através do familiar, dimensões newtonianas clássicas de tempo e espaço; e 2) propriedades de microestado de unidades de energia, como os quanta de elétrons e fótons que se manifestam como campos de probabilidade, acontecimentos semelhantes a verbos que não têm seta do tempo e têm conectividade massiva entre as dimensões do movimento em constante mudança da possibilidade para realidade — o fluxo de trajetória da energia. Quem somos são os dois reinos ao mesmo tempo: macro e micro, substantivo e verbo, vinculados ao tempo e atemporais, separados e diferenciados, enquanto também conectados e vinculados. Somos intraconectados, um todo abundante de reciprocidade, tecido em uma tapeçaria de conexão, consciência aberta e amor.

Interconexão

Viver em um corpo envolve um reino macroestado de existência semelhante a um substantivo como uma entidade, um corpo separado no mar da matéria por nossa pele, separado no espaço de outros corpos, separado no tempo daqueles que vieram antes e daqueles que virão depois. Quando essas entidades interagem, tendemos a pensar em termos lineares: A interagindo com B leva a C. A interação tem a sensação de algo que está aqui impactando algo que está ali, como uma bola de bilhar interagindo com outras bolas na mesa de bilhar. O termo "interconexão" implica algo mais do que "agir entre"; refere-se a uma "conexão entre", mas ainda implica que há duas coisas que estão conectadas — sejam elas entidades de massa ou eventos, como padrões de fluxo de energia.

Como vimos, termos relacionados, como "interdependente" e "entrelaçado", cada um retém esse "entre" de algo. Reconhecer essa natureza conectada de nossa existência — as maneiras pelas quais somos, do ponto de vista da parte, interconectados — é um ponto de partida importante para passar da noção linear de interação para a visão mais sistêmica da interconexão. Reconhecer a interdependência de todas as coisas é um ensinamento profundo do conhecimento indígena e da prática contemplativa; respeitar a natureza interconectada dos contextos, influências, impactos e ações é crucial para ver as soluções sistêmicas para os muitos problemas que enfrentamos. Podemos optar por ir além do pensamento linear de interação para mais sistemas de detecção, percepção de sistemas e pensamento de sistemas — para inteligência de sistemas — honrando a natureza profundamente interconectada da realidade.

Podemos abraçar tanto a realidade da interconexão quanto a realidade da intraconexão como termos que revelam nossa sensação, perspectiva e ação tanto das partes quanto do todo. Integração é honrar a diferença enquanto promove um vínculo compassivo. Integramos nossa vida como um Eós quando sentimos a interconexão de "eu" e "nós", bem como a intraconexão de Eós.

Nossa Noosfera

Nós, juntos, podemos escolher como criar a atmosfera do conhecimento — no que o filósofo Pierre Teilhard de Chardin (1959) chamou de nossa noosfera — na qual vivemos as histórias de nossas vidas individual e coletiva. Muitas vezes, essa cultura em que nascemos não é de nossa escolha; mergulhamos em suas mensagens sobre como o mundo funciona, o que tem significado, quem somos e como devemos viver, muitas vezes sem sequer estarmos cientes disso. No entanto, podemos escolher, intencionalmente, influenciar a noosfera em que vivemos. Podemos moldar a sua história, a minha história, a nossa história. Às vezes, podemos até precisar de novas palavras para dizer o que queremos dizer, termos como Eós e intraconectado. Essas narrativas de formato linguístico são como damos sentido à nossa vida, construindo uma visão de mundo interna e compartilhada com significado, e são estruturas baseadas em histórias de como vivemos, determinando como interagimos com os outros, e como nós, por sua vez, contribuímos para a atmosfera do conhecimento, a narrativa da nossa cultura.

À medida que mudamos a história de nossa identidade, ajudamos a avançar na evolução cultural. Enquanto a evolução genética se desenvolve ao longo de muitas gerações, a cultura evolui em um ritmo relativamente rápido, moldada pela forma como interagimos uns com os outros enquanto representamos nossas narrativas compartilhadas e pelas mensagens que criamos para formar a noosfera de nosso espaço conceitual compartilhado.

Podemos escolher moldar nossa noosfera em uma direção integrativa. Os passos específicos que tomamos individualmente podem ser inspirados por nossas próprias tendências, paixões e habilidades. Ninguém mais pode ditar como encontramos significado nesta vida, mas juntos podemos fazer contribuições significativas para nosso mundo compartilhado de conhecimento. Nossa noosfera pode ser cultivada com compaixão e bondade em seu núcleo. Podemos ver que, além da interação, nós estamos interconectados e, como um todo, Eós está intraconectado.

Podemos despertar coletivamente para a ilusão e desilusão do self isolado e solitário; podemos nos despertar individual e coletivamente para essas vulnerabilidades de nossa percepção e concepção humana moderna de ver erroneamente o self como separado. Paralelamente ao que a sabedoria indígena e contemplativa sugere há milênios, e conforme exploramos ao longo de nossa jornada, podemos despertar e viver como camadas da experiência do self: um eu interior, um nós relacional e o integrativo, um Eós intraconectado.

As pandemias de racismo e injustiça social são exemplos violentos da desumanização que decorre da divisão dentro/fora do grupo, a antítese de uma forma integrativa de honrar e prosperar com as diferenças e cultivar os vínculos compassivos de viver em harmonia, com uma reciprocidade de pertencer, cuidando uns dos outros porque somos uns dos outros. A pandemia de polarização e desinformação vem de bolhas de informação excessivamente diferenciadas, movidas pelo medo e pelo ódio, perpetuando sua própria divisão. A pandemia da obsessão por atenção nos leva a focar as distrações digitais que nos mantêm desconectados em nossa vida relacional. E nossa pandemia de destruição ambiental também surge do isolamento da humanidade de seu lugar intraconectado com toda a natureza.

A colaboração de que precisamos para lidar com uma pandemia viral nos convida a abraçar a realidade da interconexão e interdependência — o que fazemos aqui e agora influencia os outros no presente e no futuro: influencia os outros no tempo e no espaço. Podemos ser corajosos o suficiente para dissolver a mentira tóxica e letal do eu individual e isolado e escolher um novo caminho integrativo adiante, abraçando o todo fundamental e intraconectado como nossa identidade e nosso senso de pertencimento.

O Desenvolvimento de Adultos e a Resistência à Mudança

À medida que avançamos em nossa jornada de vida, através do desenvolvimento adolescente e da experiência de sua ESSÊNCIA como uma centelha emocional, um engajamento social, busca de novidades e engajamento criativo, agora entramos no tempo comumente conhecido como "idade adulta". Descobertas de uma série de estudos empíricos, desde a neurociência e a descoberta da neuroplasticidade no cérebro ao longo da vida até os estudos psicológicos do senso de identidade dos indivíduos e as mudanças na vida mental na maturidade revelam que continuamos a nos desenvolver na idade adulta — dada a condições certas. De muitas maneiras, porém, embora possamos mudar, muitas vezes não o fazemos, mesmo que queiramos. Essa verdade me manteve ocupado como psicoterapeuta nas últimas quatro décadas. A resistência à mudança tem relevância direta para a forma como abordamos as implicações práticas do que passamos a entender sobre como as pessoas se desenvolvem na idade adulta e como podemos estimular a evolução cultural para um modo de vida mais integrador.

A idade adulta pode ser preenchida com uma resistência à mudança; uma espécie de ímpeto psicológico como uma tendência a permanecer no mesmo curso normal dos negócios, a evitar alterações no modo como as coisas são. Embora possamos olhar profundamente para o desenvolvimento humano e dizer que um indivíduo pode mudar, também podemos olhar para a história e a antropologia e ver como populações inteiras também podem mudar com a evolução cultural. Ao examinarmos o processo adulto de mudança e a resistência a ele, manteremos em mente tanto o individual quanto o coletivo.

Em seu livro *The Gift of Presence* (2020) [O Dom da Presença, em tradução livre], a autora que escreve sobre mindfulness Caroline Welch sugere que estar atento — desenvolver esses três pilares de focar a atenção, abrir a consciência e cultivar boas intenções — nos permite identificar e viver com propósito, para nos guiarmos com sabedoria, observar os momentos que precisam de mudança e, em seguida, pivotar quando precisarmos fazer uma modificação intencional no curso de nossa vida. Welch observa que:

> A palavra pivotar tem origem no francês antigo e remonta a 1605–1615. O substantivo pivô significa "qualquer coisa ou pessoa da qual dependemos vitalmente", como uma rocha ou âncora. A âncora é uma característica fundamental do Pivoting, assim como no basquete, quando mantemos um pé ancorado ao passar a bola, e a pessoa de quem dependemos somos nós mesmos. Todos nós provavelmente estamos familiarizados com a pivotagem do dia a dia que nos permite atender às demandas em constante evolução de nosso trabalho, família e amigos... Há também o "pivotagem de crise", que é necessário quando surgem emergências e exigem toda a nossa atenção — como uma doença grave, perda inesperada de um emprego ou a morte de um ente querido. Quando esses eventos da vida ocorrem, largamos tudo para lidar com eles. (p. 133, 134)

Dentro da matriz de pivô também está o que Welch chama de "pivotagem proativa", na qual podemos planejar como fazer mudanças antes que surja uma crise. Se as muitas pandemias que enfrentamos agora são causadas ou intensificadas pela visão cultural moderna do self-solo, isso é uma crise ou uma crise iminente? É o pivô que precisamos considerar — seja proativo ou em modo de crise — a ancoragem de nosso self interior como um ponto de partida vital e, em seguida, expandindo essa ênfase cultural moderna na independência para incluir não apenas nossas interpretações do self interdependentes, mas também a conexão relacional mais ampla da autoexperiência com toda a natureza? Dessa forma, podemos avançar com a evolução cultural como um pivô intencional — segurando o eu enquanto também abraçamos o nós — para viver como um Eós intraconectado.

Os pesquisadores psicológicos Robert Kegan e Lisa Laskow Lahey (2009) propuseram e estudaram extensivamente uma estrutura de desenvolvimento adulto que inclui mudanças na "complexidade mental" e um processo que tende a manter as coisas iguais, uma "imunidade à mudança". Embora essas descobertas explorem os adultos no local de trabalho — nos negócios, no governo, nas escolas — podemos nos basear em seu trabalho para imaginar como as culturas, como sistemas de indivíduos, também podem ter uma resistência à mudança com base em mecanismos semelhantes na mente do adulto. Afinal, uma cultura é composta por um sistema de indivíduos se comunicando em padrões de energia e compartilhamento de informações. A mudança no coletivo da cultura estará intimamente entrelaçada com a mudança nas mentes individuais.

Nesse quadro de complexidade mental, identificam-se três estágios da capacidade psicológica adulta: a mente socializada, a autoritária e a autotransformadora. A mente socializada prioriza a atenção às expectativas dos outros na forma de lealdades interpessoais e coletivas (grupo). De certa forma, isso parece paralelo às descobertas da pesquisa de interpretação do self interdependente e sua sobreposição com características relacionais e coletivas. A mente autoritária, em contraste, pode se afastar dessas entradas do mundo social e construir uma forma autorizada do self de priorizar os próprios valores e comportamentos individuais. Isso talvez tenha sobreposições com os achados de interpretação do self independente. O próximo passo na evolução do self neste modelo é a mente autotransformadora, na qual uma perspectiva mais ampla sobre valores e comportamento é assumida, permitindo que o indivíduo aceite paradoxos e contradições, e a capacidade de considerar a importância das perspectivas dos outros, não apenas as próprias lentes da realidade. Como Kegan e Lahey (2009) afirmam sobre esse estágio de autotransformação da complexidade mental: "Nosso self é coerente por meio de sua capacidade de não confundir consistência interna com integridade ou completude e por meio de seu alinhamento com a dialética em vez de qualquer um dos polos." (p. 17)

Sua pesquisa descobriu que cada estágio sucessivo se baseia no anterior, de modo que os filtros mentais usados para organizar o pensamento e o sentimento de uma pessoa se movem com complexidade crescente. A mente socializada valoriza os pontos de vista dos outros, a mente autorizada do self os leva em consideração, mas prioriza o filtro das visões desse indivíduo, e a mente autotransformadora conhece seus próprios filtros, mas amplia uma perspectiva para incluir múltiplos pontos de vista do social. mundo e os próprios processos internos. Nas palavras de Kegan e Lahey (2009): "A forma como a informação flui ou não através de uma organização — o que as pessoas 'enviam', para quem a enviam, como recebem ou atendem ao que flui para elas — é uma característica obviamente crucial de como qualquer sistema funciona." (p. 17) Por esta razão, a forma como as reuniões de indivíduos — desde famílias a organizações até nossas culturas humanas mais amplas na Terra — refletirá o estágio de complexidade mental alcançado por seus membros. Talvez a coerência do self, abraçando os aparentes polos do que é interior e interno como fontes aparentemente contraditórias do self, possa ser facilitada tecendo outra opção — a da integração do interior e do interno, o eu e o nós, como o Eós da transformação do self. A integração pode estar no cerne da complexidade mental aprimorada de uma mente autotransformadora.

Baseando-se no trabalho de seu colega e amigo Ronald Haifetz (1998), que distingue entre desafios "técnicos" e "adaptativos", Kegan e Lahey identificam um processo que eles chamam de "imunidade à mudança", no qual a mera adição de habilidades técnicas e o conhecimento é insuficiente para ajustar ou girar de forma adaptativa em resposta a um desafio. Em vez disso, é necessária uma adaptação da nova complexidade mental para modificar o pensamento, a resolução de problemas e o comportamento para se adaptar efetivamente a um desafio. Antes de examinarmos o que a pesquisa de Kegan e Lahey revela sobre quais etapas podem ser necessárias para superar essa resistência à mudança e ao crescimento, quais você acha que podem ser as mudanças necessárias para responder à variedade de pandemias atuais que enfrentamos? A aquisição de novas habilidades técnicas é suficiente para enfrentar esses desafios? Nós também, ou ao invés disso, precisamos da mudança adaptativa de adquirir novos estados mentais? Se esse novo estado mental é o aumento da complexidade na construção de um self, então talvez nossa jornada até este ponto sobre como o self, a identidade e o senso de pertencimento se desenvolvem nos forneceu o que poderíamos chamar de adaptação integrativa de que precisamos para enfrentar o que poderíamos enfrentar. Então considere como "desafios adaptativos" modernos.

Kegan e Lahey (2009) sugerem que o "conflito ideal" é o que produz maior complexidade mental. Com base em extensa pesquisa de outros cientistas, eles sugerem que seu processo de avaliação de criar o que eles chamam de "Raio-X" na imunidade à mudança revela esse conflito ideal, que tem as características de:

> A experiência persistente de alguma frustração, dilema, quebra-cabeça da vida, dilema ou problema pessoal que é... Perfeitamente projetado para nos fazer sentir os limites de nossa forma atual de conhecimento... Em alguma esfera de nossa vida com a qual nos preocupamos, com... Suficiente apoios para que não sejamos subjugados pelo conflito nem capazes de escapar ou difundi-lo. (p. 54)

A nossa pandemia do self-solo é apenas um conflito ideal? É persistente, nos leva ao limite e é o senso interior de nós mesmos que tanto nos preocupa. Se fizermos isso juntos, enfrentar esse conflito poderia ter os apoios suficientes para nos ajudar a girar efetivamente, para fazer a adaptação integrativa de que precisamos para nos mover para o próximo nível do que poderíamos chamar de complexidade cultural.

O processo de imunidade à mudança revela com que frequência nossos esforços para fazer uma mudança em como vivemos chegam a uma parede de tijolos, parando-nos em nosso caminho, apesar de toda intenção de progredir. Kegan e Lahey (2009) observam que trabalhar com esse sistema de imunidade requer uma reconceituação do desafio à mudança, um potencial para o desenvolvimento de novas capacidades de complexidade mental e a regulação emocional contínua da ansiedade.

> Quando superamos a imunidade à mudança, paramos de fazer o que vemos ser realmente um mau negócio: nosso sistema imunológico tem nos aliviado da ansiedade enquanto cria uma falsa crença de que muitas coisas são impossíveis de fazer — coisas que, na verdade, são completamente possíveis para nós! Assim, a imunidade que descobrimos não é apenas uma explicação de porque as pessoas têm tanta dificuldade em realizar uma mudança que desejam profundamente. Também nos mostra todo um sistema em funcionamento. O sistema imunológico é uma forma de administrar uma característica extraordinariamente poderosa da vida emocional — a sensação profunda, muitas vezes bem fundamentada, de que a vida é perigosa e que qualquer pessoa sensata deve atender à versão humana da segurança nacional. (p. 50)

Os três componentes desse sistema imunológico envolvem 1) um "sistema de prevenção de mudanças" que, muitas vezes sem consciência, bloqueia a adaptação necessária aos desafios para atender às necessidades de alguma suposição oculta baseada em fatores baseados na sobrevivência; 2) um "sistema de sentimento" que monitora e modula emoções, como medo e ansiedade; e 3) um "sistema de conhecimento" que constrói uma percepção do mundo e dá sentido à experiência. Na imagem de Raio-X criada na superação dessa imunidade à mudança, delineia-se uma avaliação dos compromissos visíveis com a mudança, bem como o que está sendo feito — ou não feito — em vez desses compromissos; compromissos ocultos que competem com os visíveis e as "grandes suposições" sobre o que manterá o indivíduo seguro.

> Nós os chamamos de "grandes suposições" porque atualmente não são vistos como "suposições". Em vez disso, eles são tomados acriticamente como verdadeiros. Elas podem ser verdadeiras, e podem não ser, mas enquanto simplesmente assumirmos que são verdadeiras, estaremos cegos até para a própria questão. (p. 58)

Evitar a exploração do que é o "self" nos tempos modernos pode ser um exemplo da pergunta não feita, a presunção não examinada da verdade da separação, uma aceitação cega que nos impede de questionar essa natureza não integradora e inútil do self-solo? A mentalidade de escassez da separação pode estar nos levando ao modo de sobrevivência, de modo que nossa "grande suposição" — que a separação nos manterá seguros — é como nós, individual e coletivamente, estamos tentando gerenciar nossa ansiedade, diminuir nosso medo, nos sentir em aliviar e aliviar nossa angústia da melhor maneira possível, pois essas pandemias nos atormentam? Se a resposta a essas perguntas for sim, então expandir nossa complexidade mental, individualmente, e nossa complexidade cultural, coletivamente, para que abracemos uma experiência mais flexível e integrativa do self pode ser o que os próximos estágios da evolução cultural exigem.

A complexidade aumenta em um sistema complexo quando ele combina diferenciação, por um lado, com ligação, por outro. O equilíbrio fundamental dessa diferenciação e vinculação, conforme exploramos ao longo de nossa jornada, é o processo de integração.

Pesquisas de desenvolvimento de adultos sobre o self e a mente sugerem que podemos mudar. Estudos de culturas sugerem que coletivamente podemos evoluir. Se tivermos a ESSÊNCIA adolescente de paixão, colaboração, coragem e imaginação ainda conosco (e se não tivermos, podemos recuperá-la), então podemos ter os recursos cognitivos e emocionais, o combustível interior e o impulso, para abordar este conflito ideal que agora enfrentamos junto a uma mudança cultural adaptativa. Podemos pivotar e cultivar a integração como um princípio fundamental que impulsiona nossa mudança na humanidade. Se os tempos modernos foram construídos sobre uma grande suposição — uma visão inquestionável sobre a realidade — de que quem somos é o self-solo, singular ou plural, um self apenas no corpo ou corpos "como o nosso", então essa perspectiva excessivamente diferenciada é bloqueando a vida integradora para nós como indivíduos, como espécie humana e como membros da vida na Terra.

A abordagem da imunidade à mudança revela empiricamente como examinar essas grandes suposições e dissipar seus mitos, respeitando a necessidade de estar em contato com o que tememos, podem ser os passos necessários para superar essa resistência ao crescimento adaptativo. Quando libertados do medo do qual a grande suposição tenta nos proteger, ficamos livres para dar um passo adaptativo em nosso desenvolvimento, para fazer uma mudança significativa em nossas vidas. E é de adaptação que precisamos agora, não apenas da aquisição de habilidades ou conhecimentos mais técnicos, para criar a complexidade cultural intraconectada que pode guiar nosso caminho a seguir.

O medo de perder a experiência da certeza ao renunciar à construção nominal do self-solo pode estar no cerne do que nos mantém presos. Ao nos apegarmos a essa frágil fantasia de certeza, não vagamos, nem nos perguntamos. Ficamos presos a uma fantasia criada por nós mesmos, uma fantasia baseada em uma mentira. Não precisamos restringir e controlar para sobreviver; podemos deixar de lado esse impulso de certeza e nos conectar uns com os outros como parte de um sistema auto-organizado maior que prospera com diferenciação e ligação, otimizando a complexidade com a integração. Essa reciprocidade é a semente da abundância. Se esta é a grande suposição sobre a certeza que nos afasta da liberdade e do potencial do plano de possibilidade, aquele gerador de diversidade, então nossa imunidade à mudança continuará nos mantendo estagnados. Para nos libertar dessa resistência à mudança à medida que avançamos em direção a esse conflito de diferenciação excessiva em nossa separação de outras pessoas e da natureza, precisaremos da coragem de iluminar o medo de abandonar nossa fantasia frágil de que a certeza é alcançável e uma garantia de sobrevivência. Com uma abordagem integrativa, o Eós pode abraçar a incerteza para nos libertar — literalmente, de nós mesmos — da ilusão protetora compreensível, mas equivocada, de nossa grande suposição de que a vida moderna está nos impedindo de mudanças adaptativas.

Com paixão, colaboração, coragem e imaginação, com nossa ESSÊNCIA totalmente um recurso que podemos explorar, podemos avançar em nosso desenvolvimento adulto e responder de forma adaptativa a esse desafio ideal. Quer vejamos isso como uma preparação para um desafio ou um modo de crise total, juntos podemos nos direcionar para uma forma integrativa de viver na Terra. Ao superar a resistência à mudança identificando a grande suposição, podemos abraçar a liberdade que vem com a abertura para uma visão ampla do que o self realmente inclui. Não precisamos descartar a individualidade para alcançar a relacionalidade. A integração abrange o todo de quem podemos ser, interior e interno. Quem somos é um eu nestes corpos, um nós em nossos relacionamentos: com pessoas que conhecemos, pessoas com as quais nos alinhamos em nossos valores, com toda a humanidade e toda a natureza. Juntos, nosso self pode ser experimentado como um Eós no todo intraconectado desta preciosa vida; viver com reciprocidade, suficiência e abundância.

ESPERANÇA

A visão cultural moderna, derivada do Ocidente, do self como separado e englobando a totalidade da identidade de alguém é responsável por muito sofrimento, como caos interno e rigidez e como turbulência e desconexão relacional. Essa interpretação do self individualista, quando levada ao extremo sem ser integrada a um senso mais amplo de si mesmo, não pode deixar de contribuir para as pandemias que enfrentamos atualmente: as doenças infecciosas que atingem as populações devido ao nosso fracasso em honrar a diferenciação dos selvagens da natureza; a desumanização e marginalização de grupos externos por grupos internos; a destruição ambiental da era do Antropoceno; a desinformação e polarização possíveis devido às bolhas de informações isoladas; e a perda do senso de conexão significativa e a compulsão de atender às distrações digitais. Como enfrentamos esses desafios assustadores?

O diagrama 3-P (Figura 11.1) fornece um resumo simples de uma possível estrutura prática que pode oferecer um caminho a seguir para abordar esses desafios e conflitos de nosso mundo moderno. A esperança não é uma ilusão, mas uma percepção das possibilidades além das realidades que agora experimentamos. Com esperança, podemos ser realisticamente otimistas — encontrando o caminho a seguir para um resultado positivo em um mundo real de escolhas. Quando recorremos ao recurso da esperança, podemos ser idealistas práticos em busca de direções potenciais que podem ainda não ser visíveis com o foco de uma lente estreita, mas podem ser vistas com uma visão de ângulo mais amplo. Com esperança, temos a coragem de desafiar nossas grandes suposições que podem estar nos impedindo de mudar. A esperança é a guardiã da justiça, o combustível para tornar visível o invisível. É minha mais profunda esperança que esta jornada em que estivemos forneça as ferramentas para acessar essa lente mais ampla e nos ajude a estar mais preparados para lidar com quaisquer conflitos que enfrentamos, ajudando a nos libertar da imunidade à mudança e, então, efetivamente pivô para enfrentar os desafios adaptativos à frente.

Para sintetizar e integrar onde chegamos ao longo de nossa jornada de vida, neste capítulo final, vamos revisar os fundamentos dessa visão de nossa vida mental como emergindo de uma gama de probabilidades, desde o potencial de possibilidade até a atualização como certeza. Da perspectiva 3-P, um mar de potencial — o plano de possibilidade — dá origem a probabilidades como platôs, que estabelecem as "regras básicas" para nossos estados mentais e a história de nossa individualidade. Desses platôs narrativos surgem certos picos de realidade, aparecendo para nós como pensamento, emoção e memória.

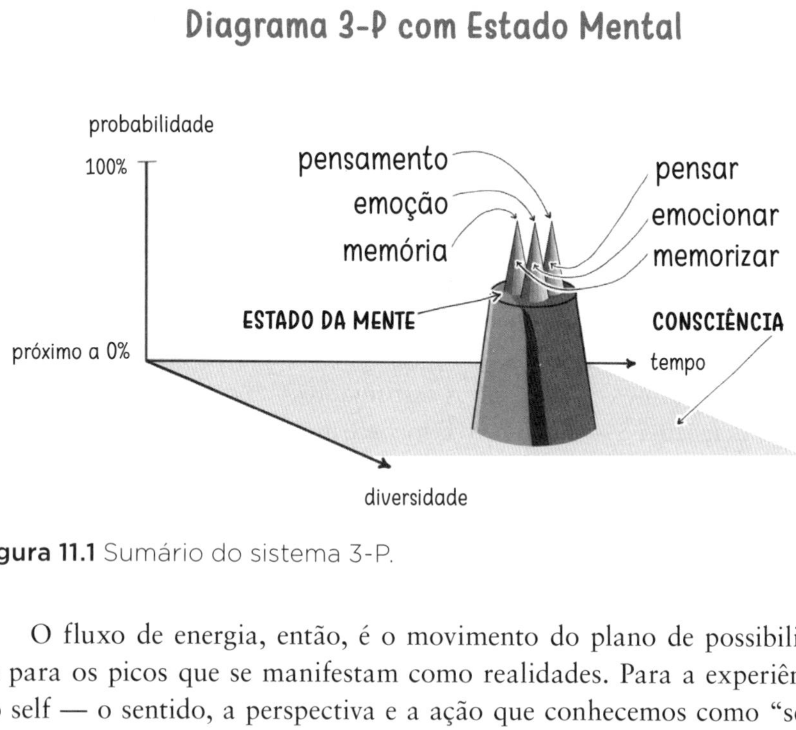

Figura 11.1 Sumário do sistema 3-P.

O fluxo de energia, então, é o movimento do plano de possibilidade para os picos que se manifestam como realidades. Para a experiência do self — o sentido, a perspectiva e a ação que conhecemos como "self" — esse fluxo pode emergir como uma sensação de baixo para cima na experiência da vida, o mais próximo da realidade sensorial subjetiva que pudermos reunir. Essa é a capacidade de condução da mente para experimentar, da melhor maneira possível, o fluxo direto de energia em nossa vida. No entanto, a perspectiva — o ponto de vista que assumimos — é um processo construtivo e o arbítrio se baseia nos processos construtivos de cima para baixo da mente de pensar, acreditar e escolher ações no mundo. A perspectiva e a ação da experiência do self são processos construtivos de cima para baixo que servem como fundamento da narrativa do eu: primeiro sentimos a vida e depois transformamos essa subjetividade sensorial em modelos mentais da realidade e, por fim, em narrativas de quem somos, que moldam diretamente nossas percepções e ações. A sensação emerge diretamente da incerteza — do plano da possibilidade. A percepção e a ação são nossas tentativas de alcançar a certeza — são os patamares de modelos mentais, as narrativas e nossos estados mentais dos quais os picos de nossas realidades podem frequentemente surgir.

Qualquer que seja o nível de complexidade mental no desenvolvimento do self, esses platôs podem ser vistos como a forma como filtramos as maneiras pelas quais construímos uma visão do mundo e como nos comportamos nele. A mente socializada absorveria os filtros dos outros; a mente autoritária teria platôs elevados filtrando fortemente quais pensamentos e emoções recebem prioridade; a mente autotransformadora teria mais acesso ao plano de possibilidade e uso mais flexível de seus platôs de filtragem — quais platôs usar e quando usá-los. Dessa forma, a complexidade mental que temos moldará nossa experiência de si e como narraremos quem somos no mundo.

As histórias de nossa vida não são apenas o que dizemos, em nossa mente e para os outros, mas também como vivemos. As histórias em camadas de nossa vida tornam-se incorporadas nas ações que realizamos no mundo. Quando, como comunidade, compartilhamos os fundamentos dessas histórias — quando os valores e significados, as interpretações e crenças são transmitidos coletivamente em comunicações uns com os outros — a cultura é criada.

Se nossa narrativa cultural moderna nos molda coletivamente para viver como entidades desconectadas, então nossa experiência surgirá desses planaltos de filtragem, definidos pelas categorias, pelos conceitos e símbolos de separação. Com a vulnerabilidade para perguntar quem é como "eu" e quem não é, corremos o risco de desumanizar aqueles que não são como nós em um esforço para nos apegarmos ao nosso intenso impulso de certeza, incluindo a certeza da separação. Com a ameaça da escassez, a separação é intensificada. Infelizmente, isso nos dá uma visão de como os humanos, ao longo da história, podem realizar genocídio contra aqueles considerados diferentes de "mim" — aqueles nos grupos desumanizados em todo o mundo.

Como sugere o estudioso antirracista Ibram X. Kendi (2017), o racismo, a postura de que um grupo tem características essenciais que o tornam melhor do que outro grupo, dá origem à ideia de raça. Acreditar nessas histórias construídas de superioridade e inferioridade inatas pode ser uma tentativa desesperada de atingir aquela frágil fantasia de certeza, de reduzir a ansiedade — e corremos o risco de construir estruturas sociais que têm fundamento em como acreditamos que essas narrativas são verdadeiras, mesmo que elas sejam baseadas no medo e em mentiras.

Dois mil anos atrás, meus ancestrais eram escravos. Depois de uma jornada de séculos pela Europa composta por fuga, desespero e desumanização, eles chegaram à América no início do século XX. A cor branca de sua pele deu a eles, e a mim, privilégio no que alguns consideram um sistema de castas americano que oprime as pessoas de outra cor. Como revela a jornalista vencedora do Prêmio Pulitzer, Isabelle Wilkerson (2020), o governo nazista chegou aos Estados Unidos antes da Segunda Guerra Mundial para estudar como os Estados Unidos tratavam os negros para que eles também pudessem aprender como efetivamente marginalizar e, em última análise, destruir todo um grupo de "outros", neste caso, os milhões de judeus "não-humanos" que eles estavam prestes a massacrar sistematicamente.

Como uma pessoa de pele branca em uma sociedade predominantemente branca, qualquer que seja minha ancestralidade cultural, posso aceitar e abraçar que é minha responsabilidade reconhecer essa posição de privilégio dentro de tais práticas culturais não integrativas e que é minha responsabilidade identificar, em mim mesmo, como posso estar realizando preconceito racial em ação ou pensamento.

Então posso despertar para maneiras de ajudar a reduzir, até mesmo eliminar, essas formas de ser, tanto internamente, dentro do meu self interior, quanto relacionalmente, nas conexões que tenho com aqueles com quem interajo. Como nos ensinou o arcebispo Desmond Tutu, vencedor do Prêmio Nobel, não há neutralidade quando se trata de injustiça. Ou estamos trabalhando contra isso, ou estamos apoiando. Nossa narrativa moderna da humanidade constrói níveis de superioridade ou inferioridade que são a base da desumanização e da injustiça; podemos mudar, com essas palavras de reconhecimento, identificando a falsa natureza dessa grande suposição de separação e superioridade, ampliando nossas lentes de identidade, desenvolvendo nossa mente em direção à integração — a base, podemos sugerir, de viver com justiça, cuidado e conexão. Quando percebemos nosso lugar na família mais ampla da humanidade e dentro de toda a natureza, passamos a experimentar a verdade de que a integração tornada visível é bondade e compaixão.

Conforme discutido no capítulo DEIXANDO O LAR, estudos de meditação *mindfulness* que incorporam treinamento de compaixão para construir boas intenções — não apenas em palavras superficiais, mas na prática mental profunda de focar autenticamente nossas conexões — podem oferecer insights preliminares sobre como podemos reduzir o viés racial implícito. Tornar-se consciente e estar aberto a essas crenças prejulgadoras comuns, mas muitas vezes ocultas — esses planaltos infelizes que podem nos manter longe da conexão, consciência aberta e do amor pelo plano de possibilidade, dos filtros que moldam nossas percepções e reações emocionais — é essencial para mudarmos o status quo. Podemos aprender a cair sob a ilusão de certeza que nossos platôs de identidade constrita transmitem e aprender a encontrar conforto e conexão no plano aberto da possibilidade, deixando a incerteza se tornar um santuário, não um lugar temido e imprevisível com falta de controle. Podemos viver a realidade dos sinônimos de incerteza: liberdade e possibilidade.

A perspectiva 3-P revela um caminho com propósito: sob a narrativa de nossos planaltos repousa o plano de possibilidade. Precisamos reconhecer as histórias individuais que cada um de nós tem, esses platôs e picos diferenciados de nossa identidade pessoal particular. Você é distinto de mim. Meus ancestrais imediatos tiveram suas próprias jornadas particulares; os seus tiveram as deles. Vivendo em aglomerados de comunidades ao longo das gerações, há características populacionais faciais e de cor de pele, dimensões corporais e outros aspectos que podemos usar para dizer que pertencemos a este ou aquele grupo. E como nossas populações viviam isoladas umas das outras, essas diferenças se intensificaram com o tempo.

E ainda, embora possamos ter algumas variações genéticas entre as populações, algumas características corporais que são distintas e histórias ancoradas na terra em diferentes regiões da Terra, não há diferença essencial e inata de um grupo para o outro. Somos uma mistura heterogênea de populações e povos de diferentes regiões do globo. Qualquer humano pode se misturar e acasalar com qualquer outro humano, misturando as variações populacionais que cada parceiro traz para a união. Não importa nossas histórias, tampouco nossas características populacionais, nós somos da mesma espécie — somos todos da mesma família humana.

Nossa narrativa de vida pode começar com nossa história pessoal com nossa família e se expandir em camadas de identidade à medida que mudamos nossa lente de close-up para grande angular. Se você considerar suas próprias histórias de vida, como suas camadas de autoajuda moldam essas narrativas? Qual é a sua experiência sensorial subjetiva de estar vivo aqui nesta vida, neste momento, agora? Como isso surgiu em sua vida dentro da família em que você cresceu? Qual é o seu ponto de vista, sua perspectiva nos tempos atuais, e como isso foi moldado por sua família? Como sua ação, seu arbítrio é influenciado por suas histórias de vida sobre de onde você veio, quem você é, para onde está indo?

Esses tipos de perguntas também podem ser aplicados a um conjunto mais amplo de características de identidade — não apenas sua família, mas também seus amigos, sua escola, profissão e religião. Como disse o professor de filosofia Kwame Anthony Appiah (2018), temos as camadas de credo, cultura, cor, classe e país, tudo como parte de nossa identidade no que ele chama de "mentiras que se ligam"; reside no fato de que os inventamos; ligam na medida em que nos permitem pertencer um ao outro:

> Minha principal mensagem sobre as cinco formas de identidade é, com efeito, que estamos vivendo com o legado de modos de pensar que tomaram sua forma moderna no século XIX, e que é hora de submetê-los ao melhor pensamento do século XXI. (p. xiv)

Essa revisão, sugere Appiah, significaria ver as maneiras fundamentais pelas quais nossos mundos moldam nossa identidade desde o início:

> Em cada um dos meus cinco casos de teste, caímos no erro... de supor que no centro de cada identidade existe alguma semelhança profunda que une as pessoas dessa identidade. Não é verdade, digo, não é verdade. (pp. xv–xvi)

Poderíamos renunciar até mesmo a necessidade de identidade? Appiah (2018) não pensa assim:

> Não há como dispensar as identidades, mas precisamos entendê-las melhor se quisermos reconfigurá-las e nos livrarmos de erros

> sobre elas que costumam ter algumas centenas de anos. Muito do que é perigoso sobre eles tem a ver com a forma como as identidades — religião, nação, raça, classe e cultura — nos dividem uns contra os outros... grandes e pequenos, para fazer coisas juntos. São as mentiras que prendem. (p. xvi)

Nossas histórias nos conectam ao passado, presente e futuro, pois nos ajudam a entender nossa identidade e nosso senso de pertencimento. Quão ampla e abrangente ou close-up e estreita tende a ser sua lente de identidade? Quão amplo ou estreito é o seu senso de pertencimento? Aprender a ajustar essa lente é como aprendemos a integrar nossa identidade e nosso senso de pertencimento, trazer mais coerência e vitalidade às nossas narrativas de quem somos e sentir, perceber e agir com mais liberdade em nossa experiência de selfing.

Appiah (2018) oferece esses insights relevantes:

> As identidades sociais conectam a pequena escala onde vivemos nossa vida ao lado de nossos amigos e parentes com movimentos, causas e preocupações maiores. Eles podem tornar um mundo mais amplo inteligível, vivo e urgente. Eles podem expandir nossos horizontes para comunidades maiores do que aquelas que habitamos pessoalmente... Quando se trata da bússola de nossa preocupação e compaixão, a humanidade como um todo não é um horizonte muito amplo... vivemos com 7 bilhões de companheiros humanos em um pequeno e aquecido planeta... nossa humanidade comum não é mais um luxo; tornou-se uma necessidade. (pp. 218-219)

Ele conclui seu fascinante tratado com um poema do dramaturgo Publius Terentius Afer, mais conhecido como Terence, intérprete latino de comédias gregas e escravo da África romana que se autodenominava "o Africano":

> Homo sum, humani nihil a me alienum puto.
> Eu sou humano, nada humano me estranha.

E Appiah (2018) responde com: "Agora há uma identidade que deve nos unir a todos" (p. 219).

Temos muitas camadas e muitos níveis de experiência do self que moldam nossa identidade e influenciam nosso senso de pertencimento por dentro, e nossa cultura tem suas próprias formas de ver nossa identidade, acolhendo-nos ou não. Nossa posição em nossa cultura influencia nossa formação relacional de nossa experiência do self. No entanto, não somos tão indefesos que devemos apenas aceitar essa entrada cultural como precisa ou imutável. Grandes suposições ocultas baseadas em reações de sobrevivência e na ligação escassez-separação podem ser identificadas e dissolvidas, ajudando-nos a abordar diretamente a imunidade à mudança e dando lugar a um pivô adaptativo em direção a um modo de vida mais integrativo. Nossas reflexões internas podem nos ajudar a entender os efeitos que essas entradas externas têm sobre como experimentamos e expressamos nosso ser. Aprender maneiras de acessar o plano da possibilidade, de cair abaixo dos fatores internos e externos que moldaram os platôs que limitam nossa perspectiva e ação narrativas, nos liberta desses platôs autorreforçados, com seus picos de pensamento, sua emoção e memória particulares, liberar os processos dinâmicos de fazer sentido de nossas narrativas para então emergir mais diretamente do plano de possibilidade. Abraçando a incerteza, passamos a ver com mais clareza. Aprendemos a viver "do plano" — aprendendo, amando, rindo e liderando a partir desse lugar aberto de conexão e consciência. Quando caímos sob esses platôs que limitam nossa experiência do self, pois determinam "quem é como eu" e "quem não é como eu", passamos a nos unir em uma mutualidade de senso de pertencimento, emergindo de um lugar de comunalidade, o plano das possibilidades.

Aprendemos com a pesquisa de apego que o reparo das rupturas em nossas conexões — quando não experimentamos a condição de estar a salvo, visto, tranquilizado e protegido — é possível e importante, mas precisa ser iniciado por aqueles que criam a ruptura. No caso das rupturas culturais da escravidão, do racismo e do genocídio dos povos indígenas nos Estados Unidos da América, a reparação precisa ser iniciada por quem está no grupo dominante: os que se identificam como brancos, principalmente os que se identificam como homens brancos cisgêneros. Neste corpo chamado Dan, sou um membro deste subgrupo. E espero que esta conversa seja parte desse reparo e dessa restauração.

Se tivermos rupturas no atendimento de nossa necessidade humana de segurança, podemos desenvolver vergonha como resultado desse relacionamento inseguro que temos com a sociedade? Podemos nos engajar no processo de reparação, assumindo a responsabilidade — honrando as diferenças e promovendo vínculos compassivos — por ações que não foram integrativas e, dessa forma, frustraram um apego seguro dentro de nossas comunidades, dentro de nossa cultura? Parte desse processo de reparo é encontrar maneiras de conversarmos. E a chave para que essa conversa seja eficaz é descobrir como se comunicar, tanto de maneira verbal quanto não-verbal, os meios para superar as ilusões e desilusões embutidas em nossas narrativas anteriores e suas grandes suposições sobre separação e superioridade. Podemos aproveitar os objetivos, o arbítrio e o apoio social da esperança e ter a coragem e as habilidades para abraçar o desconfortável e o inconveniente.

Como podemos trabalhar juntos para fazer essa transição premente e mudar do self-solo dos tempos contemporâneos para uma sinergia do self em uma nova era? Ao deixarmos a familiaridade das coisas como são de hábito, percebendo que isso levará ao que Joanna Macy (2021) chama de Grande Revelação, podemos encontrar a paixão, a colaboração, a coragem e a imaginação para cultivar, em vez disso, o que ela chamou de Grande Virada? Isso estaria se voltando para uma convivência, uma mutualidade de senso de pertencimento, um mundo de harmonia que o filósofo ambiental Glenn Albrecht (2014) chama de Simbioceno em contraste com o Antropoceno que Diane Ackerman (2015) explora em *The Human Age* [A Era Humana, em tradução livre].

Como estamos intraconectados dentro de um sistema complexo, também podemos olhar para a ciência da complexidade, que sugere que um sistema se desenvolve ao longo do tempo em quatro fases básicas. À medida que um sistema complexo inicia um ciclo repetitivo de organização, desorganização e reorganização, ele passa por uma fase de crescimento, na qual novas montagens se formam e dão origem a maneiras pelas quais essas partes componentes diferenciadas se conectam e interagem umas com as outras. Esse crescimento inicial é então seguido por uma fase de conservação, com interações estáveis, ainda que temporárias, que podem ser propensas à rigidez, resistentes à mudança, pois persistem em seus padrões estabelecidos. O sistema então passa de um ponto de inflexão desses fatores acumulados e entra em uma fase de liberação; a estabilidade anterior da fase de conservação é interrompida e o sistema entra em uma transição de fase. A fase de reorganização que se segue tem um potencial acrescido de rearranjo de componentes e suas interações, dando origem a uma nova fase de crescimento; e o ciclo continua. Estivemos explorando uma abordagem de vida útil para o desenvolvimento de nosso self, e agora estamos examinando uma visão de desenvolvimento de sistemas de como nosso self maior e intraconectado pode estar emergindo. Qual fase você acha que nós, como cultura moderna e como seres vivos no complexo biossistema da vida na Terra, podemos estar vivendo neste momento?

Quando notamos que vivemos em sistemas complexos e que esses sistemas têm um ciclo natural, moldado pelas forças de auto-organização, temos uma noção de como nosso self interior e interno mudam com o tempo. Podemos então liberar a inteligência de nossos sistemas para dar suporte a esses ciclos naturais entre os sistemas nos quais estamos interconectados. Estaríamos agora em uma fase de reorganização, uma abertura na qual nossas ações intencionais podem ajudar a reduzir, ou eliminar, bloqueios à reorganização natural do sistema em direção a estados de integração mais complexos? Esses tempos VUCA (com volatilidade, incerteza, complexidade e ambiguidade) — por mais dolorosos e assustadores que sejam — também podem ser uma janela de oportunidade para se afastar dos negócios como sempre e seguir um caminho mais produtivo e colaborativo? Ao reconhecer que nós, como seres humanos, criamos esses impedimentos ao impulso natural para a auto-organização ideal, e ao reconhecer que nós, como espécie, diferenciamos excessivamente e minimizamos a ligação da conexão, podemos optar por nos mover intencionalmente do self-solo do Antropoceno ao self sinérgico do Simbioceno, fortalecendo o trabalho colaborativo e integrador de uma Grande Virada.

Como sugere o webcast do jornalista Andy Revkin no Earth Institute da Columbia University (https://www.earth.columbia.edu/videos/channel/sustain-what*) em seu próprio título, *Sustain What?* [Sustentar o Que? em tradução livre], como podemos ir além de meramente sustentar sistemas que já estão em um estado tão desafiador para, em vez disso, considerar como cultivar a regeneração da vida? Existe uma maneira de pegar os princípios de otimismo, abundância e regeneração que Figueres e Carnac-Rivet (2020) sugerem e usar esse "OAR" (REMO, em inglês) para fazer um pivô adaptativo em nossa vida? Joanna Macy (2007) nos oferece uma visão do caminho a seguir, afirmando que a Grande Virada é:

> a transição revolucionária que precisamos fazer da sociedade de crescimento industrial para uma sociedade que sustenta a vida. Básico para esta revolução é o surgimento de uma identidade ecológica, "o esverdeamento do eu", bem como uma prontidão para perseverar a longo prazo. (p. 12)

Macy continua sugerindo que "um salto quântico de consciência é necessário para que formas de vida complexas sobrevivam na Terra" (p. 13). Uma Grande Virada pode ser uma maneira de nomear como nossa cultura moderna pode evoluir para nutrir nossas vidas coletivas aqui neste frágil e precioso lar que chamamos de Terra.

Ao falar com pessoas em nossa comunidade humana em todo o mundo, surge a sensação de que é hora de uma mudança. Como discutimos, Albrecht e colegas (2007) sugerem que temos "emoções da Terra", como solastalgia, semelhante ao luto ecológico ou luto climático, que envolve um profundo sentimento de perda sobre um mundo diversificado e próspero da natureza que sabemos que não está mais aqui. A dor que ele descreve está em ressonância com o trabalho de luto de reconectar uns com os outros e com a natureza que Macy (Macy 2021; Kaza, 2020) sugere ser essencial para nos ajudar a seguir uma direção mais colaborativa. O símbolo e o significado de Eós incorporam os ensinamentos de como avançar coletivamente em nosso senso de identidade, identidade e reciprocidade de senso de pertencimento no centro da abordagem de Macy. A estudiosa de religião e meio ambiente Stephanie Kaza (Macy, 2021) afirma poderosamente: "Macy nos convida a experimentar o self ecológico, a maneira como cada um de nós é uma expressão de padrões de organização do self muito maiores." (p. xiv)

Talvez a Grande Virada nos convide a integrar nossas vidas, abraçando a plenitude da realidade. Uma Grande Virada pode ser o passo evolutivo cultural da reorganização.

A consultora organizacional Margaret Wheatley (180 Studio & Saunders, 2020) nos lembra de ver os fundamentos desse senso de conexão muitas vezes oculto que normalmente não se tornam parte de nossa história humana moderna:

> No mundo quântico, o relacionamento é o determinante chave de tudo... Neste mundo, os blocos básicos de construção da vida são os relacionamentos, não os indivíduos. Nada existe por si só ou tem uma identidade final e fixa. Somos todos feixes de potencial. Os relacionamentos evocam esses potenciais. Mudamos conforme conhecemos pessoas diferentes ou estamos em circunstâncias diferentes. (p. 139)

Cada uma das pandemias que enfrentamos fornece razões prementes para mudanças. Como afirma o facilitador de grupo Adam Kahane (180 Studio & Saunders, 2020), "Se quisermos mudar os sistemas dos quais fazemos parte, devemos primeiro ver e mudar a nós mesmos." (p. 267) O que torna isso tão desafiador, sugere Kahane, é que:

> os problemas são difíceis porque são complexos de três maneiras. Eles são dinamicamente complexos, o que significa que causa e efeito estão muito distantes no espaço e tempo e, portanto, são difíceis de entender pela experiência em primeira mão. Eles são generativamente complexos, o que significa que estão se desdobrando de maneiras desconhecidas e imprevisíveis. E são socialmente complexos, o que significa que as pessoas envolvidas veem as coisas de forma muito diferente e, assim, os problemas se polarizam e ficam presos. (p. 265)

Uma estratégia simples para abordar soluções para esses desafios complexos que sugerimos é entender o self-solo isolado como um mito dos tempos modernos e como a causa subjacente e o fator exacerbador do agravamento de nossas pandemias que assolam o mundo. Esse mito é uma narrativa errônea de nossos tempos, uma violação da confiança epistêmica. Desfazer esse mito pode ser apenas a revolução na consciência que uma Grande Virada está nos convidando a catalisar em nossa cultura. A verdade é que existe o potencial de suficiência e abundância, de viver com reciprocidade de forma regenerativa como sistema de vida na Terra, se tivermos a coragem de fazer as mudanças adaptativas de que precisamos para nos libertar da mentira do self-solo. Este é um momento de desafio ideal para nós individualmente e como humanidade. Podemos nos unir para fazer o pivô adaptativo que esses tempos estão pedindo para avançar na Grande

Virada? Abrir nossa consciência interior para a realidade da intraconexão pode ser a chave que nos ajuda a nos mover em uma direção integrativa como uma família humana em nosso frágil planeta.

Enquanto nos preparamos para dizer adeus, por enquanto, em nossa discussão sobre essas importantes questões de nosso tempo, refletiremos sobre nossa jornada para a natureza intraconectada da realidade e sobre a posição da construção da mente humana do self-solo como o vulnerável lugar no atual momento de evolução cultural da humanidade. Antes que a energia se manifestasse como matéria, a potencialidade existia em um espaço do ser, que estamos explorando como o plano da possibilidade: aquele mar de potencial, uma fonte sem forma de todas as formas, o gerador da diversidade. A jornada da possibilidade para a realidade é o fluxo de energia, a base da experiência. À medida que a potencialidade se transformou em matéria, bilhões de anos atrás, o universo se formou como galáxias e sistemas solares e nosso próprio lar, o planeta Terra. Uma seta do tempo, a direcionalidade da mudança, foi criada com os macroestados da matéria movendo-se sempre em direção à entropia — em direção à desordem. Nossa experiência dessa direção da mudança que chamaríamos de "tempo", algo que poderíamos medir com um relógio, algo que muitas vezes sentimos que estava acabando. Nada está realmente fluindo como um rio; a mudança acontece e nos enche de experiência. A energia do sol forneceu entrada para a matéria aqui neste planeta para formar a vida centenas de milhões de anos atrás. Através de uma ampla gama de formas de vida, o biossistema da Terra permitiu que surgissem seres cada vez mais complexos — plantas, fungos, animais — nos quais nós, conectando-nos com essas palavras, fomos formados. À medida que experimentamos esse fluxo de energia chamado "nossa vida" nesses momentos de ter um corpo, o relógio de nosso corpo humano macroestado e a aparência espacial de separação são apenas um reino da realidade; também temos disponível para nossa consciência o reino do microestado atemporal e profundamente conectado que é igualmente real, simplesmente outra faceta da experiência — do fluxo de energia.

Como chegamos a diferenciar e vincular esses reinos distintos da realidade no fluxo de energia e informação moldará quem somos e até mesmo nosso senso de porque estamos aqui. Como sistemas complexos, surgimos como um fluxo que é maior que a soma de suas partes — um processo que chamamos de emergência ou sinergia. Quem somos é mais do que nosso corpo, algo além de seus limites envoltos em pele, mais amplo até do que o cérebro totalmente corporificado. O fluxo de energia não é limitado pelo crânio nem pela pele. O fluxo natural da propriedade emergente de auto-organização de um sistema complexo é maximizar a complexidade, um estado de fluxo no qual a diferenciação e a ligação de suas partes permitem que surjam os estados mais flexíveis, adaptativos e energizados. Este é o estado de harmonia; e esta integração é a base da saúde. De muitas maneiras, cultivar a integração, trazer gentileza e compaixão ao nosso mundo, traz propósito e significado ao fluxo de nossa vida. Cair no plano da possibilidade — o centro da Roda da Consciência — pode permitir que este mundo às vezes opressor e sombrio de nosso reino newtoniano encontre a luz da possibilidade naquele gerador de diversidade; aprender a viver desse mar de potencial traz esperança viva.

Desde os primeiros anos de nossa vida corpórea, cada um de nós está em uma jornada na qual o self interior e central da afetividade, ação, continuidade e coerência é moldado por nossas experiências de apego. Podemos ter evitação e desconexão de dentro e entre, em que nosso self central é isolado e aprende a se adaptar minimizando o impulso para a conexão. Ficamos então, literalmente, com uma inclinação para o lado esquerdo do cérebro, o modo esquerdo de processar energia em informação com seu foco estreito de atenção e sua desconexão tanto do mundo sensorial interno do corpo quanto do rico senso reflexivo de uma experiência do self narrativa autobiográfica. Ou podemos ter confusão emocional e desenvolver ambivalência como uma adaptação, em que aceleramos nosso impulso de conexão. Com a ambivalência, os comportamentos inconsistentes e às vezes intrusivos de nossos cuidadores constroem em nós um self central que fica confuso quando está perto deles. Ou podemos ter um apego desorganizado, se o terror em resposta às nossas interações não reparadas com um cuidador nos afasta e nos aproxima das mesmas pessoas — nossas figuras de apego — o resultado é um self central fragmentado quando estamos perto dessas pessoas e a desintegração adaptação chamada dissociação.

Como vimos, essas primeiras experiências de apego moldam nosso senso de identidade, nossa identidade e nosso senso de pertencimento. À medida que crescemos e nos movemos para um mundo mais amplo além da família, ativamos padrões semelhantes em nossas experiências com professores e colegas, amizades e parceiros românticos. Esse ciclo de autorreforço literalmente reforça o self central seguro, desconectado, confuso ou fragmentado que desenvolvemos com nossos cuidadores no início da vida — e o self relacional que aprendeu padrões de ser parte de um "nós" ou não, em nossos primeiros anos. Tornamo-nos então um conjunto autorrealizável de padrões recorrentes de interação.

Se virmos os platôs e picos como nossa maneira de representar visualmente os mecanismos neurais e subjetivos de vários estados mentais, podemos imaginar como um self central seguro implicaria acesso fluido através de picos, platôs e o plano de possibilidade — permitindo uma ampla gama de perspectivas à medida que surgem do plano. Com esse modo de vida, cada configuração de energia, cada posição de probabilidade pode ser diferenciada e vinculada — uma integração de pico, platô e plano como uma totalidade que podemos sentir e compartilhar.

Nosso senso de compartilhamento e reciprocidade, a abundância de pertencer ao mundo — senso de pertencimento, uma experiência de união em nossas conexões com aqueles que nos rodeiam e com a natureza — é moldado por nossa identidade, nossa experiência de estar vivo, nosso senso de identidade. Em nossa jornada juntos aqui, exploramos a experiência do desenvolvimento humano, de nos tornarmos quem somos — como cultivamos um senso de self, de pertencimento e de identidade. Dentro dos reinos da realidade, dançamos como padrões de energia que nos permitem ressoar como a harmonia da vida. Isolado como um self-solo, nossa identidade é restrita, nosso senso de pertencimento é restrito; nosso desejo de ter certeza e sobreviver junto com uma mentalidade de controle e divisão. Quando ampliamos a lente da identidade e ampliamos nosso senso de pertencimento, experimentamos o sentido, a perspectiva e a ação do self em um fluxo mais integrativo. A notícia maravilhosa é que, desde a infância até a idade adulta, podemos crescer e mudar. Mesmo enfrentando a imunidade contra a tentativa de novas formas de ser, podemos aproveitar a paixão, a colaboração, a coragem e a criatividade para passar da resistência à resiliência. Podemos lançar luz sobre nossas suposições protetoras, mas falsas, perceber os medos de ameaça que podemos experimentar e encontrar consolo nas conexões que cultivamos em nossa consciência profunda e nos relacionamentos com nossa família humana e toda a natureza. Em vez de ver esses impedimentos à integração como ameaças avassaladoras e temidas que perpetuamente ativam nossos estados reativos de alarme, podemos enfrentá-los juntos como desafios, acolhendo-os todos os dias como parceiros de dança com os quais podemos encontrar uma maneira de nos conectar, nos envolver e facilitar o crescimento. É assim que podemos nos mover ativamente em direção à regeneração e a uma Grande Virada, minimizando nossa vulnerabilidade à exaustão devido à nossa coragem de cuidar. Podemos aprender a deixar a vida acontecer à medida que nos diferenciamos e nos conectamos, liberando a conexão, abrindo a consciência e amando esse plano de possibilidades para guiar nossos modos de viver, juntos, com harmonia. Ao descobrir e capacitar a verdadeira natureza de nosso self intraconectado, podemos ampliar nossa lente de identidade e transformar nossas experiências para viver vidas mais saudáveis, plenas e livres em toda a gama de pertença, com saúde pessoal aprimorada e bem-estar planetário compartilhado. Juntos, Eós pode tornar essa integração do self, da identidade e do senso de pertencimento nosso terreno comum, ligando a sabedoria atemporal com a ação oportuna em nosso mundo magnífico e intraconectado.

APÊNDICE 1

A Prática da Roda da Consciência: Um Breve Resumo

A Roda da Consciência é uma imagem metafórica da mente na qual o eixo central da roda representa a experiência de estar consciente — de "conhecer" — e a borda representa aquilo de que temos consciência — o "conhecido". Um único raio metafórico simboliza a atenção. O desenho da roda ajudou crianças pequenas a visualizarem como ser capacitadas para "descansar no centro" e não responder a impulsos na borda. Dessa forma, o hub permite uma pausa entre impulso e ação, permitindo escolha e mudança. Para adolescentes e adultos, a Roda pode ser utilizada para orientar uma prática reflexiva. Se você quiser explorar isso diretamente, a Roda da Consciência como prática pode ser encontrada em meu site, https://drdansiegel.com/resources [conteúdo em inglês]. Se você quiser explorar discussões mais aprofundadas sobre essas ideias e essa prática, dediquei dois livros a esse tópico: *Aware* (2018) e *Becoming Aware* (2021).

Ao longo de *Intraconectados*, exploramos uma proposta consistente de que os mecanismos da mente podem ser visualizados como um diagrama de probabilidade. Essa visão foi inicialmente inspirada pelas respostas coletivas de indivíduos em todo o mundo que participaram de workshops nos quais praticaram a Roda da Consciência e descreveram sua experiência subjetiva, perspectiva e agência mental durante a prática. Nesse sentido, sua experiência de si mudou durante esse exercício reflexivo de "integração da consciência" que diferencia os elementos do conhecido do saber e depois os vincula. Uma maneira de visualizar a correlação entre a integração metafórica da prática da consciência e o diagrama 3-P é através desta imagem:

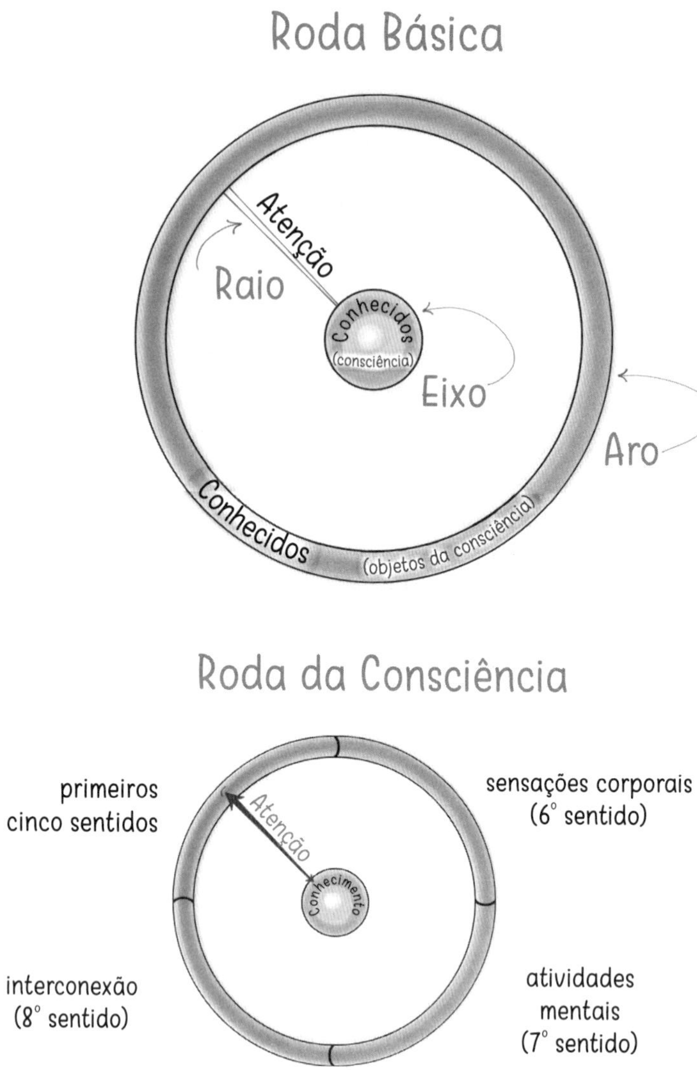

Figura Apêndice 1 - 1a e 1b A Roda da Consciência e seus componentes básicos.

Diagrama 3-P encontra a Roda da Consciência

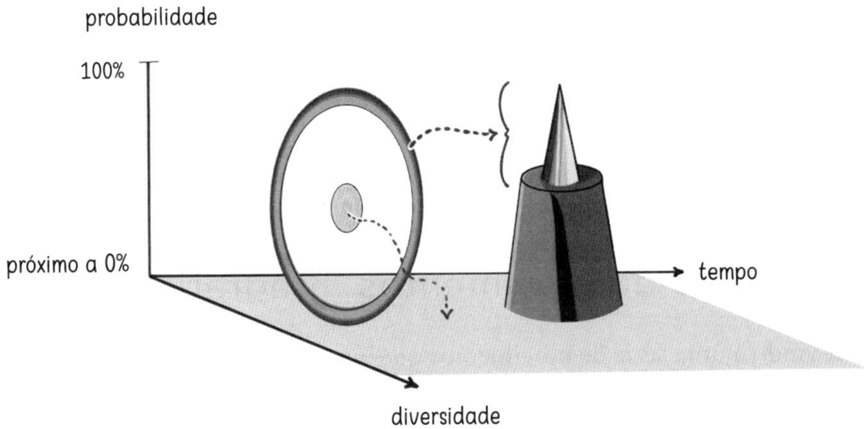

Figura Apêndice 1 - 2 O eixo da roda se correlaciona com o plano de possibilidade.

À medida que os indivíduos (incluindo esta pessoa chamada Dan) praticam a Roda, a habilidade adquirida de distinguir o centro da borda parece correlacionar-se com a capacidade de acessar o plano de possibilidade. Conforme revisado nas discussões aqui e em *Aware* e *Mind: A Journey to the Heart of Being Human*, essa habilidade aprendida de "viver do plano" gera a capacidade de acessar uma fonte interior profunda repetidas vezes — dessa forma, um vital "recurso" — que está cheio de possibilidades, conexão, consciência aberta e amor. Em termos de estrutura 3-P, aprendemos a sentir os platôs dos estados mentais e seus picos específicos de pensamento, emoção e memória como atividades mentais, desenvolvendo a capacidade de não nos deixarmos levar pela superidentificação com eles como a totalidade de nossa identidade. Dessa forma, a Roda da Consciência como uma prática, ou mesmo como uma imagem metafórica da mente, nos ajuda a ir além dos platôs aprendidos e de cima para baixo da visão limitada do self individual de quem somos, a fim de acessar uma visão direta: meios de sentir, perceber e agir em nome do todo intraconectado.

APÊNDICE 2

Série de Movimentos Integrativos

Bem-vindo a uma série de movimentos que incorpora muitos dos princípios fundamentais de integração que exploramos ao longo de nossa jornada juntos. Essa prática envolve nove domínios de integração, cada um com implicações e aplicações diretas para a integração do self, da identidade e do senso de pertencimento:

1. Integração interpessoal
2. Integração temporal
3. Integração de identidade
4. Integração de memória
5. Integração narrativa
6. Integração do estado
7. Integração bilateral
8. Integração vertical
9. Integração da consciência

A seguir, para cada domínio, ofereço um resumo conciso com uma descrição dos movimentos físicos fluidos projetados para representar a integração de cada domínio. Em seguida, fornecerei alguns comentários curtos sobre como esse domínio se relaciona diretamente com nossa jornada para explorar a intraconexão e servirá como uma revisão de muitas das áreas que abordamos, de forma direta ou indireta, em nossa jornada juntos. Essa breve imersão nesses movimentos físicos integrativos oferece uma maneira de fundamentar experiencialmente sua jornada com a sinergia da integração no corpo.

Se escolhermos nosso caminho a partir de um lugar de integração, podemos recorrer a nossas propensões e inclinações pessoais para encontrar nosso próprio modo único e diferenciado de viver no mundo e trazer mais integração para nossa vida. É minha esperança que esta série de movimentos encoraje uma sensação de integração dentro de você em seus muitos centros de experiência do self no mundo.

Estes movimentos, inspirados na dança moderna, no jazz, na dança de salão e no balé, combinam lições da prática de *tai chi chuan* e *qigong* para tecer noções conceituais dos domínios de integração junto às formas de movimento simbólico.

A partir da minha perspectiva pessoal, este corpo em que vivo tem tido várias lesões que tornam bastante difícil a prática de movimentos mais desafiantes em várias disciplinas, incluindo o yoga, pelo que tenho procurado criar um conjunto de movimentos que, para mim e agora para muitos outros, são bastante confortáveis. Por favor, faça sua própria avaliação cuidadosa do que seu corpo em particular pode e não pode lidar — sinta os sinais de seu corpo sobre o que é saudável fazer e o que não é e, por favor, cuide de seu self corporal interior e, de acordo com isso, modifique seus movimentos.

Aquecimento

Fique em pé confortavelmente, com os braços ao lado do corpo. Se isso não estiver acessível para você, opte por sentar-se ou deitar-se. E se nenhum movimento for possível, imagine realizar esses movimentos, pois isso pode ser benéfico — estudos de imagem sugerem que imaginar o movimento ativa regiões cerebrais semelhantes às que realmente executam o mesmo movimento.

Com movimentos suaves, mova alternadamente uma mão para o lado oposto, tocando suavemente a parte inferior das costas com as costas da mão. Depois de seis a oito rodadas, deixe a mão mover-se para o ombro oposto, com a palma tocando o ombro, por seis a oito rodadas. Em seguida, mova uma mão para baixo do lado de fora do braço oposto, faça com que sua palma toque suave e brevemente, depois suba pela parte interna desse braço. Repita essa sequência no mesmo braço e, em seguida, repita a mesma sequência, movendo-se duas vezes para baixo e para cima no outro braço.

Agora, deixe uma mão acariciar a parte externa da perna oposta, em direção ou até o tornozelo, e acariciar a parte interna da perna até o abdômen e depois o centro do peito. Faça isso duas vezes e, em seguida, repita essa sequência do outro lado. Se você tem as costas vulneráveis, como eu, tente levantar a perna em direção à mão, em vez de dobrar a parte de trás, e não se preocupe em chegar até o tornozelo.

Aterramento no Centro de Energia

Várias tradições descrevem o fluxo de energia através do corpo e muitas vezes identificam os nós do sistema dessa força vital somática, essa energia do corpo, incluindo um centro entre o umbigo e o osso púbico. Se você ainda não está familiarizado com esse centro de energia, tente colocar sua mão ali e sentir — com a parte interna da palma, perto de onde seus dedos encontram a palma — uma sensação de algo. Alguns a descrevem como uma plenitude, um leve calor, um formigamento, um zumbido, uma energia — às vezes sutil, às vezes intensa — emanando dessa localização anatômica.

Vamos nos referir a isso como seu centro de energia, ou seu CE. Estudos de acupuntura e meridianos de fluxo de energia sugerem que pode haver algo acontecendo lá que é identificável em termos médicos ocidentais, mas ninguém verificou o que realmente é essa energia vital. As tradições médicas orientais veem o estado desse fluxo de energia como parte de uma vida saudável, para permitir que esse fluxo seja "equilibrado" ou "liberado" — o que poderíamos chamar de "tornar-se integrado" — como a base do bem-estar.

Para nos centrarmos nessa fonte de energia, para nos aterrarmos, deixe ambas as palmas repousarem suavemente sobre o seu CE. Tente primeiro com a mão esquerda sobre a direita, depois a direita sobre a esquerda.

O que lhe deu uma sensação mais clara do CE? Você pode tentar diferentes maneiras de sentir essa força vital, essa energia.

Agora deixe suas mãos se moverem para cima, a uma curta distância de seu corpo, com as palmas voltadas para cima, os dedos sobrepostos nas pontas enquanto se movem lentamente pelo abdômen em direção ao peito. Em seguida, vire as mãos ligeiramente para baixo, em um ângulo confortável, e mova-as de volta para o CE. Tente fazer esse movimento suave para cima e para baixo com as mãos a uma pequena distância do corpo e veja se consegue sentir a energia movendo-se dentro do corpo, nas mãos ou em ambos. Se você estiver familiarizado com as práticas de respiração, pode tentar coordenar a inspiração e a expiração com esse movimento ascendente e descendente da maneira que achar mais equilibrada, mas isso não é necessário.

Faça uma série de seis a oito movimentos, para cima e para baixo — e esse também é um número útil para cada uma das sequências de domínio que experimentaremos. Ao completá-los, deixe as palmas das mãos voltadas para o CE. Deixe seus olhos se fecharem, se estiverem abertos, e descanse aqui um pouco. Agora que você completou o aquecimento e o aterramento energético, começaremos a prática simbólica em si. Cada um dos nove conjuntos de movimentos a seguir pode ser feito diretamente e sem qualquer pensamento sobre o que eles representam como um domínio de integração. Você pode até experimentá-los dessa maneira — apenas faça o movimento sem ler as descrições que precedem e seguem essa instrução na segunda seção. Então você pode ler cada um dos resumos da seção — o primeiro está relacionado ao domínio em geral, o terceiro aplica esse domínio, brevemente, à nossa jornada de intraconexão.

Integração Interpessoal

O domínio da integração interpessoal: Damos ao mundo das pessoas — o inter entre o nosso corpo e outros corpos, outros indivíduos — com generosidade e humildade. Recebemos de outras pessoas com gratidão e abertura. Esse é o núcleo da integração interpessoal e das relações sociais saudáveis.

A sequência para a incorporação desse domínio: Deixe suas mãos subirem do CE até o nível do peito, deixe-as estender para frente, palmas para cima, quase na extensão total dos braços e, em seguida, inverta lentamente a direção e traga suas mãos, palmas para cima, de volta para o seu peito. Repita (para cada movimento, repita quantas vezes puder, até oito ou mais).

A relevância do domínio para a intraconexão: {Os gestos de estender a mão representam a doação ao mundo; o fluxo de volta para o corpo é o símbolo de receber.} Começamos a vida, como bebês, precisando de conexão para sobreviver, e levamos as adaptações que aprendemos com essas experiências de apego para o mundo dos relacionamentos interpessoais. Aprender a ser um "nós" em nossa família pessoal de origem pode impactar diretamente nossa experiência de ampliar nossa lente de identidade para abranger um conjunto maior de conexões relacionais — pertencer a outras pessoas no romance, na amizade, na comunidade e no mundo da natureza. Viemos do self interior, como a identidade baseada no corpo e, então, nos conectamos a outros indivíduos em nossos relacionamentos sociais como Nós.

Integração Temporal

O domínio da integração temporal: Em aspectos opostos aparentemente contraditórios da experiência, abraçamos cada polaridade aparente, como tempo e atemporalidade; finito e infinito; um desejo de permanência, previsibilidade, certeza e imortalidade, apesar da realidade da impermanência, imprevisibilidade, incerteza e mortalidade. Sentimos esses aspectos opostos ao longo do tempo — a integração temporal — ligando a realidade diferenciada e a saudade do seu oposto.

A sequência para a incorporação desse domínio: Com as mãos no peito, estenda a mão para cima em direção ao teto ou ao céu, cotovelos para o lado. Quando você chegar ao topo, deixe suas mãos e braços se moverem lentamente para baixo e para os lados, com as palmas voltadas para baixo em direção ao chão na parte inferior do movimento. Em seguida, junte as mãos em direção ao meio enquanto elas se movem de volta para o peito. Repita.

A relevância do domínio para a intraconexão: {Alcançar o céu representa os ideais que almejamos; alcançar o chão nos fundamenta no prático, abraçando a realidade como o real enquanto também ansiamos pelo ideal.} Exploramos muito sobre as ideias e ideais subjacentes a uma visão do todo como intraconectado, e esse domínio nos lembra da importância de sermos idealistas — para ter uma visão de onde podemos precisar ir em nossa família humana e nossa família da natureza — e práticos — para vislumbrar passos factíveis de como podemos chegar lá com mais eficiência. Esse domínio também nos lembra os dois domínios da realidade: o domínio do macroestado newtoniano vinculado ao tempo de entidades aparentemente separadas semelhantes a substantivos nas quais nosso corpo se baseia e o reino quântico ou microestado atemporal que podemos acessar com consciência aberta, no qual até mesmo a separação física não impede o entrelaçamento verbal de eventos profundamente conectados.

Integração de Identidade

O domínio da integração da identidade: A lente da identidade pode focalizar de perto nossa mente interior, nosso self interior como Eu, e essa mesma lente pode focalizar nossa mente interna, nosso self relacional como Nós. Para ligar esses eus internos e relacionais diferenciados, Eu mais Nós é igual a Eós é a equação integrativa.

A sequência para a incorporação desse domínio: Com as mãos apoiadas no peito, estenda os cotovelos para os lados e deixe as mãos seguirem, lentamente arqueando para a frente e terminando totalmente estendidas para os lados, circundando uma ampla extensão. Deixe-os se encontrarem na frente do seu corpo, formando um círculo com os braços. Em seguida, mova cada mão para o lado oposto do corpo, a mão esquerda cruzada para descansar no ombro direito e a direita no ombro esquerdo. Repita.

A relevância do domínio para a intraconexão: {O gesto envolvente representa o Nós; seu ponto de partida em seu torso representa o Eu; e toda a sequência combinada representa o Eós.} A integração é a base do bem-estar, e vimos em nossa jornada que podemos diferenciar um centro interno de experiência corporal — de fluxo de energia — de um intercentro desse fluxo — nossos relacionamentos. É assim que diferenciamos o Eu do Nós e os vinculamos na totalidade integrativa, a intraconexão do Eós.

Integração de Memória

O domínio da integração da memória: Vivemos em corpos que lembram experiências através do fluxo de energia, um fluxo de mudança neste reino macroestado que chamamos de "tempo". O que acontece em um momento influencia a probabilidade de algo acontecer mais tarde. Esta é a origem do que chamamos de passado, presente e futuro: cada um deles são momentos de acontecimentos, de eventos-agora, que ocorrem através de um bloco de espaço-tempo de experiência. Conectamos esses momentos no corpo com sistemas de memória, consistindo em conexões em redes envolvidas na codificação implícita, armazenamento e recuperação, que assumem a forma de sensação somática, percepção, emoção e comportamentos. Essas redes também nos preparam para o que prevemos que pode acontecer a seguir e para fazer generalizações como modelos ou esquemas mentais — os platôs agindo como filtros para construir nossa percepção. É assim que a condução de sensação de baixo para cima se torna uma construção de percepção, concepção e ação de cima para baixo. A integração da memória consiste em vincular esses diferentes aspectos da memória implícita em formas explícitas de conhecimento factual e memória autobiográfica do self em episódios de experiência, ao longo de nossa vida.

A sequência para a incorporação desse domínio: Comece com as mãos nos ombros, mova-as em direção ao CE e, em um movimento de varredura da esquerda para a direita, da direita para a esquerda, deixe uma mão se afastar do CE, mas nesse nível — com as costas desta mão voltadas para longe do corpo, seguindo o cotovelo liderando o caminho — enquanto a outra mão segue, cotovelos dobrados, com a palma voltada para a mão principal, em um movimento lento e ondulatório ao máximo e para trás. Agora, inverta a sequência e repita todo o conjunto.

A relevância do domínio para a intraconexão: {O movimento ondulatório no nível do CE, passando para frente e para trás sobre essa fonte corporal de vitalidade vital, representa a memória em que o cotovelo da frente é como nos movemos para o futuro, a mão é o momento presente, e o seguimento do outro braço na sequência representa o passado. A integração da memória liga passado, presente e futuro.} Temos memória implícita para a totalidade de "estar em harmonia com o útero" — e podemos ter alguma forma de conhecimento implícito do plano de possibilidade, aquele gerador de diversidade ou mar de potencial do qual todos nós surgimos como manifestações da realidade a partir da possibilidade. Nossa memória explícita não terá nenhum desses dois estados de unificação, de totalidade; ainda assim, podemos ter um anseio implícito por aquilo que não podemos nomear — é esse impulso de coerência que é a motivação da integração da memória e seu sentido interior de "ir para casa" e "tornar o mundo certo" para lembrar — trazer de volta à mente — a totalidade intraconectada da realidade.

Integração Narrativa

O domínio da integração narrativa: Tecidas a partir de experiências codificadas e armazenadas como memória, as histórias de nossas vidas são construídas não apenas na recuperação da memória explícita, mas também nas tramas de nossas histórias a partir de modelos mentais implícitos — nossos esquemas de vida ou nossas visões de mundo — que resumem e simbolizam nossa visão de si mesmo. Assim como temos muitas facetas da autoexperiência, também podemos ter muitas histórias de vida. Dar sentido a essas narrativas através dos selves e através da experiência é o processo construtivo e organizador da integração narrativa. Não apenas contamos a nós mesmos, ou aos outros, nossa história de vida, mas também passamos a viver a vida por meio de nossa integração narrativa.

A sequência para a incorporação desse domínio: Com o mesmo fluxo de vaivém da sequência de integração da memória, desloque a mão que se move para a frente e o cotovelo principal até o nível do peito, mas mantenha a mão inferior, com a palma voltada para a frente, varrendo a nível da CE. Inverta as posições das mãos e repita, como em cada um dos domínios, por cerca de oito ciclos.

A relevância do domínio para a intraconexão: {A narrativa pode criar uma direção abrangente não apenas para como damos sentido à vida, mas também para como vivemos nossas vidas, dia a dia. O movimento dessa varredura é incorporado na sequência do fluxo ondulante dos braços, que agora estão mais altos do que na posição da sequência de memória.} Como as histórias estruturam como vivemos, a narrativa cultural moderna do self-solo está restringindo nossas vidas não apenas como família humana, mas em nossos impactos destrutivos sobre todos os seres vivos da Terra. A integração narrativa é um componente vital de como nosso movimento integrativo em direção ao Eós pode ser um caminho que pode ter impactos profundos e duradouros em nossa saúde individual, interpessoal e da biosfera à medida que avançamos no futuro próximo. A narrativa pode transformar a evolução cultural, e é aqui que viver uma história mais integradora de quem somos como um todo intraconectado pode fazer incursões importantes para nos libertar da prisão da história moderna do self-solo.

Integração do Estado

O domínio da integração de estados: O fluxo de energia pode entrar em estados de ativação, reforçados como ondas, harmônicos oscilantes que ligam zonas diferenciadas, conectando-as como campos de energia ressonantes. Esse ritmo de ativações diferenciadas que se unem em um todo funcional pode ser chamado de estado. Um estado mental pode ser interno, relacionado com as ativações do cérebro corporificado. Um estado de espírito também pode ser relacional, o campo social como parte de um sistema de indivíduos em interação e seus estados internos ressonantes. A integração do estado enfoca a realidade desses estados diferenciados e como juntos eles formam um fluxo de vida completo. Visualize-os como as muitas facetas, partes ou camadas de nosso self que podem ser tecidas dentro de um determinado estado para integração interna, tecidas ao longo do tempo ou entre estados como integração entre estados, ou a ligação com os estados de outras pessoas em um sistema de relacionamento integração estadual.

A sequência para a incorporação desse domínio: Comece com a posição da sequência para a integração narrativa. Eleve o braço principal ainda mais alto, ao nível da cabeça, mantendo a mão inferior seguindo no nível do CE, e mova-se com um fluxo ondulatório, para frente e para trás, alternando os cotovelos esquerdo e direito levando em suas respectivas alturas. Inverta as posições dos braços e repita.

A relevância do domínio para a intraconexão: {À medida que um estado assume nossa experiência momento a momento, os movimentos mais altos e mais amplos dessa sequência simbolizam a conexão com a memória e a narrativa subjacentes aos nossos estados mentais. O fluxo representa o entrelaçamento destes na construção de nossos filtros de experiência do momento presente.} Mudar nossa lente de identidade de estreita para ampla nos permite mudar nosso estado de espírito. É essa flexibilidade da mente humana para abranger uma série de estados do self, do pessoal no corpo ao interpessoal em nossas conexões sociais e ser uma parte intraconectada de toda a natureza, que nos capacita com a integração do estado.

Integração Bilateral

O domínio da integração bilateral: Nos círculos acadêmicos modernos da neurociência, falar sobre as diferenças entre os lados esquerdo e direito do cérebro é frequentemente desencorajado, principalmente para evitar simplificação excessiva e desinformação. No entanto, pesquisas sobre o sistema nervoso dos vertebrados revelam milhões de anos de diferenciação dos dois lados do cérebro. Tanto a região límbica quanto o córtex são separados, esquerdo e direito. O lado direito do córtex se desenvolve mais cedo, é mais ativo do que o esquerdo nos primeiros anos de vida e recebe os sinais do corpo mais diretamente, fazendo um mapa integrado do estado interior do corpo. O córtex direito também se especializa em sinais não-verbais, tanto de recepção quanto de expressão, bem como na forma autobiográfica da memória explícita — armazenando lembranças do self ao longo do tempo. Em contraste, o córtex esquerdo se desenvolve mais tarde, recebe menos informações diretas do corpo e se especializa na memória factual explícita e na codificação da expressão e recepção linguísticas. A esquerda adora listas, lógica e pensamento literal. Em geral, os processos do "modo direito" se especializam em um foco amplo de atenção, e os processos do "modo esquerdo" utilizam um foco de atenção mais estreito e detalhado. A integração bilateral honra o valor de cada um desses processos do modo esquerdo e do modo direito, independentemente de quais áreas do cérebro estejam envolvidas. Esses modos são distintos em suas funções, mas um lado não é melhor que o outro. Vinculá-los permite que mais criatividade, conexão, compaixão e colaboração surjam em nossas vidas à medida que honramos as diferenças, cultivamos essas diferenças e, em seguida, as vinculamos em um todo integrador sinérgico.

A sequência para a incorporação desse domínio: Posicione a mão direita na frente da testa, os dedos apontando para baixo e a palma voltada para a direita. Posicione sua mão esquerda em seu CE, dedos apontando para cima e palma voltada para a esquerda. Agora comece a mover as mãos uma na direção da outra, os dedos apontando na direção do movimento, aqui a direita movendo-se para baixo, a esquerda movendo-se para cima. Cruze as mãos, costas com costas, em algum lugar onde seu abdômen encontra suas costelas, as costas de cada mão passando pela outra e retorne-as aos seus pontos iniciais opostos — mão de cima voltada para o céu acima do ombro, mão de baixo voltado para o chão na altura dos quadris. Em seguida, deixe as palmas das mãos voltadas para os respectivos lados novamente e passe pelo centro do corpo, continuando para baixo ou para cima de cada lado. Repita.

A relevância do domínio para a intraconexão: {Este movimento combina o simbolismo de ações distintas de esquerda e direita com um cruzamento de braços no meio para representar a diferenciação fluida e a ligação desses dois modos importantes, permitindo que sejam integrados.} O foco restrito do modo esquerdo pode nos tornar propensos nestes tempos modernos a focar nas partes em vez do todo, que é o que o foco mais amplo de atenção do modo direito permite. A lógica e o pensamento linear, baseados em símbolos linguísticos, do modo esquerdo também podem contribuir para as formas "analíticas" de dividir um sistema em suas partes. Há um papel para os modos esquerdo e direito, para os detalhes das partes e a sinergia do todo.

Integração Vertical

O domínio da integração vertical: Esta forma de integração envolve a ligação das regiões inferiores do cérebro corporificado anatomicamente distribuído com as regiões superiores, honrando os sinais importantes do corpo e das regiões subcorticais — as áreas do coração e do intestino e as áreas límbicas e do tronco cerebral — e ligando-os com a experiência da consciência mediada corticalmente. Quando estamos conscientes desses padrões profundos de fluxo de energia e informação dentro do corpo, chamamos isso de "interocepção" — a percepção de nosso interior, nosso sexto sentido. Estudos sugerem que quanto mais podemos desenvolver e usar esse sentido somático, mais percepção e empatia cultivamos. A integração vertical é a personificação da experiência de nossa intuição, a absorção dos importantes sentimentos sinceros e viscerais que surgem à medida que a energia flui desses órgãos do corpo.

A sequência para a incorporação desse domínio: Com uma mão na testa e a outra no CE, junte as pontas dos dedos de cada mão, incluindo o polegar, como se cada mão estivesse envolvendo uma pequena bola. Mantenha a mão inferior ancorada logo abaixo ou no CE e mova a mão superior lentamente para baixo para encontrar as pontas dos dedos da mão inferior.

Agora inverta suas posições, a mão superior se tornando a inferior, mantendo o contato das pontas dos dedos. Enquanto mantém as mãos na frente do CE, gire os dedos para frente e para trás de maneira rotativa, como se estivesse polindo uma joia segura entre as pontas dos dedos de cada mão, polindo a energia apenas no nível do seu CE. Depois de alguns segundos torcendo, deixe suas mãos descansarem no lugar.

Agora imagine a sensação de um elástico conectando seus dois pares de dedos. Deixe sua mão superior mover-se lentamente em direção à testa, sentindo o alongamento do elástico enquanto sua mão o puxa lentamente para cima, com a mão inferior aterrando esse alongamento em seu CE. Assim que sua mão atingir sua testa, faça uma pausa, sinta o alongamento e relaxe lentamente a tensão enquanto move a mão superior de volta para o CE. Troque as mãos de cima e de baixo e repita; em seguida, repita a sequência inteira de seis a oito vezes ou mais.

A relevância do domínio para a intraconexão: {Este movimento vincula um aterramento no corpo com os processos superiores de consciência para representar a integração vertical.} A sabedoria de nossa mente não-racional — emergindo de todo o nosso "cérebro corporificado" — pode ser capaz de explorar na inteligência da natureza e sentir a sinergia do todo intraconectado da realidade que estamos explorando em nossa jornada. Dessa forma, a integração vertical pode ser uma janela para esse senso intuitivo e não racional de como o invisível é real — padrões da interconexão de partes subjacentes ao todo intraconectado.

Integração da Consciência

O domínio da integração da consciência: A consciência inclui a experiência de saber — de estar consciente — e aquelas coisas das quais temos consciência: o que é conhecido. Quando diferenciamos os vários conhecidos uns dos outros e depois ligamos esses conhecidos à experiência diferenciada de estar consciente, de conhecer, integramos a consciência. Como a prática da Roda da Consciência, esta sequência de movimentos também possui os três pilares do treinamento da mente que demonstraram, em práticas independentes, levar a mudanças positivas no cérebro e no corpo. Inspirados na prática da bola tai chi, simbolizamos a integração da consciência e a estrutura 3-P com esse movimento.

A sequência para a incorporação desse domínio: Coloque a mão inferior do movimento anterior no CE. Mova sua mão superior para baixo para o CE. Deixe ambas as mãos se encontrarem, com os dedos em concha como se estivessem segurando uma pequena esfera, do tamanho de uma bola de tênis ou uma laranja. Agora gire suas mãos lentamente como se estivesse girando esta bola imaginária no sentido horário, anti-horário, horário, repetidamente.

Logo, a cada volta você pode começar a sentir uma sensação de energia fazendo com que suas mãos se separem uma da outra, como se a bola imaginária entre elas estivesse inflando com o ar. Você pode sentir a energia afastando suas mãos à medida que a bola ou balão imaginário fica cada vez maior a cada rotação, para frente e para trás, à medida que suas mãos formam um círculo maior, seus braços uma esfera maior, a cada giro.

Em algum momento — seja qual for o momento adequado para você — suas mãos vão se sentir em sua extensão máxima. Continue girando as mãos e os braços para um lado e para o outro. Quando parecer certo, faça cada curva lentamente começar a comprimir essa energia novamente. Sinta suas mãos se aproximarem a cada rotação e, finalmente, voltem juntas como se estivessem segurando um pequeno objeto redondo.

Então, depois de mais algumas rotações, imagine-se colocando essa esfera de energia em seu CE, mantendo suas mãos sobre essa fonte de energia, que agora você pode sentir fluindo para dentro e depois por todo o seu corpo. Concentre-se nessa sensação, descansando nela enquanto se sente ancorado.

A relevância do domínio para a intraconexão: {O sentido simbólico desse movimento é de energia potencial, representando o plano de possibilidades, expandindo-se dentro de nós. À medida que essa energia se expande simbolicamente, o fluxo de energia é o movimento da possibilidade para a realidade.} Ao longo de nossa jornada, vimos que o eixo da Roda é a representação metafórica do plano de possibilidade. No domínio da integração da consciência, vemos que acessar esse plano abaixo dos platôs de separação aprendidos — incluindo a visão do self-solo isolado — pode ser um passo importante na integração da experiência do self de sensação subjetiva, perspectiva e ação.

Reserve o tempo necessário para deixar esses nove domínios descansarem em sua consciência ao concluir essa prática. Você está aprendendo a ajustar uma lente de identidade de estreita para ampla; agora você aprendeu a se concentrar em nove domínios de integração nomeados. Cada domínio, como vimos, tem aplicações diretas em nossa jornada para viver como um self integrativo, uma identidade e um senso de pertencimento à medida que percebemos a totalidade da intraconexão.

Agora você se ancorou nos nove domínios da integração: interpessoal, temporal, identidade, memória, narrativa, estado, bilateral, vertical e consciência. Obrigado por escolher experimentar essa série de movimentos integrativos e por estar nesta jornada.

Referências, Recursos e Releituras

Usei as seguintes fontes para construir esta narrativa, nossa jornada colaborativa do início ao fim. Também incluí recursos que você pode achar úteis ao continuar sua jornada de exploração do self, da identidade e do senso de pertencimento, de ampliar sua lente para incorporar o plano de possibilidade e nossa experiência coletiva como Eós.

180 Studio, & Saunders, E. (2020). *Seed and spark: Using nature as a model to reimagine how we learn and live.* 180 Studio. https://seedandspark.live

Ackerman, D. (2015). *The human age: The world shaped by us.* Norton.

Albrecht, G. (2014) Ecopsychology em "The Symbiocene." *Ecopsychology*, 6(1), 58– 59. doi: 10.1089/eco.2013.0091

Albrecht, G., Sartore, G.-M., Connor, L., Higginbotham, N., Freeman, S., Kelly, B., Stain, H., Tonna, A., & Pollard, G. (2007). Solastalgia: The distress caused by environmental change. *Australasian Psychiatry*, 15(S1), S95–S98. https://doi .org/10.1080/10398560701701288

Appiah, K. A. (2018). *The lies that bind: Rethinking identity—Creed, country, color, class, culture.* Profile Books.

Bateson, G. (1972). *Steps to an ecology of mind: Collected essays in anthropology, psychiatry, evolution, and epistemology.* University of Chicago Press.

Baumeister, R. F. (1998). The self. Em D. T. Gilbert, S. T. Fiske, & G. Lindzey (Eds.), *The handbook of social psychology*, 4ª ed. (p. 680–740). McGraw-Hill.

Boell, M., e P. Senge. Para mais informações, acesse o website: www.systemsawareness.org

Bohm, D. (1980). *Wholeness and the implicate order.* Routledge.

Breger, L. (1974). *From instinct to identity: The development of personality.* Prentice-Hall.

Challenger, M. (2021). *How to be animal: A new history of what it means to be human.* Penguin.

Chester, J. (Diretor). (2018). *Biggest Little Farm* [Filme; documentário].

Clark, A. (2016). *Surfing uncertainty: Prediction, action and the embodied mind.* Oxford University Press.

Damasio, A. R. (2010). *Self comes to mind: Constructing the conscious brain.* Pantheon/Random House.

Damasio, A. R. (2018). *The strange order of things: Life, feeling, and the making of cultures.* Pantheon.

DeCicco, T. L., & Stroink, M. (2007). A third model of self-construal: The metapersonal self. International Journal of Transpersonal Studies, 26(1), 84–108.

DiAngelo, R. (2000). *White fragility: Why it's so hard for white people to talk about racism.* Beacon.

Dweck, C (2006). *Mindset: The new psychology of success.* Random House.

Einstein, A. (1950). Carta no *The New York Times* (29 de março de 1972) e no *The New York Post* (28 de novembro de 1972).

Einstein, A. (2014). *The world as I see it.* CreateSpace Independent Publishing Platform.

Epel, E. (2022). *The stress prescription: 7 days to more joy and ease.* Penguin Random House.

Ertinger, I. & Roebers, T. (2020). *Rooted messages* [Documentário]. Acesso em 13 de novembro de 2020, https://rootedmessages.com

Figueres, C., & Rivet-Carnac, T. (2020). *The future we choose: Surviving the climate crisis.* Knopf/Borzoi.

Fuller, R. B. (1975). Synergetics: Essays on the geometry of thinking. Macmillan.

Gambini, B. (2021, April 13). Mindfulness can make you selfish. But there's a way to help prevent it. University of Buffalo Daily Health Check. University of Buffalo Study by Poulin, Gabriel, Morrison, Naidu and Ministero, *Psychological Science*, 2021.

Gibas, D., Giraud, T., Le Conte, J., Rubens, L., Martin, J.C., & Isableu, B. (2016). Attempt to validate the self-construal scale in French: Systematic approach and model limitation. *European Review of Applied Psychology*, 66(2), 85–93.

Glück, L. (2012). *Collected poems: 1962–2012*. HarperCollins.

Godfrey-Smith, P. (2016). *Other minds: The octopus, the sea, and the deep origins of consciousness*. Farrar, Straus and Giroux.

Goodall, J., & Abrams, D. C. (2021). *The book of hope*. Sounds True.

Graeber, D., & Wengrow, D. (2021). *The dawn of everything: A new history of humanity*. Farrar, Straus and Giroux.

Grant, A. (2021). *Think again: The power of knowing what you don't know*. Penguin Random House/Viking.

Hanh, T. N. (2013). *The other shore: A new translation of the heart sutra with commentaries*. Palm Leaves Press.

Hanh, T. N. (2007). *Chanting from the heart: Buddhist ceremonies and daily practices*. Parallax Press.

Hawken, P. (2017). *Drawdown: The most comprehensive plan ever proposed to reduce global warming*. Penguin Random House.

Hawken, P. (2021). *Regeneration: Ending the climate crisis in one generation*. Penguin Random House.

Heifetz, R. (1998). *Leadership without easy answers*. Harvard University Press.

Human Rights Campaign. (2022). *Glossary of terms*. Acesso em 3 de fevereiro de 2022, https://www.hrc.org/resources/glossary-of-terms

Katz, R. (2017). *Indigenous healing psychology: Honoring the wisdom of the First Peoples*. Healing Arts Press.

Kaza, S. (Ed.). (2020). *A wild love for the world: Joanna Macy and the work of our time*. Shambhala.

Kegan, R. (1982). *The evolving self: Problems and process in human development*. Harvard University Press.

Kegan, R. (1994). *In over our heads: The mental demands of modern life*. Harvard University Press.

Kegan, R. e Lahey, L. L. (2009). *Immunity to change: How to overcome it and unlock potential in yourself and your organization*. Harvard Business Press.

Kelly, G. A. (1955). *The psychology of personal constructs* (Vols. 1 e 2). Norton.

Keltner, D. (2016, May 10). *Why do we feel awe? Greater Good Magazine*. https:// greatergood.berkeley.edu/article/item/why_do_we_feel_awe

Keltner, D., e Haidt, J. (2003). Approaching awe, a moral, spiritual, and aesthetic emotion. *Cognition and Emotion*, 17(2), 297–314.

Kendi, I. X. (2019). *How to be an anti-racist*. One World.

King, D. B., e DeCicco, T. L. (2009). A viable model and self-report measure of spiritual intelligence. *International Journal of Transpersonal Studies*, 28, 68–85

Kornfield, J. A. (2009). *The wise heart: A guide to the universal teachings of Buddhist psychology*. Penguin Random House.

Lent, J. (2021). *The web of meaning: Integrating science and traditional wisdom to find our place in the universe*. New Society Press.

Levine, T. R., Bresnahan, M. J. e Park, H. S. (2003). The (in) validity of self-construal scales revisited. *Human Communication Research*, 29(2), 291–308.

Macy, J. (2007/2021). *World as self world as lover: courage for global justice and planetary renewal* (Edição do 30ª Aniversário, 2021). Parallax Press.

Macy, J., e Johnstone, C. (2012/2022). *Active hope: How to face the mess we are with unexpected resilience and creative power*. Revised edition. New World Library.

Mara, C., DiCicco, T., e Stroink, M. (2010) An investigation of the relationships among self-construal, emotional intelligence, and well-being. *International Journal of Transpersonal Studies*, 29(1), 1–11.

Markus, H. R., e Kitayama, S. (1991). Culture and the self: Implications for cognition, emotion, and motivation. *Psychological Review*, 98, 224–253.

Markus, H., e Sentis, K. (1982). The self in social information processing. In J. Suls (Ed.), *Social psychological perspectives on the self* (pp. 41–70). Hillsdale, NJ: Erlbaum.

Marsella, A. J., DeVos, G., e Hsu, F. L. K. (Eds.). (1985). *Culture and self*. London: Tavistock.

Menakem, R. (2017). *My grandmother's hands: Racialized trauma and the pathways to mending our hearts and bodies*. Central Recovery Press.

Milton, J. P. (n.d.). Way of Nature. www.wayofnature.com

Murthy, V. H. (2020). *Together: Loneliness, health, and what happens when we find connection*. Wellcome Collection.

Neihardt, J. G. (2014). *Black Elk speaks: The complete edition*. University of Nebraska Press.

Nisbett, R. E., e Miyamoto, Y. (2005). The influence of culture: Holistic versus analytic perception. *Trends in Cognitive Sciences*, 9(10), 467–473.

O'Brien, K. (2021). *You matter more than you think: Quantum social change for a thriving world*. CHANGE Press.

O'Donohue, J. (2000). *Conamara blues*. Double Day (The poem, Fluent, page 41).

O'Donohue, J. (1998). *Anam cara: Soul friend*. Double Day.

O'Donohue, J. (2008). *To bless the space between us: A book of blessings*. Double Day.

Ogude, J. (2019). I am because we are: An interview with James Ogude [Interview]. IDEAS; Consortium of Humanities Centers and Institutes. https://chcinetwork.org/ideas/i-am-because-you-are-an-interview-with-james-ogude

Panksepp, J. e Biven, L. (2012). *The archaeology of mind: The neuroevolutionary origins of the human mind*. Norton.

Popova, M. (2017). Flatland revisited: A lovely new edition of Edwin Abott Abbott's Classic 1884 allegory of expanding our perspective—On the absurdity of truth by consensus, and a gentle invitation to consider how our way of looking at the world limits our view of it. Acesso em 2 de fevereiro de 2022, https://www.themarginalian.org/2017/12/20/flatland-epilogue/

Popova, M., e Zhu, P. (2021). *The snail with the right heart* [Back flap copy]. Enchanted Lion Press.

Poulin, M., Ministero, L., Gabriel, S., Morrison, C., e Naidu, E. (9 de abril de 2021). Minding your own business? Mindfulness decreases prosocial behavior for those with independent self-construals. https://doi.org/10.31234/osf.io/xhyua

Revkin, A. (2022). Sustain what? [Webcast]. *Earth Institute*, Columbia University. https://www.earth.columbia.edu/videos/channel/sustain-what

Roth, G. (1998). *Maps to ecstasy: A healing journey for the untamed spirit*. NewWorld.

Scharmer, O. (n.d.). Acesse o seu website: www.ottoscharmer.com

Schwartzberg, L. (2022). *Gratitude Revealed* [Documentário].

Siegel, A. W. (2016): *Good Leg*. Alex Siegel Music/Alexsiegel.com

Siegel, D. J. (2007). *The mindful brain*. Norton.

Siegel, D. J. (2010). *The mindful therapist: A clinician's guide to mindsight and neural integration*. Norton.

Siegel, D. J. (2012). *Pocket guide to interpersonal neurobiology: An integrative handbook of the mind*. Norton.

Siegel, D. J. (2014). *Brainstorm: The power and purpose of the teenage brain*. Tarcher/ Penguin Random House.

Siegel, D. J. (2017). *Mind: A journey to the heart of being human*. Norton.

Siegel, D. J. (2018). *Aware: The science and practice of presence*. Tarcher/Penguin Random House.

Siegel, D. J. (2020). *The developing mind: How relationships and the brain interact to shape who we are*. (3ª ed.). Guilford.

Siegel, D. J. (2021). *Becoming aware: A 21-day mindfulness program from reducing anxiety and cultivating calm.* Tarcher/Penguin Random House.

Siegel, D. J., & Hartzell, M. (2003). *Parenting from the inside out: How a deeper selfunderstanding can help you raise children who thrive.* Tarcher/Perigee.

Singelis, T. M. (1994). The measurement of independent and interdependent selfconstruals. *Personality and Social Psychology Bulletin*, 20(5), 580–591.

Smith, S. M., Nichols, T., Vidaurre, D., Winkler, A., Behrens, T., Glasser, M., et al. (2015). A positive–negative mode of population co-variation links brain connectivity, demographics, and behavior. *Nature Neuroscience*, 18(11), 1567–1571.

Stern, D. (1985). *Interpersonal world of the infant.* Basic Books.

Stern, D. (2004). *The present moment in psychotherapy and everyday life.* Norton.

Stevenson, B. (2019). *Just mercy: A story of justice and redemption.* OneWorld.

Stone, E. (2017, April 27). The emerging science of awe and its benefits. *Psychology Today.* https://www.psychologytoday.com/us/blog/understanding-awe/201704/the-emerging-science-awe-and-its-benefits

Teilhard de Chardin, P. (1959). *The future of man.* Double Day.

Twist, L. (2017). *The soul of money: Transforming your relationships with money and life.* Norton.

Villamil, A., Vogel, T., Weisenbaum, E., & Siegel, D. J. (2019). Cultivating wellbeing through the three pillars of mind training: Understanding how training the mind improves physiological and psychological well being. *Open Access*, 4(1), 1–11.

Wall Kimmerer, R. (2013). *Braiding sweet grass: Indigenous wisdom, scientific knowledge, and the teachings of plants*. Milkweed.

Welch, C. S. (2020). *The gift of presence: A mindfulness guide for women*. Tarcher.

Wilkerson, I. (2020). *Caste: The origins of our discontents*. Random House.

Wilson, E. O. (1998). *Consilience: The unity of knowledge*. Penguin/Vintage Books.

Yunkaporta, T. (2020). *Sand talk: How Indigenous thinking can save the world*. Harper One.

Índice

D

E

Q

R

S

Sobre o Autor

Daniel J. Siegel formou-se em medicina pela Universidade de Harvard e concluiu sua especialização na UCLA com treinamento em pediatria e psiquiatria infantil, adolescente e adulta. Ele atuou como pesquisador do *National Institute of Mental Health* na UCLA, estudando as interações familiares com ênfase em como as experiências de apego influenciam as emoções, o comportamento, a memória autobiográfica e a narrativa.

O Dr. Siegel é professor clínico de psiquiatria na Escola de Medicina da UCLA e codiretor fundador do *Mindful Awareness Research Center* na UCLA. Como um educador premiado, ele é um Distinguished Fellow da *American Psychiatric Association* e recebeu vários títulos honoris causa. Também atua como diretor executivo do *Mindsight Institute*, uma organização educacional que oferece aprendizado online e seminários presenciais com foco em como o desenvolvimento da visão da mente em indivíduos, famílias e comunidades pode ser aprimorado examinando a interface dos relacionamentos humanos e processos biológicos básicos. Sua prática psicoterapêutica inclui crianças, adolescentes, adultos, casais e famílias. Ele atua como diretor médico do *LifeSpan Learning Institute* e no conselho consultivo da *Blue School* na cidade de Nova York, que construiu seu currículo em torno da abordagem da visão da mente do Dr. Siegel.

A capacidade única do Dr. Siegel de tornar cativantes e acessíveis conceitos científicos complicados, o levou a ser convidado para falar a diversos grupos locais, nacionais e internacionais, incluindo profissionais de saúde mental, neurocientistas, líderes corporativos, educadores, pais, administradores públicos, profissionais de saúde, legisladores, advogados, juízes e clérigos. Ele lecionou para o rei da Tailândia, o papa João Paulo II, Sua Santidade Dalai Lama, e instituições como *Google University* e *Royal Society of Arts* (RSA) de Londres. Ele mora no sul da Califórnia com as visitas bem-vindas de seus dois filhos adultos.

Este livro foi impresso nas oficinas gráficas da Editora Vozes Ltda.,
Rua Frei Luís, 100 – Petrópolis, RJ.